国医大师沈宝藩

治疗疑难危急重症经验集

方邦江　安冬青　沈桢巍◎主编

U0308845

全国百佳图书出版单位
中国中医药出版社
·北京·

图书在版编目（CIP）数据

国医大师沈宝藩治疗疑难危急重症经验集／方邦江，
安冬青，沈桢巍主编．—北京：中国中医药出版社，
2022.6
ISBN 978-7-5132-7514-9

Ⅰ.①国…　Ⅱ.①方…②安…③沈…　Ⅲ.①中医急
症学－经验－中国－现代　Ⅳ.①R278

中国版本图书馆 CIP 数据核字（2022）第 050433 号

中国中医药出版社出版
北京经济技术开发区科创十三街 31 号院二区 8 号楼
邮政编码　100176
传真　010-64405721
保定市西城胶印有限公司印刷
各地新华书店经销

开本 880×1230　1/32　印张 11.25　彩插 0.25　字数 247 千字
2022 年 6 月第 1 版　2022 年 6 月第 1 次印刷
书号　ISBN 978-7-5132-7514-9

定价　58.00 元
网址　www.cptcm.com

服 务 热 线　010-64405510
购 书 热 线　010-89535836
维 权 打 假　010-64405753

微信服务号　zgzyycbs
微商城网址　https：//kdt.im/LIdUGr
官方微博　http：//e.weibo.com/cptcm
天猫旗舰店网址　https：//zgzyycbs.tmall.com

《国医大师沈宝藩治疗疑难危急重症经验集》
编 委 会

主 审

沈宝藩

主 编

方邦江　安冬青　沈桢巍

副主编

马骏骐　王晓峰　周　爽　孙丽华　邓　兵　沈　琳

编委会（以姓氏笔画为序）

卜建宏　马骏骐　王　蓓　王晓峰　方邦江　邓　兵

邬鑫鑫　安冬青　孙　鼎　孙玉婷　孙丽华　杨红强

沈　琳　沈桢巍　张　文　陈振翼　周　爽　郭　全

彭　伟　雷　鸣　蒲玉婷　魏玉辉

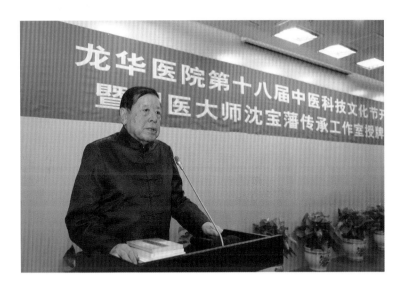

国医大师沈宝藩传承工作室授牌仪式

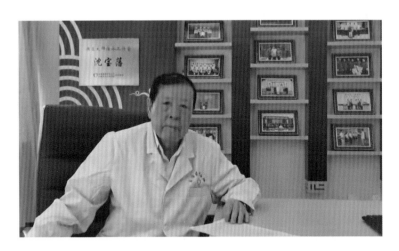

新疆医科大学附属中医医院为国医大师沈宝藩建立学术继承工作室

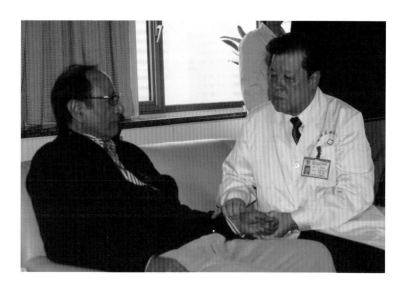

沈宝藩教授为巴基斯坦前总理舒贾特诊疗

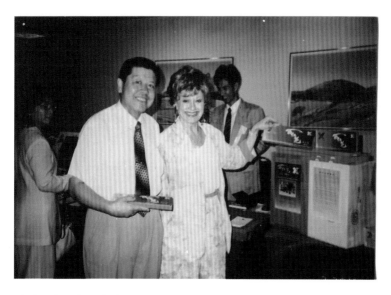

在美国学术交流时美方专家对沈宝藩教授研制的西红花康复液赞不绝口

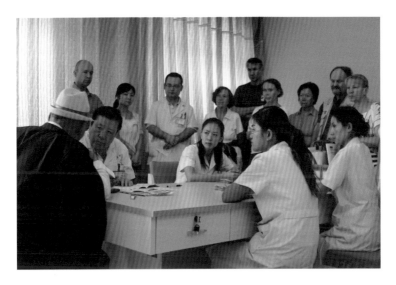

2009 年沈宝藩教授为北欧诸国前来考察学习的医生示范中医诊疗方法

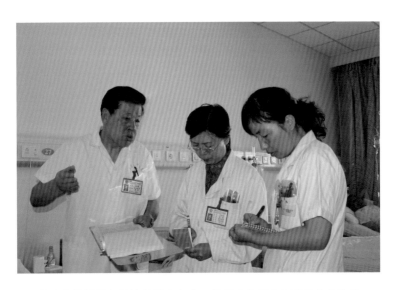

沈宝藩教授常年坚持每周大查房，从理法方药全面指导中医临床

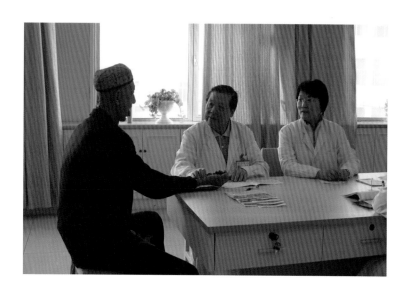

沈宝藩教授为少数民族患者看病

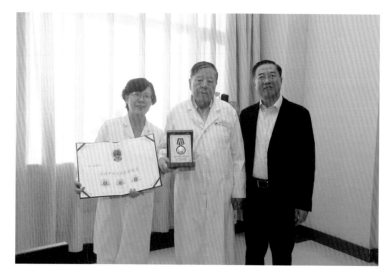

新疆维吾尔自治区中医医院党委书记陈卫东（右一）与沈宝藩教授

及其弟子王晓峰三人合影

王 序

　　要说沈老给人的印象，可以用"身材魁梧，为人宽厚"八字来概括。在国医大师中，沈老有特别的情怀：他毕业于西医院校，却毕生钻研中医；他出生于繁华之都上海，却扎根于天山大漠；他是汉族大夫，却能用维语问诊；他致力于中西医结合，却又融合民族医药；他年逾耄耋，却总是充满激情！

　　半个多世纪以来，沈宝藩教授以擅长中西医结合治疗危急重症，尤其是痰瘀同治治疗心脑血管疾病等危急重症称道医林。他深入汲取新疆维吾尔医的民族医药特色，创制了平肝脉通片、补气脉通片、化痰脉通片、宁心通痹胶囊、定痫汤、益智治呆方、降脂方、西红花康复液等，此皆为产、学、研协调发展的成果。《国医大师沈宝藩治疗疑难危急重症经验集》的问世，彰显了沈宝藩教授的深厚造诣与独具特色的学术思想，是对于中医药传承精华、守正创新的生动实践。

　　本书资料翔实，分析精辟，一方面提供了典型验案让读者有如身临其境，另一方面呈现了独具特色的临证经验药对与经验方，启发了读者的医理思路。更难能可贵的是，沈宝藩教授始终不忘初心，坚持薪火传承，力推门生方邦江教授的"表里双解""截断逆转"等方法治疗疫病新论，为中医药防治新冠肺炎及疑难危急重症提供了新的视角和启迪。

相信本书的出版，必将弘扬沈宝藩教授治疗疑难危急重症的经验和学术思想，为促进中医、中西医结合和急诊学科学术的发展做出新的贡献，故欣然为序。

北京中医药大学王琦书院院长

中国工程院院士　　王　琦

国医大师

2021 年 11 月

徐　序

　　中医急危重症医学是中医学的精华之所在，数千年来在没有西医学介入的漫漫历史长河中，无论急重症还是慢性病均诊治于中医，为中华民族的健康和繁衍做出了巨大贡献。

　　上海中医药大学附属龙华医院急诊医学科经过半个多世纪中西医结合急救的临床实践，在感染性疾病、重症脑病、呼吸重症等疑难危急重症方面形成一系列中西医特色临床诊疗技术与方法，首次系统构建了"急性虚证"理论体系，创立了三通疗法治疗外感高热病、复元醒脑与荣脑醒神法治疗急性脑血管病、腹部提压心肺复苏法解除气道梗阻、阳明法治疗慢性呼吸衰竭等系列中医特色诊疗技术，组织制订了国家中医药管理局"风温肺热病"中医诊疗方案和中医临床路径。急诊医学学科带头人、教育部"长江学者奖励计划"特聘教授、"岐黄学者"、上海市领军人才、国家重点研发计划首席科学家、上海市中医药研究院急危重症研究所所长、龙华医院急诊医学科主任方邦江教授，在援鄂抗疫期间担任龙华医院援鄂国家中医医疗队队长、武汉雷神山医院感染三科五病区主任，他和他带领的团队积极发挥中医药优势，取得了全院收治和出院第一、纯中医治疗超过62%、患者零死亡的成果，获得了中央宣传部"时代楷模"英雄群体的称号，而龙华医院急诊医学科也建设成为了全国知名"国家区域诊疗中心""国家重点临床专科""国家中医药管理局重点学科""上海市重点临床专科"。

沈宝藩教授是上海中医药大学附属龙华医院特聘教授，"国医大师沈宝藩传承工作室"首席专家。他在数十年中西医结合治疗疑难危急重症的临床及科研工作中，矢志不渝，坚持不懈，形成了丰富的治疗疑难、危急重症的学术经验和学术观点，在产、学、研等多个领域建树颇丰。

沈宝藩教授师德高尚，时刻不忘提携后学。在2020年疫情期间，指导弟子方邦江教授编写完成了全国第一部中医类新冠肺炎防控手册《新型冠状病毒感染的肺炎中西医结合防控手册》和全国第一部中西医结合治疗新冠肺炎临床专著《中西医结合诊疗新型冠状病毒肺炎验案120例》，其中《新型冠状病毒感染的肺炎中西医结合防控手册》为"新型冠状病毒肺炎防护"丛书之一，而本套丛书被评选为中央宣传部2020年主题出版重点出版物，为中医药抗疫做出了突出贡献。

习总书记指示广大中医药工作者要"增强民族自信，勇攀医学高峰，深入发掘中医药宝库中的精华，充分发挥中医药的独特优势，推进中医药现代化，推动中医药走向世界，切实把中医药这一祖先留给我们的宝贵财富继承好、发展好、利用好"，正是在这种大好形势下，我们组织沈老相关门生编写了《国医大师沈宝藩治疗疑难危急重症经验集》。该书深刻反映了国医大师沈宝藩的学术经验，其记载的有效验案充分体现了中医思维，彰显了国医大师沈宝藩先生的精深造诣。我相信本书的出版，不仅能对急危重症医学的学术发展起到指引作用，而且还将对整个中医学术的发展产生积极的影响，成为同道之枕鉴、后学之圭臬，故乐而为序。

上海中医药大学校长
上海中医药研究院院长
上海市医学会会长　　徐建光
上海市医师协会会长

2021 年 12 月

编写说明

　　沈宝藩教授是享誉全国的国医大师，1960 年沈师毕业于上海医学院临床医学专业（现复旦大学上海医学院），即分配去原卫生部组织的北京中医学院全国第二期西医离职学习班学习中医，后响应国家号召分配到新疆医科大学附属中医医院，曾担任新疆医科大学附属中医医院首席专家、新疆医科大学附属中医医院副院长、新疆医科大学教育指导委员会委员、新疆中医药学会副会长，中华中医药学会脑病分会学术顾问、国家中医药管理局脑病中医证治重点研究室学术委员会委员、全国突发公共事件中医药应急专家委员会专家组成员、"十二五"科技重大专项"新发突发传染病中西医结合临床救治平台"专家组成员、全国名词委中医药名词审定委员会专家顾问、全国中药临床药理专业委员会委员、中医老年学会中医研究委员会委员，2017 年被国家人力资源社会保障部、国家卫生计生委和国家中医药管理局联合授予全国第三批"国医大师"，2019 年获得"全国中医药杰出贡献奖"。现兼任上海中医药大学附属龙华医院特聘教授、上海中医药大学附属龙华医院"国医大师沈宝藩传承工作室"导师。

在长达半个多世纪的中西医结合临床实践中，沈老擅长中西医结合治疗危急重症，尤其是心脑血管等危急重症，率先在全国提出了"老年心血管疾病的治疗应将痰瘀同治法贯穿治程的始终"等创新学术思想，是现代享有崇高声望的著名中西医结合大家。沈老中、西医理论造诣深厚，并能深入汲取维吾尔族医学精华，自成一体，形成了独具特色的学术思想，临床应用效果卓越，并在国内外得到广泛推广。其首创研制的平肝脉通片、补气脉通片、化痰脉通片、宁心通痹胶囊、定痫汤、益智治呆方、降脂方等制剂和验方，临床应用疗效显著，采用维吾尔药材配制的西红花康复液获得了国药准字，成功走出了一条产、学、研协调发展之路。2020年当百年不遇的突发、新发传染病新冠肺炎肆虐全球之际，沈老不顾年事已高，指导弟子方邦江编写完成了全国第一部中医类新冠肺炎防控手册《新型冠状病毒感染的肺炎中西医结合防控手册》、全国第一部中西医结合治疗新冠肺炎临床专著《中西医结合诊疗新型冠状病毒肺炎验案120例》，力推方邦江教授所提出的"急性虚证""表里双解""截断逆转"等方法治疗疫病理论，在中医药救治新冠肺炎中发挥了积极作用，收到了良好的临床效果。

沈老虽年事已高，但仍时刻关心我国的中医药事业发展，不忘培养和提携后学，在自己年逾八十之时，在上海中医药大学附属龙华医院建立"国医大师沈宝藩传承工作室"，将方邦江等学科带头人纳为门生，悉心传教。方邦江是"岐黄学者"、教育部"长江学者奖励计划"特聘教授、上海市领军人才，是上海中医药大学附属龙华医院急诊科主任，他所带领的学科团队，中医特色鲜明，在中医、中西医结合治疗脓毒症、重症心脑血管疾病、重症呼吸系统疾病等疑难危急重症方面形成了显著特色，取得了突出成绩，建成了国内外知名的国家区域诊疗中心、国家重点临床专科、国家中医药管理局重点学科、上海市重点临床专科等。近百年来，西学东渐，中医急救学科与其他中医学科相比，发展相对缓慢，有志于此，方邦江教授协同沈老子女、学生、门人等，将沈老和门生、子女收集的治疗疑难危急重症的经验与学术思想整理付梓。

本书共分为六章，内容涉及学术思想、专病论治、治法传薪、临证验案、常用药物解析、经验用方等，全方位地介绍了国医大师沈宝藩教授治疗疑难危急重症的经验。感谢中国工程院院士、国医大师王琦教授，上海中医药大学校长徐建光为本书作序。本书在编写中引用了同门学长所收集的病案等资料并得到了同门学长的鼓励与大力支持，研究生叶苗青、包兆涵、陈刚、蒲玉婷、屈瑶等参加了本书的整理和校对工作，谨在此一并致谢！

《国医大师沈宝藩治疗疑难危急重症经验集》编委会

2022 年 1 月

目　录

第一章

大师之路

第一节　立志岐黄终圆梦

　　沈宝藩老师于 1935 年 7 月 12 日出生在上海一个知识分子家庭，祖、父两代都是当时上海的知识分子，祖父是小有名气的医师，父亲是上海商务印书馆的职员。由于历史原因，祖父和父亲都没有给他留下什么财富，却用一生之言行传给了他踏实做人、勤奋好学的家风。1937 年上海"八·一三"事变，战乱几乎让沈师上海的家乡豫园变成一片废墟，年仅两周岁的他，随家人颠沛流离，饱受国破家亡、侵略战乱之苦。

　　沈师自幼受家庭环境影响，酷爱读书，饱经战乱之苦让他更加珍惜读书的机会。中学时代他积极上进，成绩优异，可升高中那一年大病一场，连续半年低烧不退、周身乏力，四处寻医问药仍未见好转，这场病几乎耗尽了家里所有的积蓄。眼看着年少的沈师身体一天天虚弱，父亲心急如焚，母亲每日以泪洗面。就在一家人濒临绝望的时候，遇到了一位家传的中医先生，中医先生用了几付极便宜的草药，竟药到病除，沈师豁然痊愈，还顺利赶上了升学考试，一家人对这位悬壶济世的中医先生感激不尽，少年沈师更是对中医这门学问产生了浓厚的兴趣。回忆往事时他曾说："我就是从那个时候起萌发了当医生的理想，而且要像那位救了我们全家人的中医先生一样为天下苍生解除病痛，让穷人也能看得起病。"

正是因为这样，青年沈师在填报大学志愿的时候才坚定不移地选择了上海第一医学院（现复旦大学上海医学院）。如果说是一场病让学习中医的念头在沈师心中生根发芽，那么他之后求学、行医时的种种机缘、经历则更加坚定了他学习中医、学好中医的信念。进入医学院学习的沈师如鱼得水，他如饥似渴地阅览各种医学书籍，为他打下了坚实的医学基础。毕业那年，中国医学科学院院长黄家驷（原上海医学院院长）从七百余名毕业生中选拔出近一百名毕业生去北京中国医学科学院附属研究所及各附属医院，其中有十名学生可到北京参加原卫生部举办的旨在创立"东方医学派"的中西医结合学习班，沈师有幸得到了他梦寐以求的学习中医的机会。在北京，他如痴如醉地沉湎于浩如烟海的中医典籍之中，贪婪地汲取着中医的甘露琼浆，争分夺秒地度过了那段难得的学习时光。

自此，沈师真正走上了中医这条毕生事业的道路。中医学习班结业后，沈师响应国家号召，坐上了从北京开往新疆的火车，一来到新疆便被分配到新疆维吾尔自治区中医医院工作，他满怀热情地投入到支援建设边疆的浪潮之中，同时也在此后的五十余年中在新疆这片土地上开创了属于自己的伟大事业。1962 年，医院来了一个患闭塞性脉管炎的患者，一个右侧的小脚趾已经锯掉，临旁的另一个脚趾也已溃烂，疼痛难忍，经他院诊断还要立即截趾。当时请医院前辈李玉昆老中医参加会诊，他力排众议，坚持给患者用四妙勇安汤治疗，其中当归这一味药因为自然灾害而缺货，用了大剂量的鸡血藤代替，经过

3个多月的治疗，这名患者溃疡愈合，疼痛消失，避免了再次截趾的痛苦，奇迹般地恢复了健康。亲历此事的沈师受到了极大的鼓舞，反复阅读了中医治疗脱疽的文献并专门对此验案进行了整理，并在1963年的《上海中医药杂志》上发表。沈师从此更是虚心向本院的成孚民、陈苏生、朱馨伯、周海文、丁济华等老前辈学习，同时刻苦学习中医典籍，在实践中不断提升自身的理论水平，积累临床诊疗经验。1970年，时任卫生部医政司司长的林士笑先生来新疆担任自治区革委会政工组组长时生病住院，恰巧是沈师负责诊疗，在沈师的悉心治疗下他很快便康复出院。林士笑先生对沈师心存感激，且欣赏沈师天资聪颖、勤奋好学，认为沈师是一名可造之才，便执意要利用返京疗养的机会带他去北京深造。沈师抵京后，经林士笑先生引荐，沈师有幸拜两位全国名医——中国中医研究院的赵锡武先生、北京医院的魏龙骧先生为师。沈师在京深造的3个月里，每天晚上跟随两位名老中医抄方，白天则在阜外医院跟随陈在嘉、刘力生教授查房、会诊、抢救危重患者。为了积累抢救经验，沈师日夜守候在危重患者身旁，严密观察病情进展，任劳任怨，勤学好问，休息日则泡在北京中医医院图书馆、北京市图书馆里查阅文献资料，他的努力和能力都得到了众多名师的高度肯定。这一时期的深造既为沈师日后的发展打下了理论与实践的坚实基础，也让沈师从诸位名师身上继承了"一切为了患者"的医德医风。

　　沈师是西医学中医出身，早在行医之初就看到了中医得天独厚的优势和广阔的发展前景，对中医在现代医学中的应用有着独到的见解。沈师认为，治病救人，中医西医要结合，对传统的中医中药更要努力传承，勇于创新，将中医发扬光大。

目前，全世界都在探索如何应对艾滋病、恶性肿瘤这样的不治之症，事实证明中医药在治疗这些疾病上有明显的疗效，美国等一些西医学水平高度发达的国家也要求和我国合作共同探索研究艾滋病和肿瘤等疾病的防治。沈师曾说："全世界人民都需要我们的中医，需要我们用中医为全人类服务，我们必须要好好继承和发扬中医。"

20 世纪 70 年代中期，沈师的学生李迪美介绍一名女性患者前来就医，该患者婚前月经一直未来潮，婚后两年病仍如此，月经始终未潮。只有到西医妇科医生那里做人工周期调经才能见少量月经，病痛折磨加上求子心切，故而寻找中医求治。沈师翻阅了大量的中医典籍，为该患者制定了既经济又切实可行的治疗方案，调治了不到半年时间，该患者月经按时来潮，一年之后如愿生下了一名健康的男婴。诸如此类验案增强了沈师从事中医事业的信心，也更加坚定了沈师将中医发扬光大的信念。

20 世纪 90 年代以来，沈师前往美国、哈萨克斯坦、巴基斯坦和东南亚诸国参加学术交流和会诊工作，并承担多项原国家卫生部和国家中医药管理局科研课题，得到了国内外中西医医疗界权威的首肯。乌鲁木齐作为临近中亚的一个现代化的城市，吸引了中亚各国的许多患者慕名前来寻医问药。近年来，沈师每年诊治的外籍患者达百余人次，并且呈逐年上升趋势。

2007 年 12 月中旬，经中国驻巴基斯坦大使引荐，沈师前往巴基斯坦为其前总理舒贾特诊疗。舒贾特患有帕金森综合征，经沈师在巴基斯坦的诊疗及一段时间的调理之后症状明显改善，事后新疆医科大学收到驻巴大使罗照辉先生转来的感谢信，向沈师及同行的另一名专家致谢。3个月后，患者又专程来到乌鲁木齐市，住在自治区中医医院找沈师调理。此后，巴基斯坦外交部人员每个月都通过自治区人民政府外事办公室联系沈师，讲述病情，请沈师调配中草药带回巴基斯坦服用，长期调治。由于病情日渐好转，一年后，舒贾特又再一次来到了乌鲁木齐市复诊，要求沈师给予长期调治，巩固疗效。

2008年，哈萨克斯坦著名的建筑学设计师阿合力别克慕名前来新疆维吾尔自治区中医医院做全面的体检，主治医生是沈师的高徒王晓峰主任医师。没有想到的是这位患者明确了自己患的是高血压、冠心病之后只肯服用西药，不愿服用中药配合治疗。沈师查房会诊得知此事后，为了让外籍患者相信中医，沈师亲自前去劝说。通过给患者切脉等检查，发现患者脉象较弱，不仅心悸气短，而且脾胃虚弱导致饮食不香，每天便溏多次。沈师通过翻译告诉患者："你的肠胃不好，不及时调治脾胃那么心脏病的症状也不易改善，这种情况应该加中医中药给予整体治疗，我给你开几付中药调治一下，药很难吃，但请你相信我，考虑一下，尝试我们的中药。"患者被沈师的诚恳打动，抱着试一试的态度，吃了3天的中药。3天后，患者饮食转佳，大便正常，心悸气短的症状也得到明显改善。从此以后这位哈萨克斯坦的患者相信了中医中药的疗效，此后六年里，他不仅自己每隔半年就要来自治区中医医院找沈师诊疗，而且还推荐亲友来治疗，每次出院时都特意要求多开几个月的中药带回国以巩固调治。

1994年，沈师应邀前往美国参加学术交流会，会上沈师做了中西医结合防治脑中风病和关于他研制的用于防治冠心病、脑中风的西红花康复液的学术报告，受到了各国参会专家的好评。会议期间，美国某医药集团多次找到沈师，以年薪十万美金并办"绿卡"为条件请沈师留在美国工作，沈师婉言谢绝了。再次赴美期间，沈师和时任的中国中医研究院院长傅世桓教授给已定居美国的老同学胡豫在洛杉矶开办的中国医学科学院讲了两周的中医课程，向来自美国、印度尼西亚、韩国等多个国家的学生讲授中医基础课程。临别时，老同学劝沈师"撕了机票，留在美国共同发展"，沈师又一次婉言谢绝了。沈师认为，他应该留在中国，学好中医，发扬中医，让中医药继续为整个人类健康和世界文明做贡献。

第二节 矢志不渝成大业

　　沈师认为自己的成才和成功得益于一生中多次得到贵人相助，抓住了很好的机遇，同时，自身的努力是抓住机遇的基础。实际上，正是因为沈师勤奋好学，做人踏实，才受到许多师长的欣赏，通过他的勤奋和努力创造出了机遇，从而一步步走上成才之路。沈师从自己和众多名医的成才之路中总结了许多宝贵的经验，在日常的工作、教学中向晚辈们言传身教，可谓用心良苦。

　　"欲为医者，上知天文，下知地理，中知人事，三者俱明，然后可以语人之疾病。不然，则如无目夜游，无足登涉。"沈师常用《本草纲目·十剂》中的这句话来教育学生，告诫学生们要想学好中医必须苦读书、多读书，天文地理人事都要洞察明了，更何况传世的中医典籍呢？沈师认为中医学博大精深，只有熟读经典，苦读经典，有了扎实的中医理论基础方能指导临床实践，他的成功就是建立在经典之上的。

　　沈师虽生于中华人民共和国成立前，但新中国成立初期才小学毕业，那时通行的已是现代白话文，因此他的古汉语水平较差，而没有一定的文言文基础是无法读懂中医古籍的，当时参加的西医学习中医班也没有"医古文"这门课程，西医出身的年轻医师沈师别说《黄帝内经》《伤寒论》《金匮要略》了，就连晚清时期用文言文撰写的医书都很难深入理解。沈师自知中医古籍在学习中医道路上的重要性，因此刻苦自学古汉语，从那个节衣缩食的年代就开始不断购买学习古汉语的工具书，例如《康熙字典》《辞海》《辞通》《古汉语常用字典》《古典医籍千字解》等认真查阅。同时利用一切可利用的时间阅读医籍的白话文的注解版本，凡是此类有助于他阅读中医古籍的书籍他都视若珍宝，有一本买一本，例如《黄帝内经素问真解》《难经校释》《伤寒论语释》等，他还把当时南京中医学院的《黄帝内经》《伤寒论》《温病条辨》《金匮要略》等全套教学参考书购齐通读了一遍。

沈师爱书如命，每月必去新华书店看书，生怕错过介绍西医学新进展的书籍。他每到外地出差，特别是北京、上海、广州等大城市，必进书城购书。据沈师讲，在那个工资水平较低的年代，购书的开支占了他所有家庭开支的一大部分。沈师为人谦逊，又勤奋好学，深得许多全国名老中医的厚爱。已故国医大师任继学先生知道沈师好读书，热爱中医，每出版一本专著便一定要寄赠给他。沈师在学习《任继学临证经验集》一书的"卒中口僻论治"的一节中发现介绍治疗口僻的验方有药味而无剂量，便上书求教，请任教授指明，任老不到一周即回函详告。在一次优秀学术著作颁奖会场上，沈师看到了朱兆麟教授的专著《论内经风病学》，书中有"《内经》风病风症治法用药补遗"章节，他阅读后认为对自己的专业颇有指导意义，可惜该书只在香港发行，无法购得，他便将该书借来，利用会议间隙和晚上的时间抄录，朱教授得知此事感动不已，赞叹沈师之谦逊好学，即将此书赠予沈师。

　　沈师不提倡死板读书。书是死的，人是活的，沈师在读书时，勤学好问，不把书中的内容弄透彻不罢休，在阅读时常常圈出疑难之处，向当时的成孚民、陈苏生、刘仕俊等几位医院的老前辈请教，涉猎众家之长来充实自己。因为边疆地区名老中医少，而老一辈的名医过早离世，导致相关师资力量欠缺，沈师自 20 世纪 70 年代开始便在医院给弟子们讲授《伤寒论》，80 年代初，在长春中医学院新疆函授班主讲《金匮要略》《内经选读》，1983 年给新疆中医学院本科班讲授《温病学》。教学相长，沈师在向学生们授课的过程中，不仅对原著经典的要义有了更深刻的认识，更促进了他诊疗工作水平的提高。中医学的教学经历和临床经验的不断积累，为他打下了坚实的中医理论基础，在课堂讲学和临床诊疗中，不论是解释病情、分析处方，还是创制专病专方，他都能博古论今，引经据典。沈师不仅重视读经典，也重视临床经验的积累。沈师经常向学生们讲述临床实践的重要性，他说："理论是用来指导实践的，实践用来检验理论。没有临床，就没有接触患者的机会，就没有实践，不经实践的理论是不扎实的，理论必须结合实践。"沈师从事医疗工作五十余年来，不论是当医师也好，当主任也好，当院长也好，从来都没有脱离过门诊、查房、抢救患者这些临床工作。正是五十余年来坚持临床诊疗工作，给了沈师验证理论的机会，他把诊治每一位患者都当作一次宝贵的实践机会，将书中所学对照实践积累，活学活用，一边读书，一边实践，记录了十几本厚厚的学习笔记和心得体会。

新疆维吾尔自治区政协主编的《上海儿女在新疆》一书中收录了沈师《为新疆各族人民健康事业奉献终生》一文，沈师在该文中说："实践出真知，不论什么工作，不论什么环境，只要是自己的本职工作，就该认认真真地去做，因为工作难是考验，环境差是磨炼，没有经历过考验和磨炼的人不能成才。我在中青年时每次 3 ~ 6 个月的下乡巡回医疗，是我主动实践的见证。"在教学工作中，沈师不断钻研，不断改革，在兼任中医学院临床教学部主任期间，为了加强学生的临床思维和动手操作能力，除了制定并完善各科室该承担的培训项目外，他还把毕业考试改为除了考理论外再加上了口试和临床技能考核作为实习医师的毕业综合成绩，使学生的临床实习水平有了很大提高。沈师教导年轻医生在临床实践中要勤于总结、善于总结。他要求大家抓住每一次接触患者的机会，不论是门诊、查房、抢救，都要用心聆听患者的病况，仔细观察患者的病情变化。遇到不懂的地方就立刻翻书查阅，查到相关的理论知识之后再与实际情况进行对比，多问为什么，多总结经验。沈师认为，收治一名患者书写好住院病历，至少要先后查阅三次相关书籍，才能算做到全面完善、认真负责。

沈师认为学习中医要成才，除了苦读经典、重视临床、虚心求教之外，对中医的坚定信念和悟性也很重要，一个人如果不是发自内心地认可中医，热爱中医，是没有办法坚持下去的。因为学习中医很苦，也很枯燥，根据沈师自身的经验来看，成为一名优秀的中医药人才，不是那么容易的事情。同时，沈师认为许多学生确实热爱中医，也很勤奋，却没有取得很突出的成绩，这是因为每个人的悟性有差异。想学好中医，悟性也很重要，但悟性不是天生的，要在学习之初就要养成多思考、勤思考的习惯，凡事多问些为什么，才能提高悟性。

沈师在学术上善于博采各家之长，无门户之见，特别可贵的是他能结合现代科学知识，对中医学的许多问题提出新的见解，如染苔的鉴别方法、房颤和早搏在中医脉象上的区别方法、胃脘灼热痛和胃液酸度异常增高的关系等。无论是课堂教学还是临床带教，沈师的治学态度都十分严谨，乐于提携后辈，愿意将自己的宝贵经验倾囊相授。他的讲学和著述的特点是通过研考历代诸家思想，归纳整理融会贯通后，结合自己的见解和临床经验，深入浅出，把实实在在的内容传授给大家，使得学生们易懂易记，学以致用。几十年来，沈师呕心沥血，辛勤教学，培育出不少中医事业的栋梁之材，学生遍布新疆维吾尔自治区各地，有的调往沿海各省，成为各单位的技术骨干，为中医教育事业做出了重大贡献。

沈师要求我们必须刻苦学习，勤于实践。他经常说："要在事业上有所成就，年轻人必须孜孜不倦地去追求，刻苦学习，培养勤于实践和务实的作风。"他非常重视临床实践并经常教育学生，年轻时必须多临床实践，谨慎仔细诊治患者，要随时观察到患者症情的变化，才能当机立断提出确切的诊疗方案。沈师对学生的要求非常严格，学生总结有关老师学术经验的论文，他都要亲自过目，逐字审阅修改，以保证论文的学术水平。沈师认为，中医学术要发展，主要靠理论上的突破和实践中的探索，他在临床实践中勇于探索，特别在心脑血管疾病的诊治方面积累了丰富的经验，对老年心脑血管疾病的治疗提出了痰瘀同治法，创立了治疗冠心病心绞痛之心痛宁方，研制出系列脉通片治疗脑中风和防治心脑血管疾病的西红花康复液并获准生产用于临床，引起了同行专家的关注。

中医药是中华民族的优秀传统文化，新中国成立以来，党和国家高度重视中医药工作，沈师认为自己能够在中医药领域取得一定的成就，离不开新中国成立以来国家对中医学的大力保护和国家为中医药事业的发展所采取的许多重大举措。近年来，党和国家高度重视中医药工作，逐步制定、形成了一系列旨在保护、扶持和发展中医药的方针政策。《中华人民共和国宪法》第21条明确规定"发展现代医药和我国传统医药"，为中医药发展提供了根本法律依据。2007年，科技部、卫生部、国家中医药管理局等国务院16个部门联合发布《中医药创新发展规划纲要（2006－2020年）》，进一步明确了国家必须加快中医药继承和创新，全面推进中医药现代化、面向世界发展的战略定位。国家中医药管理局至今已推行了五期"全国名老中医学术继承"项目，创办了两期优秀青年人才的培训项目，在全国创建了12个临床研究基地……沈师认为这些举措必将为中医药事业的发展带来更加广阔的发展前景，同时也给相信中医、热爱中医的年轻人带来了前所未有的机遇，年轻人应当放眼未来，抓住机遇，通过努力在中医药领域获得成功。

沈师早年毕业于上海医科大学，后经分配参加卫生部在北京中医学院举办的全国第二届西医离职学习中医班学习中医。几十年来，在中西医临床实践中，他深深体会到中医药和中西医结合作为我国卫生事业的一大优势，在保护和增进人民健康等方面肩负着重任。他认为，正确处理好继承和创新的关系，对促进中西医结合事业的发展至关重要。首先思想上要明确认识到，继承是发展的基础，是创新的前提，而继承的根本目的是求得发展和创新。如何继承，怎样创新？必须做到两个坚持，即坚持学好中医基本功，坚持用现代科学技术研究中医。

沈师时常提醒我们要牢记医圣张仲景"勤求古训，博采众方"的教导，要求我们年轻医生必须多读古今医学文献，深入领会经典著作精神，而且应反复学习，深入领会，仔细消化吸收，要防止在中医基本功还没有全面掌握，甚至一知半解，对中医辨证论治原则还拿不准，某些中药的性味配伍还不甚了解的情况下，在临床诊治中就随便对号入座。如把清热解毒药统作为西药抗菌药物，不辨证地滥用中药来降血脂、平血压，如果用这样的方法来治疗病证，肯定不会得到预期的疗效。他要求临床医生要想打下坚实的基础，必须刻苦学习，要把中医基本理论钻深学透，理论结合实践，从临床学起，从每一个病、每一个方剂、每一味药开始，不断体会中医药精华之所在，这才是正确的继承方法，这样才能达到继承的根本目的——发展和创新。我们要坚持用现代科学技术研究中医学，同时还必须要把西医学基础理论学好。当然，学习西医学知识，不只是简单地以西医学已有的理论知识去阐释中医理论，而应运用多学科的、最新的科学技术方法研究中医中药，用现代科学实验阐明其机制，使中医学疗效得到进一步的证实，广为应用，不断改进提高，以期达到中西医融会贯通。只有这样正确处理好继承和创新的关系，才能更好地促进中西医结合事业的发展。

第三节　德艺双馨名远播

沈师说："一个好医生，应该有高明的医术，更需要有高尚的医德，德重于术，有德才有术，医生只有充分体谅到患者的痛苦才会千方百计钻研医术。"正如唐代医学家孙思邈在《大医精诚》中所说："凡大医治病，必当安神定志，无欲无求，先发大慈恻隐之心，誓愿普救含灵之苦……勿避险巇，昼夜寒暑，饥渴疲劳，一心赴救，无作功夫形迹之心。如此可为苍生大医。"

沈师认为，从事任何职业的人，都应该遵守相应的职业道德，而医生的职业道德与其他职业相比，更为重要。不同职业，由于担负的任务、职务的对象、工作的手段、活动的条件和应尽的责任等的不同，从而形成自己所特有的道德意识、习惯传统和行为准则。医德就是从医疗卫生这一职业特点中引申出来的道德规范要求，它主要调整医务人员与患者、医务人员之间以及与社会之间三方面的关系，它是一种职业道德，是一般社会道德在医疗卫生领域中的特殊表现。

沈师在给实习医师作"如何做一个好医生"的专题讲座时，特别强调"诊疗工作时时处处都应认真负责，以此培养自己的优良医德医风"。如沈师要求大家对新入院的患者要仔细问诊，以收集全面的病史，查体时要认真细微，不漏掉任何重要体征，开医嘱时要全面考虑，应最有效地解决患者的病痛，一旦发现处理不当要勇于及时改正，一日至少两次巡视患者，不能走过场。遇到抢救危重患者时更要主动，随时观察患者病情变化，根据病情变化思考对策并及时向上级医生报告，随时调整救治措施，争取稳定病情，让患者转危为安。

沈师如此要求学生，自己更是身体力行。20 世纪 60 年代，新疆维吾尔自治区中医医院条件非常有限，人力短缺，在下乡巡回医疗的艰苦环境下，他能单独在偏远的山区完成阑尾切除手术、小面积植皮和简单的石膏固定，总之不管是中医西医，内科外科，需要做什么就做什么，有不会的就现学。有一回，沈师随队下乡巡回医疗至边境伊犁昭苏的天山牧场时，正赶上一位哈萨克族牧民求救，赶到牧民家中，发现一位哈萨克族产妇在孩子娩出几小时后胎盘还不能正常排出，流血不止，已经因失血过多而休克。虽不是专业的妇产科大夫，但是患者情况危急，没有犹豫的时间，沈师随即戴上手套凭借学过的知识用手给她剥离了胎盘，而恰好只有沈师的血型与产妇吻合，情急之下，他毫不犹豫地抽自己的血输给了那个产妇，使得母子平安。

对重症患者，沈师总是不到最后一刻绝不放弃，只要有一线希望，就尽全力把患者从死亡线上挽回。20 世纪 80 年代初，新疆草原研究所所长向启本同志突发急性脑干大面积出血，生命危在旦夕，自治区领导也高度重视，请来多家医院的专家会诊。沈师带着医护人员经过连续 37 天的抢救才让他苏醒过来，经调治后，康复出院。这30多天里，患者昏迷不醒，自主呼吸停止，高烧不退，靠呼吸机和不断输液维持生命，沈师和全科医护人员不辞疲惫，通宵达旦地工作，攻克了该患者病程中的呼吸衰竭、心力衰竭、心源性休克、应激性溃疡并发消化道大出血等一系列难关。事后新疆广播电台记者史林杰得知后，专访了患者及其家属和有关医务人员，撰写了专题报道，在当地新闻联播中每日5分钟，分段连续播报4天，后《科技日报》也进行了转载。

20世纪70年代，沈师医好了已故相声艺术家孙士达的脑出血，使他不仅能够生活自理，还能再次登台演出。2000年，孙士达的爱人程汝霖女士脑桥大面积梗死导致自主呼吸停止，昏迷不醒，经某医院十余天的抢救恢复了呼吸但仍昏迷不醒。该医院也很负责任，通过网络联系全国各地的专家远程会诊，仍然没有起色。十万余元的医药费用几乎花光了家里所有的积蓄，无奈孙士达要求出院找沈师为他爱人治疗。面对这样的情形，沈师答应孙士达尽力救治。沈师每个星期都带着自己的学生去他家诊治，并叫孙士达在街道诊所里找一位医生为他爱人输液，两个月后，程汝霖苏醒过来，4个月后，可扶杖行走，生活能够自理。对此长达半年的坚持登门诊治成功案例，中央电视台《中华医药》栏目还进行了报道。

20世纪80年代中期，沈师收治了一名23岁的女性重症肌无力患者。患者入院时眼睑下垂，情况非常不好，入院后没几天病情加重，呼吸肌麻痹，处于昏迷状态，沈师带领全体医护人员经过连续28天的抢救和治疗，患者苏醒过来并且恢复了自主呼吸。沈师查阅文献资料，得知北医大附院做胸腺摘除手术能防止此病复发，但是这名患者的父母都是工厂的普通工人，承受不起昂贵的医药费，为帮助这名患者彻底解除病痛，沈师通过自己的老领导帮助患者联系北京的医院，并安排科里的姚远医师护送患者前去北京诊疗，沈师向北京的医院详细讲述了这名患者的特殊情况，出院时医院为患者免除了所有的费用。

沈师常对学生们讲："医德医风，不需要讲大道理，我只要大家将心比心。你把每一位患者都当作自己的父母、亲人来看待，设身处地地为他们着想，一切为了患者的优良医德医风自然就表现出来了。"

沈师在日常工作中早已了解清楚了一些常用药的药价，在保证疗效的前提下绝对不开贵重药。同时也要求自己的学术继承人必须做到。外地的患者来乌鲁木齐看病吃饭住宿都是额外的开销，而沈师每次出诊当天的号早在上班之前一小时就挂完了，沈师体谅外地患者的难处，就在初诊时告诉他们下次坐夜班车来乌鲁木齐，凭外地身份证可以补号，尽量让外地来的患者当天看完病当天就坐车回家，能省一分钱是一分钱。过去的各分院门诊部没有电梯，有的中风患者行动不便，沈师就下楼去给他们诊疗。2008 年，有关部门批准将沈师的专家门诊挂号费提高到一百元每人次，沈师拒绝了，医院领导也体贴患者，未予执行。

近年来乌鲁木齐市各大医院的专家到别家医院会诊，应由患者支付一定的会诊费，沈师认为要会诊的患者往往是重症患者，住院、抢救已经给家庭带来了沉重的经济负担，家属也沉浸在痛苦之中，这个时候自己应该为病患解除病痛而不应该增加他人的负担，因此给自己定下了不收患者会诊费的规矩。2006年，沈师应邀赴一家医院参加一名已昏迷5天的脑出血患者的会诊，从开始抢救到患者出院前后一共去过十多次，每一次家属给钱都被沈师拒绝，到了年底，患者为表谢意向沈师送上一个大红包说是累计的会诊费，再三说明家里经济条件尚可望收下，沈师谢绝道："能把你的病治好我就很高兴了，不论你的经济条件如何，我自己定下的规矩不能破坏。"后来，这位患者家属将痊愈后剩下的十盒"安宫牛黄丸"托人赠予沈师，沈师收下之后将这些药丸免费用在了医院收治的两名经济困难的患者身上。

2009年初春，中央电视台播出的《中华医药》栏目名医专栏介绍了沈师用中医中药抢救脑中风患者的成功案例后，北京、上海、西安等地的患者家属希望沈师能够前去会诊。同年，沈师接到北京某医院邀请参加一名脑中风后遗症患者的会诊，接到通知后沈师致电该患者家属，告诉家属，这不是危重的病证，为了节约开支最好等到自己出差的时候或者北京有其他患者需要会诊的时候自己一起去看，这样可以减轻患者家属的负担。不到两周，北京又有一名患者邀请沈师前往诊疗，沈师前往北京，对两名患者进行了诊治，履行原有约定，诊疗费分文不收。患者全家为沈师之体贴入微深受感动，事后还给医院党委写来了感谢信。

第二章　学术思想

第一节　机圆活法贯中西

　　沈宝藩教授于1960年毕业于上海第一医学院临床医学专业。1960~1961年在卫生部举办的全国第二届西医离职学习中医班学习。此后几十年如一日，精勤不倦，根植临床，苦研中西医理论。从医五十余载，力倡中西医结合，其中、西医理论深厚，学验俱丰，临证用药，匠心独具，普施仁术，每起沉疴。沈师认为，为医者须上知天文，下晓地理，中知人情，现代中医师不仅要熟悉现代的解剖、生理、病理、药理、理化声光等检验分析治疗手段，更要精通中医阴阳五行、经络腧穴、四气五味、望闻问切、辨证施治等，唯如此方可竭力普救含灵之苦而为苍生大医。沈师认为，中西医结合领域虽然相当广泛，但主要还应从基础理论和临床应用两方面去探索。他在长期的临床实践中认识更趋深化，认为中西医均为研究人体生理、病理的学科，是人类智慧的共同结晶，彼此各具长短，若能相互弥补，必能提高诊治水平。沈师在临床工作中注意集中西医之长应用于临床，提高疗效。以下简述沈师的中西医结合学术观点。

一、更新临床思维

（一）思辨中西医结合概念，理性把握其真正内涵

何为中西医结合？其真正的内涵何在？长期以来众说纷纭，总结起来主要有两种：一种是狭义上的理解，就是把中医学和西医学结合统一起来，发展成为一种新医药学；另一种是广义的理解，即中西医工作者相互合作，中西医学术互相配合，以提高临床疗效为目的的实践过程，谓之中西医结合。沈师认为，中西医结合的真正内涵，就是把中医学与西医学二者结合，使其共存于医学科学统一体内，让两种医学的差异通过思维的矛盾运动、互相渗透、互相贯通、互相依存、互相联结或互相合作，通过去粗取精、去伪存真、取长补短而达到统一，这就是中西医结合的真正内涵。沈师认为中西医结合不仅是一种方法学，更应是独立于中医和西医之外的一门医学。要做好中西医结合，必须经过实践的积累，把中、西医学的具体概念、方法、手段由表及里、由此及彼进行加工，最后得出科学的、合乎逻辑的结论，并分层次地从初级到高级，先混合，再融合，不断寻找中西医结合的不同点与结合点，形成高级阶段的结合，从而创建医学理论新体系。如将许多西医学的微观理论逐步渗入中医理论，如中药，经现代植物化学、药效、药理、毒理等研究，对传统理论加以证实，以图发展，便于临床使用。又如中医学的脏腑与现代解剖学之器官并不完全相同，但中医之五脏中每一脏的本质几乎均涉及西医学的神经、内分泌、免疫、循环等多系统多器官多指标的生理病理现象，而神

经－内分泌－免疫网络有可能是它们内在联系的实质。因此中医学中如经络学说、藏象学说、五行学说、舌诊、脉象等基础和临床医学理论，可以从神经、内分泌、免疫、循环等方面研究。一旦在微观层次上被揭示或证实，成为可重复的公认理论，就可发展和充实西医学。

（二）中西医学各有优势，结合互补极为必要

沈师在经历了长期临床实践后发出了与古人相同的感慨："人之所病病疾多，而医之所病病道少。"老百姓所忧虑的是世界上的疾病太多，防不胜防，如艾滋病、禽流感等，而临床工作者倍感无奈的是根治疾病的方法少而不理想。临床上医患双方的共同需求就是寻找疾病防治的新方法，要求该方法高效、价廉、副作用少。而中西医学各有优势，所以寻找中西医结合方法势在必行，正所谓"医无新旧，理真为用；药无中西，唯效是崇"。

沈师认为，西医在疾病定性定位方面较好，但其轻视疾病发展过程中的机体整体反应及动态变化，中医对病证的认识也并非完善全面。如对心力衰竭、呼吸衰竭、心律失常等病，过去在中医的概念中只是有比较宏观的了解，且较为零散。从理论上说，中、西医各有所长，各有不足。西医学的主要特点之一是密切与当代自然科学相结合，广泛应用当代科技成果，诊断较为明确，但是西医以解决局部病灶为首务，因此，只见树木而不见森林，忽视了其生态性，忽略了人的社会属性、心理特性，临床上单纯地把疾病与患者分割开来，按病名进行治疗，而不是按患者施治。中医学则强调整体，认为天人相应，

形神相关，以人为本，从宏观出发，又强调辨证论治，以整体性、综合性特点来调节整体功能。但是由于历史条件的限制，缺乏实验研究，中医诊断大多以症状或体征作为病名，疗效指标也主要是主观指标，缺乏客观依据，部分疗效不满意。因此中西医结合有利于早期诊断，并且使诊断客观化。在临床治疗上，中西医治疗方法相结合，相互取长补短，既可提高疗效，又可降低药物的毒、副作用。如乙型肝炎早期无特殊症状，只有化验才能发现和确诊，在采用西药治疗的同时，根据辨证给予中药扶正祛邪或清热解毒，则可取得较好疗效。再如中医的"水肿"病，在西医疾病范围内就包括了心源性水肿诸如心衰、肝源性水肿如肝硬化、肝癌等，肾性水肿如肾病综合征、肾小球肾炎等多种疾病，这几种病的发病机理和治疗方法不一样，预后也大不一样。中医治疗心衰以益气温阳、利水、活血等为主，肝硬化治疗以疏肝补脾、利水为主，肝癌则视其正邪之况，或扶正或祛邪或攻补兼施，治法各异。如果结合西医诊断，分别取用中西医各自具有优势之法施治，则有利于提高疗效。沈师还认为对于疗效和预后的观察，仅凭症状和体征是不够的，如肾病综合征水肿消失后蛋白尿仍存在，此时还不能停药，应继续服药治疗以获痊愈。因此中西医结合诊治方法既能早期发现疾病，准确诊断，又能综合整体辨证施治，提高临床疗效，减少毒副作用。

二、重视科学传承，促进融合创新

（一）继承本为发展，推陈方可出新

沈师认为，对促进中西医结合事业的发展至关重要的问题

是正确处理好继承和创新的关系。他强调继承是发展的基础，是创新的前提，而继承的根本目的是求得发展和创新。如何继承，怎样创新，必须做到两个坚持：即坚持学好中医基本理论，打好基本功，突出中医特色；坚持用现代科学技术研究中医，用中医的整体观和辨证观指导西医。他认为传统文化及观念对我们临床思维方式的影响巨大，其中有积极的一面，也有消极的一面。因此中西医结合思维就要摆脱传统逻辑推理在科学知识发展中的不良作用，摆脱传统思维框架的束缚和影响，突破固有的思维方式，要大力鼓励和提倡创新意识和创新思维。

中医基本理论和中医学基础是重要的中医基本功，是中医学的精华和特色，只有学好中医基本理论，打好扎实的基本功，才能全面认识中医学的内涵并加以正确应用，通过临床实践辨别哪些是需要发扬的成熟正确的观点，哪些是尚未成熟、尚不十分明确的、需要补充的观点，哪些是应当纠正并继续深入整理研究的错误观点。因此，只有不断深入地学习、全面掌握中医基本功，才能去粗取精、推陈出新、整理提高。沈师从汉代医圣张仲景"勤求古训，博采众方"的教导中悟出，要有扎实的中医基本功，就必须大量阅读古今医学书籍。沈师在年轻的时候，早晚诵读中医四大经典著作和各家名著，并深入领会经典著作精神。为了能准确理解古文，沈师在百忙之中抽出大量时间学习古文知识。沈师认为，一个临床医生要有坚实的基础，必须刻苦学习，要把中医基本理论钻深学透，理论结合实践，在临证学习时，应从每一个病、每一个方剂、每一味药开始，不断体会中医学精华之所在，这才是正确的继承方法，这样才能达到继承的根本目的。沈师对脑中风、冠心病心绞痛、高血压病、癫痫的论述以及创制心痛宁方、益智治呆方、定痫汤、降脂汤等均充分体现了这一点。

沈师要求我们坚持用现代科学技术来研究中医学，同时还必须要把西医学基础理论学好，掌握良好的预防、保健、诊断、治疗等方法，强调学习西医学知识，不只是简单地从西医学已有的理论知识去阐述中医理论，而应进入更高的层次，应用多学科的、最新的科学技术方法研究中医中药，用现代科学研究方法及手段阐明其机制，使中医学得到进一步的证实并广为应用，不断改进提高，以期达到中西医结合的目的。只有正确处理继承和创新的关系，才能更好地促进中西医结合事业的发展。

（二）领悟中西精华，做到融会贯通

沈师一再强调，提高临床疗效，解除患者痛苦，是中西医结合的根本目的。然而中西医结合并非简单的中药加西药，而是要领悟中、西医精华，做到融会贯通。沈师认为，中西医结合的领域是相当广泛的，需较长时期的不断研究、实践探索才能完成。主要应从基础理论和临床应用两方面去探索，对中医药基础理论等精华部分，利用当代生物医学技术对其进行逐一研究证实，将其融入西医的科学体系中，以此来丰富、完善西医理论，指导临床实践。另外还要全面深入领悟西医学中以解剖、生理、病理、分子生物、基因等技术了解人体精细结构的精华，同时运用中医宏观调控、动态把握的方法，以整体观、辨证观来研究，把两种学说有机地结合起来，即宏观观察微观化、微观分析整体化相结合，充分利用中西医各自特色，发挥优势，互补结合。应用多学科、多层次的综合研究方法，使其互相吸收、渗透、融合，改变传统单一的生物医学或传统经验医学模式，使之走向由医学科学与人文科学、自然科学和社会科学相结合的高层次中西医结合医学模式，最终指导临床实践。

三、中西汇通互补，推陈出新

（一）审辨病与证，创新临床新思维

传统中医学将人体视为自然界的一部分，其生理病理的变化，顺从着自然界的阴阳变化、气机氤氲升降的规律。治病主要通过四诊合参，辨证归纳出所谓的"证"（机体某阶段阴阳失衡状态），采用自然药的阴阳属性去纠正机体阴阳的偏胜偏衰，使之达到新的平衡状态，这种整体的辨证治疗是伟大的中医学的精髓，至今仍显示出旺盛的生命力。但是，事物是不断运动变化和发展的，对疾病的认识也需不断全面提高，由于历史条件所限，传统的辨证论治是根据患者的自我感觉和医生的四诊资料来判断治病的，一般说来比较表面和宏观，对患者内在的和微观的变化是无法了解的，故辨证论治有一定的局限性，它未能借助于其他仪器进行研究，没有使宏观与微观相结合，不能更深入地从形态学的角度揭示疾病这一事物运动变化的道理。因此，现代中医临床工作者在诊治疾病时应该借助各种理化检查，认真参考现代科学检验所获得的资料和西医疾病的诊断标准，这些不仅为确诊疾病提供了依据，更主要的是临床中采用中西医诊断可较全面认识疾病，这样诊断明确，才能

提出确切的治疗措施和正确的预后判断，临床中可减少贻误。例如中老年患者心前区疼痛发作，属中医学胸痹范畴，当发作频繁而剧烈时，如能借助心电图及有关酶谱等化验检查及早发现急性心肌梗死，采取措施预防其他并发症，对降低病死率和提高治愈率起着举足轻重的作用；脑中风借助于 CT 和核磁共振检查有助于确定出血性还是缺血性中风的诊断；心动悸、脉结代可发病于心脏神经官能症，也可发生于器质性心脏病患者，采用心电图、心脏 B 超等现代科学检查手段结合临床其他证候综合分析可获得明确诊断，便于指导临床的治疗。因此，中医工作者如果把辨证论治作为主要手段，借助于现代科学的检测方法，又有西医学的诊断，这样使辨证论治从形式到内容都发生了变化，使辨证论治扩大了视野，而且也使辨证论治水平有了提高。如肾炎的治疗，中医学不再局限于表面的水肿症状的消退，而是通过实验室检查判断尿蛋白、尿红细胞是否消除。其他如风眩（高血压病）的治疗不仅局限于眩晕、头痛症状的消除，而且要保持血压的正常。沈师再三强调中医也辨病，但尚不完善，当在中医辨病论治系统的理论还没有完全建立起来之前，既要辨中医病证，也要辨西医之病，必须两者很好地结合起来。如临证时遇到"病"或"证"不能明确分辨时，沈师的临证经验是："无病"则按证论治，"无证"则按病论治，也就是在无法确诊属于西医学的某病名的诊断时，可暂按中医辨证方法施治，中医学的"证"呈现不太明确，可按已诊断明确的西医学某病的发展规律来治疗观察。

　　沈师在中西医结合的临床实践中已逐渐形成了以辨病与辨证相结合，宏观辨证与微观辨证相结合，辨证论治与专方专药相结合为主的新的临床思维方法。这种新型的思维方式，不仅克服了中医对疾病微观认识的不足，也弥补了西医过分强调疾病定性定位，轻视疾病发展过程中的机体整体反应及动态变化的弊端。他认为，无论中西医均须辨病，那种单纯西医辨病，中医辨证的方式是不恰当的。中医辨病也是不可少的，病与病之间，虽然它们有的证候相同，但由于疾病不同，其症状是有区别的，整个疾病的病因、病性、病势、病位、病机、病理发展的变化规律以及转归预后等方面是不同的。如咳嗽这一症状既要辨其寒热虚实之证，又要辨其是否由肺痨或是肺胀等疾病引起。辨病是着重于对疾病病理变化全过程的认识，从共性出发，而辨证重点考虑的是每个患者机体的功能状态及其所处环境的差异，强调的是个性。西医学也强调个性差异，如肺炎，则需要诊断明确是病毒感染还是细菌感染或是支原体感染等，抗感染药物的选择也有抗病毒、抗菌、抗支原体等不同。因此"病证结合"既要从中医辨病辨证的角度考虑，又要从西医诊断和鉴别诊断两方面考虑。沈师在临床诊治疾病时，既充分利用现代科学各种先进技术和方法，发挥西医对疾病定性定位诊断上的长处，同时又按照中医学的理论和方法对疾病进行全面分析，结合病证的现代研究成果中的一些微观指标，做出相应的新的辨证诊断，将局部的病理变化和人体疾病过程中的整体反应、动态变化相结合。

　　沈师临证时遇到"病"或"证"不能明确分辨时，认为无病从证，无证从病，舍证从病，舍病从证。"无病从证"，也就是在无法确诊属于西医学的某病时，可暂按中医舌、脉、症辨证施治，例如对一些亚健康患者西医无法诊断，此时中医根据其临床表现不同，或乏力，或畏寒，或溏便，再依据舌脉所见，辨证为脾胃气虚或脾肾阳虚，分别采取健脾补气或温中补肾之法而获良效。无"证"从病，是指通过望、闻、问、切四诊未能查出"证"，或"证"呈现不太明确，而作为诊断"病"的客观指标已经出现，可按已诊断明确的西医某病的发展规律来治疗。例如肺结核，西医诊断已成立，但中医辨证时尚未见阴虚痨咳证候，此时可依据结核病的病理过程进行抗结核治疗，中医则可参照肺痨的病机，中药予以养阴润肺之剂，常收到较好的疗效，可缩短疗程，减少西药的副作用。

在辨证与辨病结合时，有时"病"是重要的，这时要舍证从病，主要针对疾病进行治疗，在病和证相矛盾的时候，一定要抓住疾病的主要矛盾和本质。沈师强调如肺癌等一些肿瘤患者，早期肿瘤细胞增生活跃，黏膜损伤、破坏，这是疾病的本质和主要矛盾，当舍证从病，必须及早明确诊断，争取手术治疗，提高临床疗效及生存率，术后再根据症、舌、脉表现进行辨证施治。又如慢性肾炎与肾病综合征的增殖型、混合型引起的蛋白尿，其病理是肾小球血管内皮细胞增生以致管腔狭窄，此时无论有无血瘀证，均需加活血化瘀之剂，即舍证从病。但是临床上有时"证"是主要矛盾，这时中医治疗要"舍病从证"，主要针对"证"进行治疗。如胃癌或者胃溃疡引起的上消化道大出血，此时要舍弃胃癌等"病"的治疗，在西药止血制酸等治疗的基础上，运用中医辨证用药。如属胃火上逆，瘀血内停者，以泻心汤加味凉血止血化瘀；若为血虚气脱者当用独参汤益气固脱。又如肠梗阻、急性胰腺炎、胆道疾病引起的大便秘结，腹胀等腑实证，此时要舍病从证，在西医治疗的基础上，按中医理论"六腑以通为用"，予以大承气汤类以荡涤腑实。

（二）延伸四诊手段，重视理化结果

由于历史原因，中医望、闻、问、切四诊的内容较少且局限，主观成分多，人与人之间差别大，直接影响现代辨证论治效果。沈师认为，要提高辨证质量，必须延伸四诊手段，重视辅助检查结果。结合现代医学特殊方法，寻找更多客观资料，结合应用新科技，深入到细胞化学、神经递质、激素、免疫乃至基因，以更深入透彻地了解疾病的发生发展规律，便于更好地制定预防治疗措施。如 X 线、超声、胃镜等影像检查以及心电图、肺功能、实验室检查等方法是中医望诊的延伸。C_{14}呼气试验及一些西医物理检查如心、肺听诊等都可作为闻诊的延伸。西医的触诊、叩诊也是中医切诊的延伸。

沈师认为中医工作者如果把辨证论治作为主要手段，借助于现代科学的检测方法，明确西医诊断，这样使辨证论治从形式到内容都发生了变化，扩大了辨证论治的视野，而且也使辨证论治水平有了再提高。如对胃炎之诊疗，依据胃镜检查结果，若有黏膜充血水肿，则加用利湿活血之品；若胃黏膜苍白水肿，舌淡苔滑，则加温阳益气、健脾利湿之品；如见到腺体萎缩，胃黏膜变薄，胃液分泌减少，舌红少苔则属阴虚之证候，可取用一贯煎、益胃汤等养阴之剂。

（三）规范中西诊断，施方用药有据

沈师认为无论是中医还是西医治疗，明确诊断是治疗的前提和基础，目前有些常见病中医证候辨证标准不规范和不统一，这样制约了中西医结合的临床疗效，也制约了中西医结合的科研与新药研制水平，且不利于对外学术交流，有时在一些医疗纠纷中易处于被动地位。为了提高临床诊疗的可操作性和操作的准确性，沈师认为应建立符合准确性、实用性、先进性、稳定性要求的规范化、定量化、标准化的中医病证的诊断标准，使之成为中西医结合临床、科研、教学共同执行的规范和准则，以促进中医学术、科研、临床的发展。

沈师认为，目前西医对疾病的诊断较为明确和规范。因此他在诊治时，虽然患者很多，沈师仍坚持详细询问现病史、既往病史、家族史、婚育史等，体格检查仍全面细致，对西医检查力求完备，尽可能明确病变部位及病变性质，确定西医病名诊断，同时根据中医四诊内容，确立规范的中医病与证的诊断。使传统辨证论治方法与现代循证医学成果相融合，所用中药及西药均有科学依据。

（四）博采中西两法，屡起沉疴

沈师经常告诫我们，中西医结合治疗并不是无重点、无原则的中药加西药，而是应该充分顾及两者之长，使两者在使用中浑然一体，发挥出更大的疗效，这是一种有机的结合。如高血压病一般通过辨证治疗后眩晕、头痛等症状可明显改善，很多患者尤其2级或3级患者单用中药治疗症状改善，但血压未能降至理想水平，如果血压长期不予控制，可以导致动脉硬化加重，而且心、脑、肾等器官的损害可继续发展，应选用适合的西药降压药控制血压。临床中也遇到了不少单用西药降压药物治疗的高血压患者，有的不但血压下降不理想，而且出现了不少不良反应，有的血压虽然降至正常，但头痛、眩晕症状并未减轻，此时配合中医辨证治疗，对改善症状和平稳血压有很好的效果。因此沈师在高血压治疗中，尤其对2级或3级的高血压病患者，一般都中西药合用来控制血压，改善症状，从而防止严重并发症的发生。

随师临证时经常见到西医医院转来一些正在进行放疗或化疗的癌症患者，在治疗中由于化疗或放疗后白细胞计数骤然下降至正常水平以下，出现剧烈恶心、呕吐、不食等症，甚为严重而被迫中断治疗，这些患者在采用益气健胃或选用具有助白细胞生长的中药调治一段时间后，其症状改善，白细胞升至正常值，可保证患者继续完成抗癌的疗程。用化疗或放疗有针对性地杀灭肿瘤细胞，用中药调整机体功能、增强体质也是抗癌的重要手段。这是取中西医之长相互密切配合，是抗癌最佳的治疗方法。也有的肿瘤患者经手术后，体质极为虚弱，沈师往往在取用扶正方药的同时，适当配伍白花蛇舌草、山慈菇、半枝莲等中药抗癌药，取中西医两者之长来进行标本同治，对减少患者痛苦、延长生命有着较好的效果。沈师曾诊治一名南斯拉夫患者，患风湿病和糖尿病、冠心病，全身关节尤其指、膝关节肿胀疼痛，甚为难受，影响其日常生活，住院前长期服用激素治疗，沈师在整个治程中考虑患者患糖尿病，把激素逐渐停用了，但还需服用西药祛风湿镇痛药，服用这类药关节疼痛虽然减轻，但是胃脘胀痛、大便稀溏、脾胃不适诸症随之而来，遂取用健脾和胃中药配合针刺、理疗，经治2个月，不但戒除了激素，而且关节疼痛也得到了基本控制，精神及饮食转佳，原冠心病等其他疾病也得到改善而出院。这些都说明了在治疗中对一些难治性疾病，中西药合用可大大地减少不良反应，保证治疗效果，这种中西医结合的治疗方法，其主要目的在于保证西药得以继续应用不中断，这时候中药的作用并不是消极的，因为所配合的原治疗方案中的中医药治法，除了可减少西药疗法的不良反应外，其本身也有一定的治疗作用。有些病例西医西药一般没有什么效果，例如心脏安装起搏器后的综合征、心脏神经官能症，虽然没有什么严重危害，但患者症状繁多，甚为痛苦，影响日常生活，中医中药整体调治常获显效。同时也应该认识到，随着时代在发展，新的致病因子在不断地产生，新疾病的出现要求我们既能利用中医学的优势，同时又要善于取西医西药之长，共同努力不断探索有效的治疗措施和方药。

沈师在抢救危重疾病患者时，强调必须明确诊断后应用西医的救治手段抢救，同时结合中医中药治疗。如针对呼吸衰竭要采用吸氧、吸痰、输液、呼吸机辅助呼吸，甚至气管切开等急救措施。中医则根据病情的变化辨证选用清热化痰或补肾纳气或醒脑开窍等药物。针对心力衰竭，采用强心、利尿、扩血管等西药治疗的同时，辨证选用益气养阴或温阳利水或活血化瘀药治疗。针对感染性休克，在应用西药扩容、纠酸、升压、改善微循环等治疗的同时，辨证取用中药清热解毒或补益气血等，这样有利于控制病情发展，提高抢救疗效，降低死亡率。沈师对患高血压时间较长者，均要在辨证用药的基础上，加用活血化瘀及祛痰药。他认为高血压久则导致动脉硬化，粥样斑块形成，而粥样硬化斑块实乃中医所指之痰浊、瘀血，故需加活血化瘀及祛痰药，方可稳定斑块，延缓动脉硬化的发展，防止心脑血管急症发生。又如对糖尿病患者，需用胰岛素或其他降糖药物控制血糖，减少并发症的发生。中医治疗方面，沈师认为糖尿病（消渴）的中医治疗并不局限于三消之阴虚燥热说，而认为某些患者血糖升高，血黏度亦高，无明显消渴证候，伴见身重苔腻，此为痰瘀同病，当以痰瘀论治，在辨证的基础上加用润燥化痰、活血祛瘀之品。对空腹血糖高而神疲、气短、乏力者，多以脾虚为主，用药需加健脾益气之品如白术、黄芪等；对餐后血糖高而身困重、纳呆者，认为系脾不健运，常加陈皮、麦芽、炒枳壳、鸡内金等健脾和胃助运，以降餐后血糖。在所加药物中，也应尽量辨证选用具有经现代药理证实有降糖作用的中药，均能收到良好疗效。

（五）多途径给药，创新研发新剂型

沈师在临床中非常注意在中医理论指导下、在继承古人用药经验的基础上，充分吸收近代科学成果，大胆加以发展创新，使传统中医药向科学化、现代化发展，这是沈师在中西医结合工作中的又一特点。沈师应用中西医理论，巧妙配伍用药，获得较好疗效的实例甚多，如脑动脉硬化、脑震荡引起的眩晕，如见有痰浊瘀阻者常以川芎和泽泻配伍之，取川芎辛窜走上通达脑窍，泽泻降浊阴；治疗萎缩性胃炎重用山楂或再配伍乌梅，不但可增加胃液酸度，增强消化功能，又能取山楂通络之功促进胃黏膜增生；但对于消化性溃疡患者，一般不用山楂，因为山楂可增加酸度，对溃疡病不利；胃脘痛患者，虽有不反酸者，但胃中灼热，可认为由胃中酸度较高、烧灼黏膜所

致，常辨证取用煅瓦楞、海螵蛸、海蛤壳来制酸，胃中灼热即止；冠心病、心绞痛为血瘀作痛者，常取用具有扩张冠状动脉增加其血流量、降低心肌耗氧量且能降血脂并具有强心作用的当归、丹参、红花之类药物而达到养心通络之效；高血压病阴虚阳亢患者常配用既能降压又能平肝息风的天麻、钩藤、决明子等，辨证偏于肾亏为主者常取用补肾而又能降压之杜仲、桑寄生、怀牛膝等；出血性脑中风手术消除血肿术中常有难免的皮层损伤，有碍功能恢复，致残率较高，故有其局限性，按照中医学"离经之血为瘀血"的观点，出血导致血瘀，血瘀又可招致出血，沈师早在20世纪80年代初抢救脑中风患者时就注意辨证选用三七粉、大黄粉这些兼有活血止血双向作用的中药，是非手术性清除血肿或血栓的较为理想的药物，对出血性中风和缺血性中风用之不但安全而且能取得较好疗效。

沈师认为，随着时代的发展，人们生活的节奏加快，中药方剂面临着巨大的挑战。传统中药剂型虽有丸、散、膏、丹、露、酒、曲、锭、胶、茶等多种类别的不同，但临床上以汤剂、丸剂居多。中药汤剂虽有"汤者，荡也"之说，但在临床危重病的抢救中，中药汤剂则费时费力，在时效上仍然不如西药针剂迅速，患者在治疗期间如需外出，携带中药也很不方便。因此，他倡导中药剂型必须改革以适应患者的多方面需要，可研发中药针剂、雾化剂、舌下含服剂、滴鼻剂、喷雾剂、穴位贴敷剂及高效精制的口服片剂、露剂、植入剂、肠溶片、口服液等。沈师还主张采用多途径给药综合治疗，如对昏迷不醒的患者，可静脉滴注醒脑静注射液或清开灵注射液，鼻饲中药安宫牛黄丸等；心绞痛则舌下含服丹参滴丸；对溃疡性

结肠炎、肾功能衰竭患者，则予以中药保留灌肠等。沈师带领
全院中风病科研组人员在中医理论指导下，较长期、全面、细
致地对中风病进行了临床研究，借鉴现代临床药理学的方法研
制系列脉通片，治疗中风病已应用 10 余年，疗效显著。20 世
纪 90 年代初又采用新疆当地丰富的中草药、民族药，开发研
制出防治心脑血管疾病有较好疗效的西红花康复液并获准生
产，不但已列入新疆维吾尔自治区内医院基本用药目录，而且
已远销南京、四川、安徽等省区，深受患者喜爱。

第二节　首倡"痰瘀同治法"拯危症

一、"痰瘀同治"古与今

痰瘀相关的理论和方药散见于历代医药文献和方书中。《灵枢·百病始生》中说："凝血蕴里而不散，津液涩渗，著而不去，而积皆成矣。""肠胃之络伤，则血溢于肠外，肠外有寒，汁沫与血相搏，则合并凝聚不得散，而积成矣。"说明了痰饮与瘀血在病理上的相关性。《素问·至真要大论》中"坚者削之，结者散之，留者攻之，逸者行之"的治则，广泛应用于痰瘀交阻的病证。该书载方治疗血枯的四乌贼骨一藘茹丸，就是痰瘀同治的体现。《伤寒杂病论》首先提出了"瘀血""痰饮"的病名，且对此类病证和治法做了详细的论述，对痰瘀相关学说做出了可贵的贡献。《金匮要略》涉及痰瘀同病的病种有三分之一以上，如疟母、中风、虚劳、胸痹、肺痈、肝着、黄疸等，痰瘀同治方剂如苇茎汤、大黄牡丹皮汤、鳖甲煎丸、当归芍药散、桂枝茯苓丸、当归贝母苦参丸、大黄甘遂汤等，更是流传至今，为临床广泛应用。《诸病源候论》在"诸痰候"中曰："诸痰者，此由血脉壅塞，饮水积聚而不消散，故成痰也。或冷，或热，或结实，或食不消，或胸腹痞满，或短气好眠，诸候非一，故云诸痰。"论证了痰瘀相关。元·朱丹溪在所著的多部书籍中，对痰瘀同治多种病证作了精辟论述。论麻木，言"十指麻是胃中有湿痰死血"（《金匮钩玄·手木》）。论血块（积聚），言"气不能作块成聚，块乃有形之物，痰与食积、死血"（《金匮钩玄·血块》），"痰夹瘀血，遂成窠囊"（《金匮钩玄·痰》）。论肺胀，言"此痰夹瘀血碍气而病"（《丹溪心法·咳嗽》）。朱丹溪还强调痰瘀同病需痰瘀同治方能取效，《丹溪心法·论中风》曰："中风大率主血虚有痰，治痰为先，次养血治血。""若不先顺气化痰……又不活血……吾未见能治也。"在《脉因证治·积聚》中载有消块丸，方中用三棱、莪术、桃仁、红花、五灵脂、山楂破瘀消块，石碱、半夏化痰软坚散结。

明清时期，痰瘀相关学说更是广泛地应用于临床各科常见病及疑难杂病。如李时珍治"痰血凝结"之证，按痰瘀同治之法，用紫芝丸，方中五灵脂破瘀，半夏、姜汁化痰；清代名医叶天士《临证指南医案》更是将痰瘀同治之法广泛地应用于痛证、郁证、眩晕及多种妇科病证，如以当归、川芎、穿山甲化瘀，白芥子、地龙祛痰，痰瘀同治痹证；又取郁金活血，石菖蒲化痰，组方同治眩晕。程钟龄《医学心悟》治噎膈的启膈散，用丹参、郁金、贝母、茯苓等药组成痰瘀同治之方。唐容川撰写的《血论证》对痰瘀相关的病证作了完善的论述。他认为，心系、肺系、膀胱及妇科经、带、胎、产诸病痰瘀同病者居多，当痰瘀同治。如对"痰血作咳"一证，他指出："须知痰水之壅，由瘀血使然，但去瘀血，则痰水自消，宜代抵当丸加云茯苓、法半夏，轻则用血府逐瘀汤，加葶苈、苏子。"论痈脓，认为脓"实则水与血并交而成形者"，提出了"消瘀则脓自不生，逐水则脓自排去"的治疗原则，对痰瘀相关学说的发展做出了重要的贡献。

历代名家医籍记载的痰瘀同治方剂更是比比皆是。《华佗神方》载有治痴呆方，以当归、郁金活血，半夏、石菖蒲、南星化痰开窍通络；治头痛方，以川芎和酒活络，半夏、细辛化痰祛饮。北周·姚僧垣《集验方》有治心病方，其中赤芍等活血，桔梗、杏仁化痰。晋·陈延之治积聚的七气丸，以大黄、川芎、桃仁活血，半夏、桔梗、石菖蒲化痰。唐·孙思邈《备急千金要方》治肺痈的千金苇茎汤，用桃仁活血，薏苡仁、冬瓜仁、苇茎化痰。王焘的《外台秘要》载有治咳嗽、唾血的款冬花散，其中以款冬花、贝母、杏仁化痰，当归、川芎活血；治疗胸满上气的昆布丸，以硝石、海藻、昆布、葶苈子化痰，桃仁、大黄祛瘀。《太平惠民和剂局方》有治一切痛风专用的活络丹，以地龙、南星化痰，乳香、没药祛瘀通络。金·李杲《脾胃论》有治湿盛自汗的调卫汤，方以苏木、红花、当归活血，半夏、猪苓化痰利湿。这些组方均配伍精当，效验亦佳。

现代已故名老中医岳美中认为："胸痹多为上焦阳虚产生阴寒证候，寒凝气滞……寒凝则在气液易成痰浊，在血则凝滞为瘀。"祝谌予提出了痰湿瘀阻为血瘀的形成原因之一："痰湿属阴邪，重浊黏滞，最易损伤脾胃，脾胃受伤气机升降失调，则痰湿阻于经络致使气行不畅，气滞则血瘀。"关幼波对痰瘀为患的论治也颇有心得，提出"痰与血同属阴，易于交结凝固""治痰要治血，血行则痰化"。王永炎对中风急性期患者也采用痰瘀同治法，当腑气不通时取化痰通腑饮（全瓜蒌、胆南星、生大黄、芒硝），腑气通后再用清热化痰通络汤。在老年病研究方面，张跃华指出："痰瘀互结是造成老年病反复发作、缠绵难愈、虚实夹杂、多脏腑同病的重要因素。"提出在临床治疗中当审病施治，攻补兼施，化痰活血，持续用药的观点。

近年来，沈宝藩教授带领其学术继承人、研究生及心血管科、神经内科、干部病房、药学部等相关科室，应用痰瘀同治方法进行了多项临床和实验研究，结果令人满意。沈师学术继承人王晓峰教授学习和继承了沈师"痰瘀同治"的理论和临床经验，拟芪红颗粒治疗慢性心力衰竭，临床应用近十年收到良好疗效。沈师的硕士研究生李鹏副主任医师将原心痛宁方加入具有痰瘀同治功效的维吾尔药辛塔花、阿里红组成"加味心痛宁方"，并进行了临床和实验研究，结果表明加味心痛宁方治疗组对冠心病心绞痛患者的临床症状改善、中医证候总疗效、心绞痛疗效及心电图 ST-T 异常的改善均优于复方丹参片对照组；动物实验中，该方对大鼠实验性急性心肌缺血有明显的改善作用，能降低心肌缺血大鼠心律失常的严重程度，有效缩小心肌梗死范围。沈师学术继承人胡晓灵研究员应用具有活血利水功效之新塔花胶囊治疗 47 例稳定型心绞痛，研究结果表明该药对患者心电图的改善和心绞痛的缓解都有显著疗效。

沈宝藩教授在诊治心脑血管疾病的临床实践中不断探索，先后创制了体现痰瘀同治功效、治疗多种病证的验方和制剂，如治疗老年性痴呆的益智治呆方、治疗癫痫的定痫汤、治疗面神经麻痹的面瘫宁、治疗高脂血症的降脂方等，在临床应用中取得了很好的疗效，充分发挥了痰瘀同治法在临床上的优势。

二、痰瘀相关学说的临床应用

1. 痰瘀同病的诊断方法

通过四诊，重点了解辨析痰瘀同病形成的原因、部位、病性、病势，并可采用现代医学工具，完善辨证，明确诊断。

（1）问诊

1）外伤史：跌打损伤，包括出血和非出血的隐性伤及手术史。

2）出血史：吐、衄、便、尿血，有的血排出体外，有的未排出体外也可成瘀，"离经之血皆为瘀"。

3）七情史：情志不畅，气郁、气逆，日久均可导致痰瘀同病。

4）寒热史：寒邪热邪均可导致痰瘀同病或为发病之诱因，注意问清有否形寒肢冷，后背冷或烦热、潮热、发热夜甚、寒热往来、骨蒸劳热等。

5）病程：病程长，一般不易了解到确切发病日期，病证长期反复发作。

6）妇女经带胎产史：经闭、痛经、不孕、白带多。

7）饮食习惯：喜食膏粱厚味、辛辣、生冷等饮食，嗜好烟酒等。

（2）望诊

1）望神：昏迷，躁扰不宁，精神错乱，目光呆滞，精神萎靡，嗜睡。

2）望面色：晦暗、青紫、面色油光、多脂或面色萎黄。

3）望形体：肥胖、消瘦形体。

4）望毛发：干枯或多油脂，稀疏，秃顶。

5）望目：巩膜赤丝、瘀点，眼睑浮肿。

6）望口唇：唇紫、暗红、口歪。

7）望痰：痰多质稠、稀或痰中带血、色黄或白。

8）望舌：舌体胖大或瘦小，舌边有齿痕，舌质暗红或青紫，有瘀点、瘀斑，舌体转动不灵或偏斜颤动，舌下脉络曲张瘀血，舌苔腻、浊腻或滑，苔黄、白或灰。

9）望血管：血管异常，人体各部位的脉络曲张。

10）其他：皮肤、爪甲、唇及肢端发绀等。

（3）闻诊

1）闻口气、痰、涕、二便等异常臭味。

2）闻声音结合望神内容。

（4）切诊

1）切脉：脉滑、弦、沉、涩、结代。

2）切肌肤：切肌肤温度偏低、偏高或两侧不同，颈侧、胸部、胁下、腹部肿块、结节压痛，活动度欠佳或腹痛拒按等。

2. 痰瘀互结的常见病证

痰、饮、瘀血是脏腑功能失调而致的病理产物，也是一些疑难杂症的致病因素。痰瘀互结，内扰五脏六腑，外窜皮肉筋脉，四肢百骸，无处不到，所致病证症状多样，变化多端。沈师结合多年临床经验，将痰瘀并见的常见内科病证做了较全面的归纳。

（1）胸痹

主要病机为痰瘀交阻于心胸，窒塞阳气，则络脉阻滞，酿成是证。症见：胸闷痞塞，呈压榨样疼痛，舌质可见暗红、暗淡、紫暗；苔多见白腻、黄腻、滑腻等，脉沉涩、沉细或结代等。

（2）心悸

主要病机为气虚血瘀。气虚脾运呆滞，痰浊内生，痰阻气滞，血瘀脉络不畅，气血失和，痰瘀交阻而发为心悸。症见：心悸不安，胸闷痞满，纳呆，身困乏力，舌体胖大而有瘀斑、瘀点或有齿痕，舌质紫暗或暗淡，苔白滑或腻，脉数或促或结或代，兼见沉、细、弦、涩等。

（3）癫、狂、痫证

三证皆表现为神志失常，主要病机为痰迷心窍，血脉损伤，伤则逆乱生瘀。癫和狂的证候：精神抑郁，表情淡漠，少动不语，呆若木鸡，或喜怒无常，语言错乱，詈骂高歌，不避亲疏，痫证也是痰瘀迷塞孔窍所致。重则可突然昏仆，不省人事，牙关紧闭，四肢抽搐，口角流涎，舌质红有瘀斑或暗淡，苔或滑或腻，或黄腻，脉弦滑、数等。

（4）肺胀

肺胀主要病机为病久肺气肺体损伤，内有郁结之痰，肺气闭郁，血行无力积而为瘀，致使痰瘀相结于肺，滞留于心而致病。《丹溪心法·咳嗽》云："肺胀而嗽，或左或右，不得眠，此痰夹瘀血碍气而病。"症见：咳痰喘促，胸部憋闷气短，或痰涎壅盛，或面色黧黑，口唇紫暗，目下发青，爪甲发绀，舌质青紫，边有瘀点，舌下脉络紫暗粗大曲张，脉弦滑或滑或数。

（5）胃脘痛

主要病机为因情志或饮食等原因伤脾碍胃，气机壅滞，湿浊停滞，气机不畅日久，血行瘀滞导致痰瘀内停，病发胃脘痛。叶天士《临证指南医案·胃脘痛》云："胃痛久而屡发，必有凝痰聚瘀。"症见：胃脘部疼痛有定处而拒按或痛有针刺感，食后痛甚，脘痞满闷，恶心吐涎或呕吐，或见黑便吐血，舌质暗红或淡红，苔滑腻或白腻或黄腻，脉滑或涩或弦数。

（6）中风

急性发作期发病常因阴阳失调，气血逆乱而生痰、生火、生风，风火痰相合，内燔上冲，横窜经络，脉络不畅则半身不遂，口舌歪斜，上冲颠顶则中风痉厥，舌质暗红或暗淡，苔腻厚或腻浊或黄燥，舌体胖大或瘦小偏斜或颤动，脉象弦滑或洪数、细数。在恢复期风火之症有减轻或消除，痰瘀交阻滞留，主要表现为眩晕，头昏蒙或头重，胸闷，肢体困重等症，故沈老团队治疗中风病（除脱证外），采用痰瘀同治之法贯穿治疗之始终，取得较好疗效。

（7）头痛、眩晕

痰瘀阻遏引起的头痛、眩晕一般多见实证。主要病机为痰瘀互阻使清阳不升，浊阴不降，上扰清窍，使清窍失于濡养而致眩晕，多伴有胸闷恶心，少食多寐或健忘失眠，面色晦滞，舌质红或暗红、紫暗，苔薄白腻，脉濡或弦。

（8）痹证

因风、寒、湿、热邪杂至，气血经脉痹阻引起肌肉筋骨关节疼痛、肿胀变形，活动不利。痹证日久不愈，气血经脉郁阻，湿凝成痰而致痰浊瘀血并存。顽痹即因病邪深入骨骱，痰瘀互结流注关节，阻滞络脉，气血失荣，关节肿胀，疼痛加重，甚至关节变形，活动受限。叶天士说："（痹）经年累月，外邪留着，气血皆伤，其化为败瘀凝痰，混处经络。"当湿热之邪入侵或痰瘀交阻郁久，可见关节红肿发热、口渴、尿赤、苔黄腻、脉数之痰浊瘀阻火热之象。

（9）水肿

水肿主要是全身气化功能障碍的表现。就脏腑而言，人体水液的运化，主要与肺、脾、肾有关，但与肾的关系更为密切。《金匮要略》指出："血不利则为水。"临床常见瘀血阻滞，三焦水道不利，往往可使水肿顽固难愈，治疗时方中常配用活血化瘀、化痰通络之品。

（10）癥积

人体体表和腹内肿块中医学统称为癥积，多由情志不畅，脏腑功能失调，气血亏虚或热毒内蕴致使气滞血瘀、痰结凝聚而成。《灵枢·百病始生》曰："若内伤于忧怒则气上逆，气上逆则六输不通，温气不行，凝血蕴里而不散，津液涩渗，著而不去，而积皆成矣。"《金匮钩玄》说："气不能作块，成聚块乃有形之物，痰与食积死血而成也。"临床上对癥积的治疗常采用痰瘀同治之法，体表肿块质地不太硬，活动度大，疼痛不甚者，常取化痰软坚辅以活血通络之法。而腹内肿块又见其他血瘀证候，常以活血通络消癥为主。

（11）噎膈

本病为气滞血瘀与痰相搏，结于食道，渐致食道狭窄不通所致。忧愁思虑，积劳积郁，过食肥甘辛辣燥烈或酒色过度为噎膈发病的成因。症见：吞咽梗阻，胸膈痞痛，食不得下而复吐出，甚至水饮难下，口干咽燥，大便坚如羊粪，面色晦滞，肌肤枯燥，舌质暗红或少津或青紫，苔腻或苔燥欠津，脉弦滑或细涩。

（12）鼓胀

鼓胀的发病机理为肝、脾、肾三脏功能障碍，导致气滞、血瘀、水停，积于腹中，其特点为本虚标实。初中期为肝郁脾虚，累及于肾，气血水互结。症见：轻者腹胀按之不坚，胁下胀满或疼痛，饮食减少，食后作胀，嗳气不适；重者腹大坚满，脉络怒张，胁腹刺痛，面色黧黑，面颈胸背有血痣，呈丝纹状，手掌赤痕，唇色紫褐，饮水不能下。晚期水湿之邪郁久化热，内扰心神，引动肝风而见神昏、痉厥、出血等危象。

3. 痰瘀同病的治法分类

沈师在临床中，针对上述痰瘀互结常见病证采用了相对应的痰瘀同治之法，可概括为以下几个方面：

（1）按疾病的性质不同施以痰瘀同治

湿阻痰瘀证——燥湿化痰，活血祛瘀。

热结痰瘀证——清化热痰，清热凉血，活血通络。

寒凝痰瘀证——温化寒痰，温阳活血祛瘀。

燥灼痰瘀证——润肺化痰，滋阴养血通络。

风动痰瘀证——息风化痰，活血祛瘀通络。

气滞痰阻血瘀证——行气化痰，活血祛瘀。

气虚痰阻血瘀证——益气化痰，养血通络。

湿困痰阻血瘀证——温化痰饮，活血祛瘀。

血虚血瘀痰阻证——补血养血，化痰祛瘀。

阴虚血瘀痰阻证——养阴化痰，活血祛瘀。

（2）按痰瘀互阻的脏腑施以痰瘀同治

痰瘀痹心证——宣痹活血，化痰散瘀。

痰瘀郁肝证——疏肝散瘀，理气化痰。

痰瘀困脾证——健脾化痰，益气活血。

痰瘀壅肺证——宣肺降气，化痰祛瘀。

痰瘀注肾证——温肾化痰，活血祛瘀。

痰蒙清窍、瘀血阻络证——开窍化痰，祛瘀通络。

4. 痰瘀同治辨治述要

痰瘀同治可用于多种病证，痰瘀同病往往多见于疑难顽症，此法应用于临床要取得理想疗效，必须注意以下几点。

（1）痰瘀必须同治

由于痰瘀阴性凝滞，胶结难化，互相影响，仅去其一，病难根除，故痰瘀必须同治，即治痰必治瘀，瘀去则痰易化，治瘀必治痰，痰化则瘀易除。在治痰治瘀的同时，也要针对相关病因进行治疗，如治痰必治气，气顺则痰消，治瘀要治气，气畅瘀也去等。例如临床上常见的脓肿积液，赤白带下，赤白痢下等，多是有瘀、有痰的表现，古今医家多以痰瘀同治之法治之，常收到很好的疗效。千金苇茎汤治肺痈、大黄牡丹汤治肠痈、仙方活命饮治疮痈等，均为痰瘀同治的范例。

（2）辨治痰与瘀的孰轻孰重

在痰瘀同病中，有其痰瘀致病的共同特点，也有偏痰偏瘀、本虚标实、虚多实少等多种表现，故需在痰瘀同治时辨清痰与瘀孰轻孰重。临证之时每每可见痰、瘀两方面的临床表现，或以痰证的临床表现为主，或以瘀证的证候、体征为要，或两者兼见。当痰证为主或甚急时，治痰为主兼治瘀，当瘀证为主或甚急时，应治瘀为主兼治痰。

（3）痰瘀同治宜分清标本寒热虚实

此类病证，病程较长，正气已伤，一般为本虚标实证，在急性期应用时应注意攻邪不伤正，中病即止，也即在标实之症缓解时配用扶正固本之品。当病久呈现体虚证为甚时应注意扶正为主，扶正药物按证选取益气助阳或养阴补血药，治血药也应选益气养血通络药，化痰药多用健脾化痰或清润化痰之品，活血药有凉血祛瘀、破血消瘀、温经活血、益气通络、养血活血药，祛痰药有涤痰开窍、清化热痰、温化寒痰、润燥化痰、健脾化痰药，临证时必须辨证选用。

（4）痰瘀同治法治当缓图

痰瘀同病常因湿性黏滞，病久入络，病程长，顽症多，故难取速效，治当缓图。如辨证处方得当，患者服之无不适感，当守法守方，长时期观察治之。

（5）痰瘀同治当注意佐以理气

痰瘀同治应当注意佐以理气之品，以助祛瘀和化痰，气为血之帅，气行血行，气滞气虚则津液不布，聚湿生痰，痰和瘀又可同因气病而互衍互结，故痰瘀同病当注意理气，调畅气机有利于祛痰和化瘀。

（6）饮食禁忌

治疗中患者应忌辛辣生冷、膏粱厚味等助湿生痰、碍气留瘀类食物。

综上所述，沈师将痰瘀同治相关学说广收博引，缜密论证，以"痰瘀同源""痰瘀同病""痰瘀同治"的理论应用于临床，尤其在诊治老年心脑血管疾病中积累了丰富的经验，形成了独特的学术思想。

5. 痰瘀同治常用中药

痰瘀同病当用痰瘀同治之法，也就是运用具有活血化瘀和祛湿（或燥湿、化痰、利水）双重作用的药物进行治疗。经查阅文献结合临床应用共整理出沈师临床常用药物约 110 余味，现将其分类列举如下。

（1）理气止痛的痰瘀同治药物

1）川芎：为伞形植物川芎的根茎。味辛，性温，归肝、胆、心包经。具有活血通络，行气开郁，祛风镇痛，燥湿之功。

2）郁金：为姜科植物郁金的块根。味辛、苦，性寒，归心、肝、胆经。具有行气祛瘀，活血止痛，清气化痰，解郁之功效。

3）延胡索：为罂粟科植物延胡索的块根。味辛、苦，性温，归心、肝、脾经。具有活血止痛，通利小便之功效。

4）没药：为橄榄科植物没药树干皮部渗出的油胶树脂。味苦，性平，归心、肝、脾经。具有活血止痛，行气祛痰的功效。

5）五灵脂：为鼯鼠科动物复齿鼯鼠的干燥粪便。味辛、甘，性温，归肝、脾经。具有活血散瘀，化痰消积之功效。

（2）破血消癥的痰瘀同治药物

1）穿山甲：为动物穿山甲的鳞片。味咸，性微寒，归肝、肺、胃经。具有活血散瘀，通络下乳，消痈溃坚及祛湿之功效。

2）三棱：为三棱科植物黑三棱的块茎。味辛、苦，性平，归肝、脾经。具有破血行气，消积止痛之功效。

3）莪术：为姜科植物莪术的根茎。味辛、苦，性温，归肝、脾经。具有破血行气，祛痰，利湿的作用。

4）水蛭：为环节动物水蛭科水蛭、蚂蟥及柳叶蚂蟥的干燥体。味咸、苦，性平，有小毒，归肝经。具有破瘀血，利水道之功效。

5）䗪虫：为鳖蠊科昆虫地鳖或冀地鳖的雌虫体。味咸，性寒，有小毒，归肝经。具有破血消肿，利湿通络之功效。

6）斑蝥：为芫青科昆虫南方大斑蝥或黄黑小斑蝥的干燥昆虫体。味辛，性温，有大毒，归肝、胃、肾经。具有攻毒蚀疮，破血散结，逐瘀散结的作用。

（3）止痛疗伤的痰瘀同治药物

1）徐长卿：为萝藦科植物徐长卿的根及根茎。味辛、微苦，性温，归心、肝、脾经。具有化瘀行水，破血通络，敛疮消肿之功效。

2）刘寄奴：为菊科植物奇蒿的全草。味辛、微苦，性温，归心、肝、脾经。具有活血祛瘀，利湿通络之功效。

3）马钱子：为马钱科植物马钱或云南马钱的干燥成熟种子。味苦，性寒，有大毒，归肝、脾经。具有通络止痛，散结除痰之功效。

4）儿茶：为豆科植物儿茶的去皮枝，干燥煎膏。味苦、涩，性微寒，归肺经。具有燥湿生肌，活血祛痰，敛疮之功效。

（4）温经通络的痰瘀同治药物

1）干姜：为姜科植物姜的干燥根茎。味辛，性热，归脾、胃、心经。具有温中回阳，祛痰活血，温肺化饮之功效。

2）肉桂：为樟科常绿乔木植物肉桂的树皮。味辛、甘，性大热，归肾、脾、肝经。具有引火归原，祛寒胜湿，温经通络之功效。

3）荜澄茄：为樟科植物山鸡椒（山苍子）的果实。味辛、微苦，性温，归脾、胃、肾经。具有温中止痛，行气活血，平喘利尿之功效。

4）花椒：为芸香科灌木或小乔木植物花椒的果皮。味辛，性热，有小毒，归脾、胃、肾经。具有温中止痛，祛湿通络，杀虫之功效。

5）山楂：为蔷薇科植物山里红的成熟果实。味酸、甘，性微温，归脾、胃、肝经。具有行气散瘀，消痰祛食之功效。

（5）活血祛痰湿理气通络的痰瘀同治药物

1）桃仁：为蔷薇科植物桃或山桃的种子。味苦、甘，性平，有小毒，归心、肝、大肠经。具有活血祛痰，润肠通便之功效。

2）红花：为菊科植物红花的花冠。味辛，性温，归心、肝经。具有活血通络，利水消肿之功效。

3）泽兰：为唇形科植物毛叶地瓜儿苗的地上部分。味苦辛，性微温，归肝、脾经。具有活血化瘀，行水消肿之功效。

4）牛膝：为苋科植物牛膝的根。味苦、酸，性平，归肝、肾经。有活血通经，舒筋利痹，利尿祛湿之功效。

5）琥珀：为古代松科松属植物的树脂，埋藏地下经久转化而成的化石样物质。味甘，性平，归心、肝、膀胱经。具有消瘀血，清心肺，利湿之功效。

6）王不留行：为石竹科植物麦蓝菜的种子。味苦，性平，归肝、胃经，具有活血通络，下乳消肿及利湿之功效。

7）厚朴：为木兰科落叶乔木植物厚朴的树皮。味苦、辛，性温，归脾、胃、肺、大肠经。具有行气消积，燥湿除满，降逆平喘等作用，并兼有破血之功效。

8）香附：为莎草科植物莎草的根茎。味辛、甘、微苦，性平，归肝、三焦经。具有行气消瘀，活血通络之功效。

9）薤白：为百合科多年生草本植物小根蒜的地下鳞茎。味辛、苦，性温，归肺、心、胃、大肠经。具有理气宽胸，通阳散结之功效。

10）枳实：为芸香科小乔木植物酸橙的幼果。味苦、辛、微酸，性微温，归脾、胃经。具有行气消瘀，散结消痞，通络之功效。

11）香橼：为芸香科植物枸橼与香橼的成熟果实。味辛、苦、酸，性温，归肝、肺、脾经。具有理气降逆，宽胸化痰，通经利水之功效。

（6）清热祛湿通络的痰瘀同治药物

1）土茯苓：为百合科植物光叶菝葜的块茎。味甘、淡，性平，归肝、肾、脾、胃经。具有清热除湿，解毒，通络之功效。

2）马齿苋：为马齿苋科植物马齿苋的干燥地上部分。味酸，性寒，归肝、大肠经。具有清热解毒，凉血活血，利湿之功效。

3）连翘：为木樨科植物连翘的果实。味苦，性微寒，归肺、心、胆经。具有清热解毒，活血利水之功效。

4）白花蛇舌草：为茜草科草本植物白花蛇舌草的全草。味苦、甘，性寒，归胃、大肠、小肠经。具有清热解毒，散瘀利湿，通络之功效。

5）忍冬藤：为忍冬科植物忍冬的茎枝。味甘、性寒，归心、肺经。具有清热解毒，消痰通络之功效。

6）半边莲：为桔梗科植物半边莲的带根全草。味甘，性平，归心、肺、小肠经。具有散瘀利水，解毒消肿之功效。

7）射干：为鸢尾科多年生草本植物射干的根茎。味苦、辛，性寒，归肺、肝经。具有清热解毒，祛痰利咽，消瘀通络之功效。

8）苦参：为豆科植物苦参的根。味苦，性寒，归心、肝、胃、大肠、膀胱经。具有清热燥湿，化瘀通络，杀虫，利尿之功效。

9）白鲜皮：为芸香科草本植物白鲜的根皮。味苦，性寒，归脾、胃、膀胱经。具有清热燥湿，祛风止痒，通脉解毒之功效。

10）紫草：为紫草科植物紫草和新疆紫草的根。味甘，性寒，归心、肝经。具有凉血活血，清热解毒，利尿之功效。

11）夏枯草：为唇形科植物夏枯草的花穗或全草。味苦、辛，性寒，归肝、胆经。具有清肝明目，散结消肿，祛痰通络之功效。

12）栀子：为茜草科植物栀子的果实。味苦，性寒，归心、肺、三焦经。具有泻火除烦，清热利湿，凉血活血，解毒之功效。

（7）具有息风功效的痰瘀同治药物

1）地龙：为巨蚓科动物环毛蚓和威廉环毛蚓的干燥全体。味咸，性寒，归肝、脾、膀胱经。具有清热解痉，平肝息风，通经活络，平喘利水之功效。

2）全蝎：为钳蝎科昆虫东亚钳蝎的干燥体。味辛，性平，有毒，归肝经。具有息风止痛，解毒散结，通络之功效。

3）羚羊角：为牛科脊椎动物赛加羚羊的角。味咸，性寒，归肝、心经。具有平肝息风，散血消水之功效。

4）白僵蚕：为蚕蛾科昆虫家蚕蛾的幼虫感染白僵菌僵死的干燥全虫。味辛、咸，性平，归肝、肺、胃经。具有祛风定惊，化痰通络，解毒利咽之功效。

5）刺蒺藜：为蒺藜科草本植物蒺藜（刺蒺藜）的果实。味辛、苦，性微温，有小毒，归肝经。具有清肝散风，明目化痰，通络之功效。

6）牡蛎：为牡蛎科动物长牡蛎和大连湾牡蛎、近江牡蛎等的贝壳。味咸，微寒，归肝、肾经。具有平肝潜阳，化痰活血，收敛固涩之功效。

（8）善除痹痛的痰瘀同治药物

1）桑寄生：为桑寄生科植物桑寄生、四川桑寄生、红花寄生的带叶茎枝。味苦、性平，归肝、肾经。具有祛风除湿，活血通脉，补益肝肾之功效。

2）穿山龙：为植物穿龙薯蓣和柴黄姜的根茎。味苦，性平，归肝、肺经。具有活血舒筋，消食利水，祛痰截疟之功效。

3）防己：为防己科植物粉防己的块根。味苦、辛，性寒，归膀胱、肺、脾经。具有行水化瘀，利湿化痰之功效。

4）豨莶草：为菊科植物豨莶和腺豨莶或少毛豨莶的干燥地上部分。味辛、苦，性微寒，归肝、肾经。具有祛风通络，活血祛湿之功效。

5）秦艽：为龙胆科植物大叶龙胆（大叶秦艽）或小叶秦艽的根。味苦、辛，性微寒，归胃、肝、胆经。具有祛风湿，清湿热，止痛通络之功效。

6）丝瓜络：为葫芦科植物丝瓜的果络。味甘，性凉，归肺、胃、肝经。具有通经活络，解毒消肿，化痰利湿之功效。

7）老鹳草：为糖牛儿苗科植物牻牛儿苗或老鹳草及其同属若干植物的地上部分。味辛、苦，性平，归肝、肾、脾经。具有通经活络，利湿解毒之功效。

8）路路通：为金缕梅科植物枫香树的果实。味苦，性平，归肝、膀胱经。具有祛风除湿，疏肝活络，利水之功效。

9）蚕沙：为蚕蛾科家蚕之粪便。味辛、甘，性微温，归肝、脾、胃经。具有燥湿祛风，和胃通络之功效。

10）威灵仙：为毛茛科植物威灵仙、棉团铁线莲或东北铁线莲的干燥根及根茎。味辛、咸、微苦，性温，归膀胱、肝经。具有祛风除湿，通络止痛之功效。

11）独活：为伞形科植物毛当归（香独活）的根茎。味辛、苦，性微温，归肾、膀胱经。具有祛风胜湿，散寒通络之功效。

（9）祛痰止咳平喘的痰瘀同治药物

1）桔梗：为桔梗科植物桔梗的根。味苦、辛，性平，归肺经。具有开宣肺气，祛痰化瘀排脓之功效。

2）旋覆花：为菊科植物旋覆花的头状花序。味苦、甘、咸，性微温，归肺、胃经。具有消痰行水，降气止呕，活血通脉之功效。

3）天南星：为天南星科植物的块茎。味苦、辛，性温，有毒，归肺、肝、脾经。具有除痰下气，化瘀通络之功效。

4）皂角刺：为豆科落叶乔木皂荚树的棘刺。味辛，性温，归肝、胃经。具有祛痰止咳，消肿破结，排脓杀虫之功效。

5）白芥子：为十字花科植物白芥或芥的成熟种子。味辛，性温，归肺、胃经。具有化痰逐饮，利气散结，通络止痛之功效。

6）半夏：为天南星科植物半夏的块茎。味辛，性温，有毒，归脾、胃、肺经。具有除湿化痰兼有散血之功效。

7）瓦楞子：为蚶科动物魁蚶、泥蚶及毛蚶的贝壳。味咸，性平，归肺、肝、胃经。具有消痰积，祛瘀血，止痛制酸之功效。

8）竹茹：为禾本科植物青秆竹、大头典竹或淡竹的中间层。味甘，性微寒，归脾、胃、胆经。具有清热化痰，止呕，通络之功效。

9）海藻：为马尾科植物海蒿子（大叶海藻）和羊栖菜（小叶海藻）的藻体。味咸，性寒，归肝、胃、肾经。具有消痰软坚散结，利水消肿的作用。

10）昆布：为昆布科植物海带和翅藻科植物昆布的叶状体。味咸，性寒，归肝、胃、肾经。具有软坚散结，消痰利水通经之功效。

（10）止血通瘀祛痰利湿的痰瘀同治药物

1）蒲黄：为香蒲科多年生草本植物香蒲的花粉。味甘、微辛，性平，归肝、心、脾经。具有化痰通络，利尿止血之功效。

2）茜草：为茜草科植物茜草的根及根茎。味苦，性寒，归肝、心经。具有凉血止血，祛瘀通络利湿之功效。

3）大蓟：为菊科植物蓟的干燥地上部分及根。味甘、苦，性凉，归心、肝经。具有凉血止血，消肿利湿之功效。

4）白茅根：为禾本科植物白茅的根茎。味甘、性寒，归心、肺、胃、膀胱经。具有凉血止血，祛瘀，清热生津，利水渗湿之功效。

5）侧柏叶：为柏科常绿乔木植物侧柏的嫩枝及叶。味苦、涩，性微寒，归肺、肝、脾经。具有凉血止血，祛湿通络之功效。

6）血余炭：为人发制成的炭化物。味苦、涩，性平，归肝、胃经。具有止血化瘀，利湿生肌之功效。

（11）泻下或逐水的痰瘀同治药物

1）大黄：为蓼科植物掌叶大黄的根茎。味苦，性寒，归脾、胃、大肠、肝、心包经。具有泻下攻积，清热泻火，解毒，祛瘀利湿之功效。

2）芒硝：为硫酸钠类芒硝族矿物芒硝的精制品。味咸、苦，性寒，归胃、大肠经。具有泻下通腑，软坚消瘀之功效。

3）郁李仁：为蔷薇科植物郁李的成熟种子。味甘、苦，性平，归脾、大肠、小肠经。具有润燥滑肠，下气利水，通络之功效。

4）千金子：为大蓟科植物续随子的种子。味辛，性温，有毒，归肝、肾、大肠经。具有逐水消肿，破血消癥，解毒杀虫之功效。

5）大戟：为大戟科植物大戟的根。味苦、辛，性寒，有毒，归肺、脾、肾经。具有泻水逐饮，散结通络之功效。

6）芫花：为瑞香科植物芫花的花蕾。味辛、苦，性温，有毒，归肺、脾、肾经。具有泻水逐饮，除痰通络之功效。

（12）清利湿热活血通络的痰瘀同治药物

1）瞿麦：为石竹科植物瞿麦和玉竹的带花果全草。味苦，性寒，归心、小肠、膀胱经。具有清热利湿，活血通络之功效。

2）滑石：为硅酸盐类矿物滑石族滑石，主含硅酸镁。味甘、淡，性寒，归肺、膀胱、胃经。具有利尿通淋，祛湿敛疮，逐水通络之功效。

3）冬瓜仁：为葫芦科植物冬瓜的种子。味甘，性寒，归肺、大肠经。具有清肺化痰，消痈排脓，利湿通络之功效。

4）赤小豆：为豆科一年生半缠绕草本植物赤小豆或赤豆的成熟种子。味甘、酸，性微寒，归心、小肠、脾经。具有散瘀，利水行气健脾之功效。

5）虎杖：为蓼科多年生灌木状植物虎杖的根及茎，叶亦入药。味苦，性寒，归肝、肺、胆经。具有清热祛风，利湿通淋，活血通经之功效。

6）通草：为五加科灌木植物通脱木的茎髓。味甘、淡，性微寒，归肺、胃经。具有清热利尿，通脉下乳之功效。

6. 痰瘀同治的维吾尔药

维吾尔医药作为中华医药宝库中一个重要的组成部分，数千年来汲取了中医学、波斯医学、古印度医学等精华，经过不断总结、积累，在治疗男女科疾病、皮肤病、风湿病、心脑血管疾病等方面形成了许多独特而又非常有效的药物配方和治疗方法。近几年来，全国各地乃至中西亚地区慕名前来沈师处求医问药的人源源不断。维吾尔医临床诊治以切脉为主，兼用望、问、闻诸法，和中医的四诊相似。维吾尔医常用的400余种药物中有近百种药物和中药仅是称呼不同，而药物完全相同，使用方法也相似，例如贝母、五灵脂、白花蛇舌草等。

沈师常用的痰瘀同治维吾尔药总计74种，例如阿里红、金盏菊、莳萝子、阿摩尼亚脂、菊苣、蜀葵、阿纳其根、苦巴旦杏、蜀葵花、阿育魏实、苦蒿子、司卡莫尼亚脂、安息香、柳树、铁角蕨、百里香、骆驼蓬、铁线蕨、菝葜、鬣蜥、莴苣子、白花丹、龙涎香、无花果、菜豆、罗勒、香豆子、刺山柑根皮、马蔺子、香科科、槌果藤实、猫儿草、新疆圆柏实、大麻叶、磨盘草、香桃木实、倒提壶、墨盐、心草、番红花、苣荬子、辛塔花（唇香草）、飞燕草、牛至、荨麻子、甘松、欧蜜蜂花叶、薰衣草、格蓬脂、欧防风胶、洋菝葜根、贯叶金丝桃、芹菜、药喇叭根、黑种草子、青香茅、药西瓜、胡萝卜子、秋水仙、鹰嘴豆、胡桐泪、驱虫斑鸠菊、芸香、黄瓜子、鞣树果、指甲花叶、蛔蒿花、瑞香、芝麻菜子、家独行菜子、麝香草、孜然、金色补血草花、石刁柏子等。现将新疆地区中医常用于痰瘀同治的维吾尔药略举如下几味。

（1）阿里红

为多孔菌科真菌植物药用拟层孔菌的子实体，味微甜辛，多生于落叶松树干上，分布于我国新疆、黑龙江、吉林、辽宁等地，国外朝鲜、日本、俄罗斯、蒙古亦有分布。功能温肺祛痰，降气平喘，利尿消肿，祛寒止痛，通经，解毒。主治气喘咳痰不出、脾肿大、黄疸、偏头痛、关节痛、腹痛、尿闭、闭经、药物中毒等。沈师用以治疗冠心病心绞痛的验方加味心痛宁方、宁心通痹胶囊组方中都选用了该药物。

（2）驱虫斑鸠菊

为菊科植物驱虫斑鸠菊的成熟果实，气特异，味极苦，主产于我国新疆，国外如印度、巴基斯坦等地亦有种植和野生。功能祛痰利湿消肿，驱虫，用于痰饮浮肿、白癜风、湿痹疼痛、肠道寄生虫（新疆维吾尔自治区人民医院治疗白癜风的外用制剂以此为主药）。

（3）唇香草

为唇形科植物唇香草或新塔花的全草，气芳香，味辛凉，微苦，药性寒，生于砾石坡地及半荒漠草滩上，主产于我国新疆。功能疏散风热，清利头目，宁心安神，强心利尿，强筋健骨，清胃消食，主治感冒发热、目赤肿痛、头痛、咽痛、心悸、失眠、水肿、疮疡肿毒，消化不良等。沈师研制的西红花康复液及院内制剂天香丹胶囊都选用该药。

（4）骆驼蓬

为蒺藜科植物骆驼蓬的全草，分布于我国新疆、河北、内蒙古、山西、陕西、甘肃、青海等地，国外如蒙古、印度、巴基斯坦等国亦有分布，喜生于路旁、平原和戈壁等干旱处。味辛辣微苦，有麻舌感。功能宣痹止痛，温经强肌，燥湿化痰，安神定痫，主治头痛、瘫痪、癫痫、咳嗽气喘、肠炎、痢疾、黄疸、水肿等，煎水外洗可治关节炎、滴虫病，熏烟可除虫。沈师团队以此为主要成分制成抗肿瘤制剂，已在临床应用。

三、痰瘀同治的方剂

痰瘀同治的方剂主要由活血通络药和祛痰湿（或燥湿、化痰湿、利水湿）药组成，用其治疗痰瘀互结的各种病证，沈师结合自己多年的临床应用经验，整理了近50多个具有痰瘀同治功效的方药，现归类如下。

祛瘀重于化痰的痰瘀同治方剂有鳖甲煎丸、大黄䗪虫丸、桂枝茯苓丸、温经汤、失笑散、血府逐瘀汤等。其中鳖甲煎丸、大黄䗪虫丸、桂枝茯苓丸活血化瘀，祛湿化痰，缓消癥块；温经汤、失笑散、血府逐瘀汤活血化瘀，温经养血，行气散寒，理气止痛。

理气化痰重于活血通络的痰瘀同治方剂有瓜蒌薤白半夏汤、茴香橘核丸、苏子降气汤等。其中瓜蒌薤白半夏汤行气通阳散结，祛痰宽胸通络；茴香橘核丸散寒行气，通络消肿；苏子降气汤降气平喘，祛痰通络。

具有开窍功效的痰瘀同治方剂有两类：开窍剂中具有清热化痰、凉血解毒功效的方剂为凉开剂，如安宫牛黄丸清热开窍，豁痰解毒，活血通络；紫雪散清热开窍，息风止痉；至宝丹清热开窍，化浊解毒；现代中成药制剂中，清开灵注射液、醒脑静注射液等亦均具有凉开功效。具温开功效的冠心苏合丸芳香开窍，行气活血，宽胸通络。

具有补益功效的痰瘀同治方剂有：功能补气活血通络、化痰利湿之补阳还五汤，偏于益气升阳，祛瘀通络；人参养荣汤健脾益气，养血化痰，活血通络，同治气血两虚病证；金匮肾气丸温阳，活血化痰，化气行水；地黄饮子养血活血通络，开窍化痰，阴阳双补。

具有清热功效的痰瘀同治方剂有：仙方活命饮清热解毒，消肿溃坚，活血止痛；龙胆泻肝汤清肝胆，利湿热，化瘀通络；当归龙荟丸清泻肝胆湿热之实火，同时兼养血活血；苇茎汤清肺化痰，逐瘀排脓；大黄牡丹汤泄热破瘀，散结消肿；大陷胸汤泄热逐水，软坚破结化瘀；加味温胆汤清热化痰，祛瘀宁心；礞石滚痰丸泻火逐痰，通络散结化瘀；大承气汤峻下热结，逐瘀化痰。

具有利湿祛痰活血通络功效的痰瘀同治方剂如下：祛湿剂中痰瘀同治方有茵陈蒿汤、四妙散、五苓散、八正散、五淋散、防己黄芪汤、枳实导滞丸、木香槟榔丸等。其中偏于利湿的方剂如茵陈蒿汤清热利湿，退黄通络；四妙散清热燥湿通络；防己黄芪汤益气利水消肿，祛湿通络。偏于清热利湿的方剂如八正散清热泻火，利水通络；五淋散清热凉血活血，利水通淋；五苓散温阳化气，利水通络；萆薢分清饮清热利湿，分清化浊，活血通络；枳实导滞丸行气消积导滞，清热利湿通络；木香槟榔丸行气导滞，利湿攻瘀，泄热通便。

具有治风功效的痰瘀同治方剂有：羚角钩藤汤凉肝息风，养阴化痰通络；牵正散祛风化痰止痉、活血通络；天麻丸祛风除湿，舒筋活络，活血止痛；大活络丹祛风除湿，理气豁痰，舒经活络；小活络丹祛风除湿，化痰通络，活血止痛；独活寄生汤补虚蠲痹，祛风湿通络。

第三节　痰瘀同治法贯穿老年心脑血管疾病治程始终

一、老年心脑血管疾病患者的舌苔、脉象显示了痰瘀同治的征象

沈师在临证中发现，老年心脑血管疾病的发生与痰瘀互结有关，这些患者临床表现往往既有血瘀的证候，同时也有痰浊的症状，为了进一步临床证实，他安排科内医生将 1 年的全内科老年病住院患者（＞60 岁）292 例患者作了统计分析，其中心血管疾病为主者 115 例（占 39.39%），脑血管疾病为主者 9 例（占 33.9%），呼吸系统疾病为主者 78 例（占 26.71%），其中心脑疾病两者合计 214 例（占 73.29%）。

经舌脉征象统计分析：暗舌者（包括紫暗、暗红、暗滑等）共 188 例（占总数 64.38%）；腻苔者（包括薄腻、厚腻、黄腻等）共 217 例（占 74.32%）；弦脉或滑脉者共 228 例（占 78.08%）。统计表明，老年心脑血管疾病患者的舌脉征象显示了血瘀和痰浊密切相关。

二、年老五脏虚衰，津液输布失调，气血运行受阻，易致痰瘀同病

沈师认为，老年心脑血管疾病患者常见痰瘀同病证候。因为人体五脏的功能直接或间接地都和气血津液生成、输布、调节有着密切关系。老年人五脏渐渐虚衰，致气血津液的化生和血行的调节、水液的输布功能也日益衰减，气血运行失畅常致血瘀病证，水液输布失调易引发痰湿病证。痰瘀致病往往互为因果，如痰浊滞经可使血行不畅致瘀，瘀血停积阻滞脉道影响津液输布聚为痰湿，可见瘀血一旦发生，也是痰浊形成的过程，而痰凝不散也可继发血瘀病证。因此，老年心脑血管疾病虽有不同病种，临床表现也有心悸、水肿、胸痛、呼吸困难、半身不遂的不同证候，但痰瘀交阻是其共同的发病机制。

新疆地处西北边陲，冬季严寒，寒伤阳气；夏季酷热，热伤津血。新疆又是多民族聚集之地，广大民众嗜食肥甘厚味、辛辣炙煿之品。老年人脏腑功能日渐衰退，致使脾胃受损，水湿不运，积湿生热，痰浊内生，加之新疆一年中寒冷气候达半年之久，昼短夜长，限制了老年人的户外活动，久坐久卧血脉运行缓慢，这些均是助长成痰生瘀、易致痰瘀同病的常见诱因。

三、古今医家论述痰瘀同源、痰瘀同病、痰瘀同治

沈师还以古今医家的论著来阐明老年心脑血管疾病的治疗

应采用痰瘀同治之法。《灵枢·百病始生》云："凝血蕴里而不散，津液涩渗，著而不去而积成矣。"《金匮要略》记载有较多的痰瘀同病、痰瘀同治的病证和方药，如中风、胸痹、肺痈、肝着、虚劳等。今人常用的千金苇茎汤、大黄牡丹皮汤、鳖甲煎丸等均为张仲景所创立的痰瘀同治的组方。元代朱丹溪认为，中风半身不遂为多痰多瘀所致，提出了"痰夹瘀血，遂成窠囊"，对肺胀的发病认为"此痰夹瘀血碍气而病"。已故名医岳美中说："冠心病老年人尤为多见，因年高代谢失调，胸阳不振，津液不能蒸化，血行缓慢瘀滞，易成痰浊血瘀。"关幼波名老中医曰："痰与血同属于阴，易于交结凝固，气血流畅则津液并行，无痰以生，气滞则血瘀痰结。"又说："治痰要治血，血活则痰化。"林求诚医师对中老年人流行病学的调查证明：中老年患者除了具有虚损的见证外同时兼有痰浊、血瘀的表现，且二者随年龄增长呈显著的正相关关系。叶壁珍对老年急症的临床研究表明：痰瘀互结的虚实夹杂证是老年急症中突出的证候特点。这些论述都充分证明了痰瘀同源、痰瘀同病，老年心脑血管疾病应采用痰瘀同治法。

四、按痰瘀同治法创心痛宁方治疗冠心病心绞痛

沈师按痰瘀同治法立方，名为心痛宁，用于治疗冠心病心绞痛。笔者将此方用于冠心病心绞痛82例：按1987年全国中医内科学会心脏病学心痹病学组制定的诊断标准及疗效评定方法进行临床小结，显效率为45%，有效率为47%，总有效率

为95%。此方曾刊载于《中国中医药报》名医名方栏，方药组成：当归15g，丹参15g，红花10g，川芎10g，瓜蒌15g，薤白10g，檀香5g，厚朴10g，桔梗10g。适用范围：气血瘀滞、痰瘀交阻、虚实夹杂之冠心病心绞痛。加减方法：血瘀偏重者加生蒲黄、五灵脂、乳香、延胡索等；痰湿偏重者加桂枝、法半夏、菖蒲、远志、茯苓等；痰热偏重者重用瓜蒌，加竹茹、郁金、炒山栀。心绞痛诸症缓解当兼顾本虚之证治疗，气虚者加黄芪、黄精、白术、茯苓等；阴虚者加生地黄、玄参、丹皮、赤芍，去厚朴、川芎。

五、取痰瘀同治之法分型治疗脑中风

沈师领导中风病科研组按"百病兼痰瘀""痰瘀同源"之说将中风病分为风痰瘀血痹阻脉络、肝阳风动痰火瘀阻、气虚血瘀痰阻脉络、阴虚火动（或夹痰）、痰热风火内闭心窍、痰湿蒙蔽心神、元气败脱心神散乱等7型辨证分型治疗，除了元气败脱心神散乱急需救急固脱外，其他各型中风病患者治疗时采用痰瘀同治之法贯穿治疗之始终。在以上各型中风病治疗时，祛痰药的应用根据证情不同在配方中选用涤痰开窍、清热化痰、温化寒痰、润燥化痰、健脾化痰等药，这样"痰一化，络自通，风自清"。他领导的中风病科研组按全国中医内科学会中风病科研组制定的诊断、疗效评定标准总结212例病例，基本痊愈60例（占28.32%），显效61例（占28.77%），有效73例（占34.43%），无效8例（占3.77%），死亡10例（占4.72%），总有效率为91.5%，无效及死亡率合计

8.49%。科研组为便于恢复期患者长期调治，促进疾病早日痊愈，预防今后中风病复发，又按痰瘀同治法研制了平肝脉通片、化痰脉通片、补气脉通片应用于临床，10 余年来疗效显著。

六、用痰瘀同治法治疗老年心脑血管病应注意的问题

1. 辨清痰瘀轻重

每个病证的痰湿或血瘀的证候有轻有重，临证中当辨清痰和瘀孰轻孰重，按证情所示严谨配伍祛瘀药或化痰药之比重，书中介绍的心痛宁和有关治疗中风系列片剂药物配伍的应用即为例证。

2. 分清寒热虚实

活血药有凉血祛瘀、破血消瘀、温经活血、益气通络、养血活血等药；祛痰药有涤痰开窍、清化热痰、温化寒痰、润燥化痰、健脾化痰等药。临证时必须分清寒热虚实，辨证使用。

3. 注意配伍理气药

气行血行，活血化瘀药与理气药配伍选用，可加强血液的流通作用而有助于瘀散血行。同样，为了加强祛痰药的功效也应配伍理气药，正如名家所说："善治痰者，不治痰者而治气，气顺则一身之津液亦随气而顺矣。" "治痰不治气非其治也。"

4. 按证情的标本虚实缓急而灵活加减应用

老年心脑血管疾病按中医辨证为本虚标实证，病属急性期

一般均呈现痰瘀互结证候，治疗时当采用痰瘀同治法，但该法属消法范畴，在急性期应用时需注意攻邪不伤正或中病即止，也即在标实之症缓解时配用扶正固本之品，当病久呈现体虚证为甚时，即应以扶正为主，益气助阳或养阴补血，活血药应选用益气养血、活血通络之品，化痰药应改用健脾化痰或清润化痰之品。

第四节　开发维药创先河

　　沈师带领其学术继承人在数十年的医疗实践过程中，研制开发出新塔花胶囊、心痛宁加味方、西红花康复液、宁心通痹胶囊、系列脉通片等多种特色中药民族药新制剂。

　　新塔花胶囊是沈师的学术继承人胡晓灵研究员应用新疆民族药唇形科植物新塔花的茎、枝、花、叶研制而成的纯中药胶囊制剂，用于治疗稳定型心绞痛。中医认为稳定型心绞痛属胸痹范畴，乃由气虚气机不利、痰瘀阻痹所致。新塔花具有芳香通脉，行气止痛，活血化瘀，益气除痰，安神定志之功，对稳定型心绞痛具有通畅气机，祛瘀除痰，通畅血脉，气血双调的作用。药物化学分析亦表明，新塔花含有治疗心肌缺血的黄酮类成分，能提高超氧化物歧化酶、谷胱甘肽酶的活性，降低内二醛含量，消除引起细胞损伤衰老的氧自由基，使缺血缺氧、受损心肌细胞恢复。动物实验表明，此药可使实验家兔的冠状动脉流量增加，心肌收缩幅度增加，收缩力增强，脉搏减慢。同时，可使实验小鼠心肌、肝、肾中琥珀酸脱氢酶、乳酸脱氢酶、α-酮戊二酸及细胞色素氧化酶活性增加，细胞能量增加，从而起到保护与治疗心肌缺血引起的心肌细胞与其他细胞损伤的作用。本品经临床应用证明，本药无明显毒副作用，对肝肾功能均无损害。临床疗效观察显示，本品对缓解心绞痛症状疗效总有效率为 81.1%，心电图改善的疗效总有效率为 64.9%，均显著高于对照组川芎嗪胶囊（总有效率分别为 70%、20%）。

心痛宁加味方是沈师的研究生李鹏博士根据痰瘀同治的治疗原则，在心痛宁方（全瓜蒌、薤白、当归、丹参、红花、川芎、厚朴、桔梗）基础上配伍新疆维吾尔药中具有强心化痰通络功效的新塔花、阿里红而组方，临床应用疗效表明，心痛宁加味方能有效地减少患者心绞痛发作次数，使发作持续时间缩短，心绞痛程度减轻，患者活动耐量增加，且心痛宁加味方能较好地改善心电图心肌缺血状况，进一步证实其良好的抗心肌缺血作用。药理实验显示，心痛宁加味方可明显提高大鼠急性心肌缺血时一氧化氮（NO）水平，降低内皮素（ET）水平，调节两者的平衡。与复方丹参片对照组相比，心痛宁加味方治疗组可较快地降低心电图 ST 段的抬高程度，其大、中、小剂量三组均能不同程度地降低冠脉结扎后大鼠急性心肌缺血时心律失常的严重程度，有效地缩小心肌梗死范围。临床观察亦表明，心痛宁加味方对冠心病心绞痛痰瘀互结型患者治疗后，在改善患者心绞痛症状和心电图心肌缺血状况的同时，能显著升高血浆 NO 水平，降低血浆 ET 水平，且均优于复方丹参片对照组。这表明心痛宁加味方对内源性血管活性物质和心肌保护物质的代谢起到了积极的调节作用，能有效抑制 ET 分泌，促进 NO 的合成和释放，显示在心肌缺血状态下心痛宁加味方对血管内皮损伤起良好保护、修复作用，提示血管内皮保护效应是该方抗心肌缺血的重要机理之一。

西红花康复液由沈师与新疆药检所民族药学专家刘勇民主任药师共同研制，获新药准字文号并投放市场。西红花康复液以西红花（又称番红花、藏红花）和新塔花为主药，辅以枸杞、肉苁蓉、甘草等新疆道地名贵药材提炼精制而成，是纯天然中药民族药口服液制剂。临床观察显示，西红花康复液对冠心病、脑血管病、产后病、老年虚证等多种病证平均显效率为67.36%，平均总有效率为96.96%，还能有效调整全身功能状态，消除或减轻神疲乏力、心悸、胸闷、失眠多梦、纳呆食少、腰膝酸软、自汗头晕、肢冷畏寒等虚证症状。药效学实验结果显示：西红花康复液使小鼠血清溶血素增多，可提高小鼠脾空斑形成细胞的溶血能力，促进人外周血 T 淋巴细胞的增殖，提高绵羊血红细胞，诱导小鼠的迟发型超敏反应，延长小鼠的游泳时间，能够促进正常或去势雄性小鼠性腺器官生长，使离体大鼠心脏收缩力显著增强，心率减慢，提高小鼠常压下耐缺氧能力，对静注垂体后叶素所致大鼠缺血心肌有保护作用，使小鼠心、肝、脑组织超氧化物歧化酶活性增强，丙二醛含量减少，明显降低血黏度和血细胞比容。各项实验结果表明，西红花康复液具有提高机体细胞免疫和体液免疫功能，并有抗疲劳、耐缺氧、抗自由基和提高性功能的作用，还能够抗心肌缺氧、降低血黏度、增强心肌收缩力。

宁心通痹胶囊（瓜蒌、薤白、阿里红、丹参、红花、川芎、延胡索、新塔花、桔梗）按"百病兼痰""百病兼瘀""痰瘀同源""痰瘀同治"之说立方，由沈师和聂继红主任共同研制而成，方中瓜蒌、薤白、桔梗宣痹祛痰，辛开行滞，红花、丹参、川芎、延胡索活血祛瘀通络，维吾尔药阿里红祛痰为主而有通络之效，新塔花强心利尿通络，诸药相伍而获瘀祛痰化、宣痹通络、宁心止痛之效。经药效学实验结果表明，宁心通痹胶囊药理作用特点为：①增加冠脉流量，宁心通痹胶囊能增加麻醉犬冠脉血流量，能不同程度升高麻醉犬左心室收缩压和左心室终末舒张压，能升高左心室内压最大上升速率。说明对心脏供血有较好的改善作用；②抗心肌缺血作用，宁心通痹胶囊对心肌缺血犬的心电图有改善作用，能显著升高心肌缺血犬的冠脉血流量和心排血量，改善心肌的供血情况和全身供血，能不同程度地改善心肌缺血犬的心肌酶学指标，对大鼠体外血管有舒张的作用，从而缓解心肌缺血引发的心绞痛症状；③改善微循环作用，宁心通痹胶囊能明显拮抗盐酸肾上腺素引起的小鼠耳郭细动脉收缩，可扩张微血管，改善微循环，具有改善小鼠耳郭微血管血液流态的作用；④改善血液流变学、抗血栓形成，宁心通痹胶囊能降低"血瘀"模型大鼠的全血黏度和血浆黏度、红细胞沉降率、大鼠的血小板聚集率，延长大鼠的凝血时间，可见宁心通痹胶囊有改善"血瘀"大鼠血液流变性的作用，具有活血化瘀、抗血栓形成的功效，对改善心肌缺血有积极作用。可见宁心通痹胶囊能改善心肌的供血状况，改善缺血心肌的酶学指标，降低心肌梗死范围，舒张动脉血管，改善微循环，降低血液黏度，减少血栓形成。对冠心病、心绞痛或心肌梗死的治疗具有显著的效果。

关于研制的系列脉通片（平肝脉通片、化痰脉通片、补气脉通片）治疗脑中风已30余年，疗效甚好，其临床研究资料在本书有关章节已有论述。

　　沈师总结多年来研究开发中药新药的历程，他认为，21世纪生命科学将成为医药科学发展的带头学科，由于化学合成药物的毒副作用，人们越来越重视用天然药物来治病、养生、保健，这给我国的中药新制剂研究开发提供了极好的机遇和发展空间，我们要在传统中医药理论指导下进行中药开发，继承中医药几千年宝贵的临床经验，将继承与发展密切结合，使我们的研究成果与中医药的伟大历史一脉相承，加速中医药的现代化进程。

第五节 甘温并用、苦辛通络治顽疾

中医认为脑为元神之府，心主神明，主血脉，运血以养脑，脑亦主神明，故心脑关系密切。心的生理功能受脑的影响，二者生理上相互关联，病理上相互影响。西医学观点认为，动脉粥样硬化是一种全身性的血管疾病，临床上冠心病和脑血管病常常合并存在，因此防治动脉粥样硬化需心脑同治。而动脉粥样硬化的病理基础大多与血脂升高有关。从中医的角度分析，患者素食肥甘，损伤脾胃，积湿生痰，痰阻血瘀，阻塞血管，可导致冠心病及脑梗死的发生，因此要痰瘀同治。心脑同治、痰瘀同治是沈师治疗心脑血管处方用药的理论核心及最大特色之一。

沈师喜读先贤之书，其痰瘀同治的观点取自丹溪治病之法。痰浊源于津液，瘀血源于血液，而津血同源，瘀血形成过程中常同时出现水液代谢障碍而导致水湿停聚成痰。在水液代谢障碍时亦可导致气血运行不利而形成瘀血。同一病因如气滞可致血瘀，亦可引起水湿不行聚而成痰，因此痰瘀同源。痰和瘀均为阴邪，同气相求，既可因痰生瘀，亦可因瘀生痰，形成痰瘀同病。痰瘀致病可引起机体从表到里、从上到下、脏腑经络、四肢百骸、气血阴阳等广泛的病变，但其中与心脑血管疾病的关系又最为密切。因此，确立痰瘀同治是治疗心脑血管疾病之大法。由于痰瘀阴邪凝滞，胶结难化，互相影响，仅去其一，病难根除，故痰瘀必须同治，即治痰必治瘀，瘀去则痰易化，治瘀必治痰，痰化则瘀易除。但是痰瘀同治法并非将活血通络药和祛痰药简单地堆砌，应当既根据痰浊瘀血的部位、程度、新久、深浅、大小、内外、脏腑、经络等各个组织的不同，又根据其寒热虚实、主次缓急、痰瘀衍生的先后次序不同而辨证论治，因此在临证中处方用药变化无穷。因痰为阴邪，故治疗当尊仲景"治痰当以温药和之"之法。选药当甘温并用，佐以苦辛。甘味药与温性药物合用，使之甘温益气。正如《黄帝内经》中云："形不足者，温之以气。"甘味药可健脾补气，配伍温药，则能加强甘药的功能而增进疗效。多用黄芪、白术、茯苓、太子参、法半夏、炒薏苡仁、石菖蒲、远志。同时佐以苦味与辛味的药物，达到"苦辛通降"的作用，临床上辛味药常用薤白、厚朴、法半夏、延胡索、红花、陈皮、砂仁、防风、干姜、吴茱萸、香附等宣通气机，祛寒化湿，和胃降逆；苦味药如苏梗、代赭石、黄连、黄芩、枳壳、枳实等，能利湿泄热和胃，消痞除满，宽胸理气。如在临床中治疗水饮上逆之胸痹心痛，则重用通阳降逆之药，佐以桂枝配伍枳实；假如病情更甚且痰饮较重，阻滞气机，痰饮上逆亦加重，心中痞塞，胸胁抢逆，则加厚朴，助枳实消痞除满，再加瓜蒌、薤白助桂枝增强通阳豁痰降逆之功。由此，得出枳实配伍薤白、枳实配伍厚朴皆为治疗胸痹、心下痞之苦辛通降之法。祛痰药有涤痰开窍、清化热痰、温化寒痰、润燥化痰、健脾化痰、行气化痰等不同，还须根据临床需要辨证选用。又当按痰浊瘀阻部位之不同选用，当痰浊交阻于肺、蒙蔽于心、交夹于脑，出现气喘、水肿、妄言、昏迷，可用抵当汤合葶苈大枣泻肺汤。因为心脑血管疾病以老年患者居多，其素体较虚，寒凝经脉常见，故临床上活血化瘀药以温通为主，多选用温经活血之红花、五灵脂、桂枝，益气通络之黄芪，养血活血之当归、丹参、参三七，行气活血之川芎。对于壮实瘀热证者也可选用凉血祛瘀之赤芍、丹皮，破血消瘀之三棱、莪术、水蛭等。若属阴虚血瘀则选用养阴活血之生地黄、鳖甲等。痰瘀同病常病久入络，湿性黏滞，病程长，顽症多，故难取速效，治当缓图，如辨证处方得当，患者服之无不适感，当守法守方，长时期观察治之。针对久病入络，当加甘温苦辛之品以通络，如鸡血藤、蜈蚣、僵蚕、地龙、桃仁、红花、牛膝等。

第六节 "急者亦可治其本"——力推 "急性虚证" 创新急救理论

沈师曾在中国中医药报发文,力推方邦江教授的"急性虚证"创新急救理论,原文如下:

欣阅方邦江教授于 2019 年岁末在《中国中医药报》"岐黄学者学术思想"专栏发表的《急者亦可治其本——论"急性虚证"理论及临床应用》一文,我对他提出的学术观点深表赞同。方教授的文章从历史源流、病因病机、治疗原则等多方面阐述了"急性虚证"在指导中医危急重症中的理论及实践,我认为他首倡的"急性虚证"理论是中医治疗危急重症学理论的一次重要突破与创新。

中医学是中华民族在几千年的生产与生活实践中认识生命、维护健康、战胜疾病的宝贵经验总结,是中国传统文化的结晶。中医药用于治疗急危重症历史悠久,在救治急危重症、保障中华民族的生命健康中做出了不可磨灭的贡献,中医急诊是中医学精华之所聚。

中医学素有"急则治其标,缓则治其本"之治则,方教授在总结借鉴前人学术经验的基础上，基于三十余载中医临床实践，首次提出了"急者亦可治其本"的学术观念，打破了"急则治其标"的传统学术理论，倡导"急性虚证"理论，这对当今促进中医理论的创新具有一定的示范效应。事实上，在临床急症中，不仅有"急则治其标"，也不乏"急则治其本"的病案范例，尤其是大出血如消化道出血患者运用独参汤、厥脱的休克患者运用参附汤回阳救逆等。近年来危重病患者呈现"急性虚证"的发生率日益增多，如本属实证的疾病，疾病突变或使用中、西医药物后，即呈现"急性虚证"的虚损或脱证状态，如过敏性休克、感染性休克、失血性休克等。方教授首倡的"急性虚证"学术理论，我认为可以概括为以下几大特点。

一、明确了"急性虚证"理论定义

理论确立的首要标志为明确该理论的定义，方教授将"急性虚证"理论定义明晰、扼要地归纳为突感外感六淫、疫疠、中毒、失血、失液、各种外伤等急性的、严重的病理因素导致人体正气迅速耗伤的一种病理状态，这样的定义是比较准确的，其概念包含了这样两层意思：①"急性"，清晰地指明了起病的原因是卒感各类严重的致病因素，同时也指明了急危重病的虚证表现形式与体质因素或慢性疾病因素导致"虚证"表现形式的不同点，就是体现在这两个字上。②"虚证"，方教授认为危重病各类致病因素导致发病的最终表现就是造成人体气血、津液、阴阳迅速耗损、耗散甚至耗竭，正气大虚。这一点是完全符合临床急危重症发展情况的。确立理论定义，就为临床判断"急性虚证"建立了客观标准。

二、梳理了"急性虚证"理论历史源流

"急性虚证"在中医学中并没有相关病名，但历代医籍的论述有类似记载。如《景岳全书》中指出："气虚卒倒者，必其形气索然，色清白，身微冷，脉微弱，此气脱证也。……血脱者如大崩大吐或产，血尽脱则气亦随之而脱，故致卒仆暴死。"方教授精研经典，创新中医治疗危急重症的学术理论，结合中医药治疗临床实践，溯源求本，首倡"急性虚证"理论，可以说就是中医理论最好的传承。

三、界定了"急性虚证"与"一般虚证"的区别

"急性虚证"有别于"一般虚证"。"一般虚证"是对人体正气虚弱的各种临床表现的病理概括是由先天不足、后天失养和疾病耗损等多种原因导致的慢性虚证，而"急性虚证"兼具急、危、重的特征，更甚于"一般虚证"。我非常认同这种学术观点，为我们临床运用该理论提供了鉴别方法。

四、建立了"急性虚证"的理论框架

方教授"急性虚证"的理论文章，从历史源流、病因病

机、治疗原则、临床实践等诸多方面，初步阐述了在中医危急重症领域内有关"急性虚证"的理论问题及实践问题。至于"急性虚证"，当然也要视临床危急重症的具体情况把握证候，依证选择临床药物，实者当攻，虚者视其脏腑、阴阳气血之虚的状况遣方用药，加大对临床中不同扶正治法治疗危重症病案的收集和整理，相信日久必有大成。

五、创新了"治急者治其本"的治疗急危重症新模式

对急危重症的治疗，中医历来主张"急则治其标，缓则治其本"。鉴于"急性虚证"在急危重症中的普遍性和重要性，方教授在总结前人"急性虚证"相关论述和中医、中西医结合急救医学有关研究的基础上，打破"急则治其标，缓则治其本"的治则，首次提出"急性虚证"的学术理论，并应用于急救临床实践，取得了良好的临床效果。

从临床验案来看，方教授能够抓住急危重症的主要矛盾，辨证准确，用药体现了稳、准、狠的特点，对大辛、大热甚至有毒之品临床应用游刃有余，其理论的正确性与临床的有效性亦可见一斑。

方教授守正创新，创造性提出的"急症多虚"理论，革新了传统的治疗危急重症的学术理念，开创了"治急者治其本"的治疗新模式，为中医理论的传承创新做出了重要的贡献。

第三章

临证经验

第一节　高热

高热是临床上的常见急重症，起病急，来势猛，治疗不当易致不良后果，故历来是众多医家关注的重点。中医在这方面积累了比较丰富的治疗经验。每种病证除了高热所具有的一般发病特点外，还有其自身所独有的一些发病特点，这决定了临床上对于该病证的辨治。

一、病因病机

外感高热主要见于急性感染性疾病、急性传染病等，多属卫气同病之候。"毒""疠"是外感发热的致病因素。晋代葛洪重点论述了"毒""疠"的概念，认为"毒""疠"与"六淫"不同，不能如自然恶气治之，提出了"疠"具有传染性的观点，丰富了中医学"毒"的范围。

沈师认为本病的发生是由于风寒邪气侵袭人体肌表，导致卫表不固，腠理疏松，卫阳郁遏，阳气怫郁，出现恶寒高热。若人体素有阳虚，推动无力，气机郁滞，亦可发为虚火。

外感高热应以六经、卫气营血及三焦统一的辨证体系为基础，根据一般外感热病发展过程的顺序和规律，划分为卫分期、气分期、营分期和血分期。治疗须辨清病变的正虚邪实状况、寒热属性以及病邪性质等，运用表里双解、养阴生津、顾护胃气等治法。

二、分证论治

（一）外感发热

1. 卫分期

【证候】恶寒高热，头身疼痛，鼻塞流清涕，无汗，舌苔薄白，脉浮紧。

【治法】辛温解表。

【方药】荆防败毒散加减。药用荆芥、防风、柴胡、川芎、麻黄、葛根、羌活、独活等。

【加减】咳嗽痰多者加杏仁、法半夏。

2. 气分期

（1）肺热壅盛证

【证候】壮热，胸痛，咳嗽痰黄，舌红，苔黄或黄腻，脉滑数。

【治法】清肺平喘。

【方药】麻杏石甘汤加减。药用炙麻黄、杏仁、桑白皮、黄芩、生石膏、甘草、金银花、连翘、板蓝根等。

【加减】痰黄稠者加鱼腥草、金荞麦、薏苡仁。

（2）胃热炽盛证

【证候】壮热，口渴引饮，汗出，面赤心烦，舌苔黄燥，脉洪大而数。

【治法】辛寒清气。

【方药】白虎汤加减。药用生石膏、知母、黄连、连翘、玉竹等。

【加减】汗多气短者，加太子参或西洋参。若见腹胀满痛拒按，大便秘结，烦躁谵语，舌苔焦燥，脉沉实者，宜用大承气汤加味。

（3）肝胆湿热证

【证候】寒热往来，胸胁苦满疼痛，呕恶，口苦而干，心烦尿黄，目肤发黄，舌红，苔黄腻，脉弦数。

【治法】清热泻火利湿。

【方药】龙胆泻肝汤加减。药用龙胆草、山栀、黄芩、柴胡、大黄、车前子、茵陈、生地黄、竹叶、通草、黄连、水牛角、虎杖、板蓝根等。

【加减】兼见大便泄泻、肛门灼热者，加葛根、黄柏、白头翁。

（4）膀胱湿热证

【证候】高热或寒热起伏，尿频尿急尿痛，黄浊短赤，腰痛，少腹拘急，舌红，苔黄腻，脉滑数。

【治法】清热利湿通淋。

【方药】八正散加减。药用黄芩、黄柏、大黄、车前子、瞿麦、木通、山栀、生地黄、滑石、金银花、连翘、蒲公英、白花蛇舌草、白茅根等。

【加减】排尿困难者，加石韦、冬葵子。

3. 营分期

（1）热灼营阴证

【证候】身热夜甚，心烦躁扰，或有谵语，口干反不欲饮，斑疹隐隐，舌质红绛，脉细数。

【治法】清营解毒养阴。

【方药】清营汤加减。药用水牛角、生地黄、玄参、白茅根、连翘、丹皮、赤芍等。

【加减】兼气热者，加生石膏；斑疹隐隐者，加紫草、大青叶、板蓝根。

（2）热陷心包证

【证候】壮热，神昏谵语或昏愦不语，舌謇，肢厥，舌质红绛，脉细数。

【治法】清心开窍。

【方药】清宫汤合安宫牛黄丸。药用玄参心、连翘心、水牛角尖、莲子心、竹叶卷心等，煎水送服安宫牛黄丸1粒。

【加减】兼痰蒙心窍者可加鲜竹沥、胆南星、菖蒲、郁金，至宝丹1粒（化服）。

4. 血分期

（1）热盛动血证

【证候】壮热灼手，入夜尤甚，斑疹显露，躁扰不宁或昏狂谵妄，吐衄便血，舌焦黑而干，脉数。

【治法】清热凉血。

【方药】犀角地黄汤加减。药用水牛角、玄参、生地黄、丹皮、赤芍、白茅根、侧柏叶、大蓟、小蓟等。

【加减】兼便秘者，加大黄。

（2）热盛动风证

【证候】壮热，手足抽搐或颈项强直，两目上视，躁扰神昏，肢厥，脉弦数。

【治法】凉血息风。

【方药】羚角钩藤汤加减合紫雪丹。药用羚角片、生地黄、钩藤、丹皮、大黄、白芍、夏枯草、桑叶、川贝、竹茹、菊花、茯神等，紫雪丹1粒（药汤送服或温开水化服）。

【加减】神昏谵语，合安宫牛黄丸；抽搐严重，合羚羊角粉、止痉散；便秘，加芒硝等。

（二）内伤发热

【证候】发热，热势或低或高，常在劳累后发作或加剧，倦怠乏力，气短懒言，自汗，易于感冒，食少便溏，舌质淡，苔薄白，脉细弱。

【治法】益气健脾，甘温除热。

【方药】补中益气汤合桂枝汤加减。药用党参、生黄芪、当归、白术、甘草、陈皮、升麻、柴胡、桂枝、白芍、生姜、大枣等。

【加减】自汗较多者，加浮小麦、牡蛎、糯稻根，并酌情增加黄芪剂量；若见微寒阳虚，加用附子；脾虚夹湿，胸闷脘痞，舌苔白腻者，加厚朴、藿香、苍术等。

三、证治体会

（一）闭郁辨治，注重宣透

高热无论是外感还是内伤，是寒邪还是热邪，大部分都有一个共同的病理特点，即体内气机不畅，内外不通，致阳气被郁闭在内，化热化火，不能像正常情况下那样内外通调，达到一个热势平衡的状态而导致发热。明代吴又可在《温疫论》中就提出："阳气通行，温养百骸；阳气壅闭，郁而为热。且夫人身之火，无处不有，无时不在，但喜通达耳。不论脏腑经络，表里上下，血分气分，一有所阻，即便发热。是知百病发热，皆由于壅郁。"治疗高热要注重透散以通调内外，即"邪在表，寒而勿闭，凉而勿凝；邪在里，通而勿滞，泻而勿伐；实热宜清宜泻必以散；虚热宜补宜清兼以透"的治疗原则。

（二）热毒致病，法宜清解

临床上高热往往起病急，来势猛，症状表现剧烈、明显，究其病因大部分（尤其是外感高热）属热毒致病。因为这么明显的火热炽盛的临床症状往往不是一般病邪所能导致的，所以在临床治疗上清热解毒法常常伴随高热治疗的始终，是常用治法之一。沈师倡导重用清热解毒药治疗，并结合现代研究认识到清热解毒方药具有抗病原微生物、提高机体免疫功能等作用，故尤其适合西医学的感染性高热。就整体认识而言，高热的实质核心是热毒炽盛，正盛邪实。热毒盛衰与发热程度成正比，热毒越盛，热势越高，持续时间越长，兼证、变证越多。临床上病证常错综复杂，故应灵活应用，并注意寒而勿闭、凉而勿凝，以防寒凉太过。

（三）腑气不通，治以通下

高热患者常因热盛伤津、气机郁滞而导致胃腑不通，大便数日不解或解之不畅。同时胃腑不通又会加重阳气闭郁，致热势更重，热毒更甚。因此，临床上常用通下法釜底抽薪，使热毒多一条向下排出的道路。吴又可在《温疫论》中曾谈到："温疫可下者，约三十余证，不必悉具，但见舌黄、心腹痞满，便予达原饮加大黄下之……殊不知承气本为逐邪而设，非专为结粪而设也。"

（四）湿邪黏腻，芳化清利

高热尤其是长期高热，往往经西医多种抗生素治疗乏效，而中医辨证多属湿邪阻滞，因湿性黏着极难祛除，故在病势上表现为缠绵难解。此时首重祛湿，或温散或芳化或渗利，各随所宜，使热与湿不相胶结。临床上许多经抗生素治疗效果不佳的无名高热，其病程较长，临床用药较杂，究其病因病机仍为邪热炽盛，之所以久治不愈，往往与热邪夹湿有关。湿性重浊黏滞，与热相合，蕴蒸不化，胶着难解，恋于气血。

（五）虚证高热，扶正除热

高热临床上虽然以邪毒侵袭多见，但因虚致热者亦不少见。虚证高热是因机体气、血、阴、阳不足，打破了阴阳之间的平衡，引起一种虚性亢奋的发热。虽然临床报道较少，但的确存在，在临床治疗上常给人柳暗花明的感觉，当根据气、血、阴、阳的盛衰，扶正除热。

四、验案举隅

【病案一】

李某，男，15 岁，发热 10 天。

初诊：起病时，咽痒，咳嗽，痰白黏少许，发热，体温 38℃ ~39℃，自服维 C 银翘片数天后，仍发热，后赴某院门诊治疗，胸透示肺纹理稍增粗，血象检查正常，诊为上呼吸道感染，予头孢菌素和解热镇痛药治疗 5 天，高热仍未退，遂求中医诊治。症见患者寒热往来，体温 39℃，身汗不多，咳嗽少许，痰不多，身困乏力，心烦口苦，胸脘满闷，厌食，苔白腻，舌稍红，脉濡稍数。方用小柴胡合三仁汤加减。药用柴胡 15g，黄芩 9g，苏梗 9g，厚朴 9g，生薏苡仁 30g，白蔻仁 9g，杏仁 10g，贝母 10g，桔梗 10g，麦芽 10g，建曲 10g。5 剂。嘱停用任何药物，每日 3 次服用。

二诊：服药第 3 天。体温正常，食欲渐增，微咳无痰，苔薄腻，脉弦，改用宣化畅中之法调治。处方：生薏苡仁 30g，杏仁 9g，蔻仁 9g，茯苓 13g，桔梗 9g，陈皮 6g，炒枳壳 6g，山楂 13g，麦芽 10g，丝瓜络 6g。5 剂。

【病案二】

史某，女性，50 岁。

初诊：胆囊摘除术后 2 年，体温至今未正常，徘徊于 37.5℃ ~38.5℃，倦怠乏力，食少便溏，自汗，易感冒，每隔 1 ~2 个月伤风一次。就诊时，体温 38.8℃，舌质暗，舌体胖大，脉沉细弱。治以益气健脾，甘温除热。处方：黄芪 13g，党参 10g，白术 10g，当归 10g，升麻 5g，柴胡 5g，桂枝 10g，白芍 10g，砂仁 5g，山楂 13g，炙甘草 6g。5 剂。

二诊：体温渐降，波动于 37.5℃～38℃，饮食增加，自汗等症已有明显改善，舌脉同前，原方加大枣 5 枚。

三诊：体温已正常，但时感乏力，尤在劳累时更甚。嘱注意多休息调养，改用补中益气丸，每日 3 次，每次 1 丸，巩固疗效。

【按语】

发热首当辨清外感和内伤，病案一为外感发热，外邪夹湿入侵，邪伏半表半里，寒热往来已 10 天，方用小柴胡汤合三仁汤，邪去病除，体温恢复正常。病案二为内伤发热，因手术后气血亏损，其热由气虚所致，气虚表卫不固则自汗，易于感冒，反复发作，治以益气健脾，甘温除热，方用补中益气汤合桂枝汤化裁，治疗十余天即告痊愈。

第二节　肺心病

肺心病是指由慢性支气管性肺炎、肺气肿导致心力衰竭而出现的以呼吸困难为主要临床表现的一种病证，相当于中医学中的喘证，临床治疗上要根据不同的辨证分型采取不同的治疗原则。

一、病因病机

沈师认为痰浊与血瘀是本病重要的发病机制。本病的发生多因久病肺虚而致痰浊与血瘀交互为患，肺气壅滞，肺失宣降，气无所主，损及脾肾与心，冬春季节常因复感外邪诱使病情发作或加剧。内伤久咳、久哮、久喘等慢性肺系疾患均是引起喘证的原发疾病。肺病迁延失治，一方面使肺宣降失职，津液失布，或久病肺气虚损，气不布津，津液凝聚为痰浊，或肺阴虚火旺，灼津为痰，痰浊潴留，伏于肺间，肺气壅滞，气逆作喘；另一方面痰浊上干，壅阻肺气，气滞血瘀，或久病肺虚不能助心主治节而致血行不畅，痰浊与瘀血互结，痰瘀滞留于心肺，气道壅阻，血行瘀滞，发为喘促。

肺源性心脏病由多种慢性肺系疾患反复发作，迁延不愈而致，临床常见喘息气促，咳嗽，咳痰，胸部胀满，憋闷如塞或唇甲紫绀，心悸浮肿等。严重者可出现昏迷、痉厥、出血、喘脱等危重证候。本病病位在肺、心，涉及脾、肾两脏，为本虚标实之证。病机以肺、心、脾、肾脏气亏虚为本，气血津液运行敷布障碍所致痰浊瘀血为标。

二、分证论治

（一）实证

1. 风寒犯肺证

【证候】喘息咳逆，呼吸急促，胸部胀闷，痰多稀薄而带泡沫，色白质黏，常有头痛，恶寒，或有发热，口不渴，无汗，苔薄白而滑，脉浮紧。

【治法】宣肺散寒。

【方药】麻黄汤合华盖散加减。药用橘红、紫苏、杏仁、茯苓、桑白皮、陈皮、麻黄、甘草等。

【加减】寒痰较重，痰白清稀，量多起沫者，加细辛、五味子、生姜；咳喘重，胸满气逆者，加射干、旋覆花、厚朴、紫菀。

2. 表寒肺热证

【证候】喘逆上气，胸胀或痛，咳而不爽，吐痰稠黏色黄，伴形寒，身热，烦闷，身痛，有汗或无汗，口渴，苔薄白或罩黄，舌边红，脉浮数或滑。

【治法】解表清里，化痰平喘。

【方药】麻杏石甘汤加减。药用麻黄、杏仁、甘草、石膏等。

【加减】表寒重者，加桂枝、苍术；痰热重，痰黄黏稠量多者，加全瓜蒌、贝母、海浮石；痰鸣息涌者，加葶苈子、射干、地龙。

3. 痰热郁肺证

【证候】喘咳气涌，胸部胀痛，痰黄黏稠难咯，胸满烦躁，或见身热，溲黄便干，口干但饮水不多，舌红苔黄腻，脉滑数。

【治法】清热化痰，宣肺平喘。

【方药】桑白皮汤加减。药用桑白皮、黄芩、黄连、栀子、贝母、苏子、杏仁、半夏等。

【加减】恶风发热加荆芥、桑叶、蔓荆子；口干口苦，大便干结加炒山栀、天花粉、冬瓜仁。

4. 痰浊阻肺证

【证候】喘而胸满闷塞，甚则胸盈仰息，咳嗽痰多，色白或有泡沫，身困肢重，纳少倦怠，夜寐欠安，舌质暗淡，苔白腻，脉滑。

【治法】祛痰降逆，宣肺平喘。

【方药】二陈汤合三子养亲汤加减。药用陈皮、半夏、茯苓、甘草、炒苏子、炒莱菔子、炒白芥子、厚朴、杏仁等。

【加减】夜寐不安加石菖蒲、远志；身困纳少加茯苓、炒白术、山楂；恶寒发热加防风、苏叶、白芷。

5. 肝气乘肺证

【证候】喘征每遇情志刺激而诱发，发时突然呼吸短促，息粗气憋，胸闷胸痛，咽中如窒，但喉中痰鸣不著或无痰声。平素常忧思抑郁，失眠心悸，苔薄，脉弦。

【治法】开郁降逆平喘。

【方药】五磨饮子加减。药用沉香、槟榔、乌药、木香、枳实等。

【加减】肝郁气滞较著者，加柴胡、郁金、川楝子、香附。

（二）虚证

1. 水饮凌心证

【证候】胸闷痞满，心悸气短，肢肿，咳喘胸闷，形寒肢冷，唇甲青紫，舌质紫暗，脉细数。

【治法】温阳利水，泻肺平喘。

【方药】真武汤合葶苈大枣泻肺汤加减。药用熟附子、白术、白芍、茯苓、车前子、泽泻、葶苈子、炙甘草、地龙、桃仁、煅龙骨、煅牡蛎等。

【加减】痰多，胸满闷加干姜、细辛、法半夏、厚朴；肢肿腹胀甚加大腹皮、猪苓、泽泻。

2. 肺虚证

【证候】喘促短气，气怯声低，喉有鼾声，咳嗽，痰白如沫，咯吐不利，胸闷心慌，舌淡或紫暗，脉沉细数。

【治法】补肺益气。

【方药】生脉散合补肺汤加减。药用人参、麦冬、五味子、黄芪、紫菀、桑白皮、熟地黄、川贝、半枝莲、鱼腥草、白花蛇舌草等。

【加减】气短乏力加黄芪、炒白术、茯苓；痰多苔腻加茯苓、桔梗、炒白术、远志，去五味子、紫菀。

3. 肾虚证

【证候】喘促日久，动则喘甚，呼多吸少，呼则难升，吸则难降，气不得续，形瘦神惫，跗肿，汗出肢冷，面青唇紫，舌淡苔白或黑而润滑，脉微细或沉弱；或见喘咳，面红烦躁，口咽干燥，足冷，汗出如油，舌红少津，脉细数。

【治法】补肾纳气。

【方药】金匮肾气丸合参蛤散加减。药用生地黄、山药、山茱萸、茯苓、牡丹皮、泽泻、桂枝、附子、牛膝、车前子、人参、蛤蚧等。

【加减】动则气喘，肾不纳气，加熟地黄、磁石、沉香等。

4. 喘脱证

【证候】喘逆剧甚，张口抬肩，鼻扇气促，端坐不能平卧，稍动则咳喘欲绝，四肢厥冷，冷汗淋漓或汗出如油，神昏谵语，舌质紫暗，苔薄腻或少苔，脉微细欲绝。

【治法】扶阳固脱，镇摄肾气。

【方药】参附汤送服黑锡丹。药用人参、熟附子等。

【加减】若出现汗出如洗，烦躁内热，口干颧红，脉细微而数，用生脉散，重用生地黄、山萸肉、牡蛎。

三、证治体会

（一）辨明标本虚实，治以化痰活血，祛邪扶正

初期感邪偏于邪实之证，治以疏风散寒，降气平喘，化痰活血。由于喘证等慢性肺系疾病常有痰浊、水饮、瘀血内阻，肺、脾、肾虚弱，脏腑功能失调，机体防御功能低下，故最易感受外邪，诱使病情发作和加剧。此期治疗首先要以祛邪为

主，治以疏风散寒，降气平喘，化痰活血等，治疗时须注意祛邪不伤正气。缓解期多为肺肾亏虚（气虚、阴虚），余邪未尽（痰、瘀血），治疗以扶正为主，预防复发，兼顾治标，祛除余邪。扶正多以补益心肺，益肾健脾为主，但应注意扶正不可过于温燥，以免伤阴，祛邪应中病即止，以免伤正。

若感受风热或痰浊郁久而化热，表现为痰热证时，则治以清化痰热，降气平喘，宁心安神等。此时病机多为痰浊壅盛或痰热内扰，蒙蔽心窍，心神失主，从而引发心悸胸闷，气短喘促等，故沈老在治疗本证时，善用清化热痰、辟秽祛浊之品，如全瓜蒌、法半夏、郁金、胆南星等，化痰清热，宁心安神。

病久时常有痰浊内阻，气滞血瘀，肺气郁滞，心脉失畅之痰瘀并见之证，此时当痰瘀同治，应用健脾化痰，祛瘀平喘，活血通络之法辨证施治。痰瘀互结之证多症状繁杂，虚实夹杂，因此临床上可见偏痰或偏瘀的不同，在治疗上注意辨证尤为重要。如病证痰饮偏重而瘀血较轻时，则应重在化痰祛浊，佐以活血通络；病证瘀血偏重而痰饮较轻时，则要重在活血祛瘀，化痰降气。痰瘀互结致病的病机较为复杂，病势进退消长难以把握，故在诊断治疗上一定要注重整体观念，动态观察病情，明辨标本，权衡缓急，方能取得较好疗效。

（二）痰瘀同治应注意扶正祛邪，顾护胃气

肺心病急性发作期兼有表证时，在辨证遣方的前提下，宜加陈皮、薏苡仁等药物，以畅化源，慎固中州，顾护胃气。忌一味泻肺利水，逐痰破气，应中病即止，否则伤正伐本，中州不固，痰浊愈多，后患无穷。

在服药方法上，肺心病急性发作期的药物服法，不可按常规服用，宜采用少量频服之法以顾护胃气。因此期患者咳嗽较频，喘憋较甚，如按常法把一剂中药分2次服用，这样每次入量较多，不仅易致患者腹胀，加重脾胃负担，药物吸收较差，且药物多随咳嗽而呕出，故采用一剂中药分4～6次频服，效果较佳。

在饮食护理上，此期患者由于肺心病急性发作时导致胃肠缺血缺氧，消化能力极差，患者常有纳呆、腹胀等症，不愿进食，此时应鼓励患者进食米汤或糜粥，少食多餐，亦可选用婴儿米粉，随食随冲，以健脾养胃，固其中州。

四、验案举隅

【病案一】

崔某，男性，71岁，2005年2月7日初诊。

初诊：患者咳嗽咳痰反复发作15年，加重伴发热、气短喘促2天。患者2天前不慎受凉后，鼻塞，咳嗽，流涕，咳白色黏痰，晨起量多，自服"抗病毒冲剂"未见明显疗效。就诊时，体温38℃，恶寒发热，咳嗽痰多，咳白色泡沫样痰，伴有头痛头晕，胸闷气短，身困肢重，纳少倦怠，夜寐欠安，大便干结，每1～2日一行，小便正常，舌质暗淡，舌苔厚腻，脉浮滑，两肺闻及少许湿性啰音，其他无异常，血气分析结果：轻度低氧血症。患者原有咳喘痰饮之宿疾，近感风寒外邪，正邪交争故恶寒发热；肺气宣肃失常，痰浊上涌于肺，故见咳嗽痰多，鼻塞流涕；痰湿困脾，清阳不升则头痛头晕，纳

呆；气机失畅致胸闷，大便干结。舌苔厚腻，脉浮滑弦，为外
感风寒痰浊壅肺之证，治当疏风散寒，降气平喘，化痰通络。
处方：苏叶 10g，防风 10g，苏子 10g，白芥子 10g，莱菔子
15g，法半夏 10g，陈皮 6g，厚朴 10g，茯苓 13g，瓜蒌 15g，
当归 13g，桃仁 13g，甘草 6g。3 剂，水煎服，每日 1 剂。

　　二诊：患者已无恶寒发热，体温正常，咳嗽仍较重，痰色
黄质黏，舌暗红，苔薄黄腻。当下表证已除，转为痰浊壅肺化
热之证。原方去苏叶、防风、厚朴，加连翘 13g，象贝母 10g，
郁金 10g。7 剂，水煎服，每日 1 剂。

　　三诊：咳嗽显著减轻，痰少色白，纳少，苔薄腻，脉弦
细。二诊方去连翘、象贝母、瓜蒌、白芥子，加苏梗 10g，制
香附 10g，炒白术 10g，炒山药 13g，百合 13g，山楂 13g。7
剂，水煎服，每日 1 剂。

　　按语：患者咳嗽气短喘促日久，感风寒之邪诱发诸症加
重，治以祛邪为主，应用疏风宣肺化痰、定喘通络之法治疗
后，表邪已解，体温正常，肺气得以宣降，喘促症减，但咳嗽
未宁，咳痰黄黏，舌苔也转为薄黄腻，脉弦滑稍数，因痰湿未
清，郁而化热，故二诊重在清化痰浊。经治热痰清而咳嗽减，
痰转为清稀少量，故三诊用益气健脾之法调治，以防复发。

【病案二】

　　钱某，女性，72 岁，2006 年 7 月 5 日初诊。

　　初诊：患者咳嗽、咳痰反复发作三年余，10 天前因感冒
发烧，在社区静滴头孢拉定，3 天后体温已正常，但咳嗽剧
烈，痰黄黏稠不易咯出，胸闷气短，心悸心烦，口苦口干，便
秘尿赤，舌暗红，苔黄腻，脉滑数。曾外院多次查胸片、心电

图、血常规等，西医诊断为"慢性支气管炎急性发作，阻塞性肺气肿，肺心病"。患者年事已高，肺胀病已多年，经治未愈，近因外感诱发，就诊时体温正常，已无表证，显示出痰浊化热壅肺之诸症，症见烦咳而喘，大便秘结，痰黄黏，脉滑数。治当清肺化痰，止咳平喘，取桑白皮汤合清气化痰丸加减治之。处方：杏仁10g，象贝母10g，桑白皮10g，黄芩13g，桔梗10g，前胡10g，茯苓13g，瓜蒌皮13g，郁金10g，连翘13g，鱼腥草13g，芦根13g，生甘草6g。5剂，水煎服，每日1剂。

二诊：经治后咳嗽大减，痰少，胸闷气急已宁，咳黄痰也少，大便已顺畅，然苔仍厚腻，脉细滑。仍宗原法加减治之，上方去芦根、鱼腥草，加桃仁13g，陈皮6g，丝瓜络10g。7剂，水煎服，每日1剂。

三诊：咳嗽气喘偶见，苔薄腻，脉弦细，二诊方减去连翘、瓜蒌皮、贝母，酌加固本培元之品：生白术10g，百合13g，扁豆15g，炒山药13g，当归10g。

按语：《医约·咳嗽》云："咳嗽毋论内外寒热，凡形气病气俱实者，宜清宜散，宜降痰，宜顺气。若形气病气俱虚者，宜补宜调，或补中稍佐发散清火。"对于痰热壅肺之肺胀患者，沈师善用桑白皮汤加减，方用桑白皮、杏仁、贝母、桔梗以清热化痰，宣肺止咳；郁金、瓜蒌以清热解郁，理气化痰；茯苓健脾化痰；连翘清热散结。二诊时因见患者咳减，黄痰减少，舌红苔厚腻，脉滑，痰浊较重，故弃用芦根、鱼腥草，加用陈皮、桃仁、丝瓜络加强化痰通络之功。经治后，咳宁痰少，苔转薄腻，后期酌加固本培元健脾养血通络之品，病渐向愈。

第三节　病毒性心肌炎

病毒性心肌炎是由病毒感染引起的以心肌细胞变性、坏死和间质炎细胞浸润及纤维渗出为主要病理变化的一种疾病。本病多发生于儿童和青壮年，小儿尤易罹患。其发病率高，病程长，易受外感、劳累等因素影响而加重复发，临床表现多见有轻重不同的心悸、胸闷、胸痛、气短、乏力等，严重者可发生心力衰竭、心源性休克乃至猝死。本病早期属于中医学的"心悸""怔忡"，慢性迁延不愈则归属"虚劳"，垂危属"厥脱"范畴。

病毒性心肌炎至今尚无特效的治疗方法，西医学主要采取对症及支持疗法。中医药治疗在改善临床症状、减少后遗症等方面有一定的优势。

一、病因病机

沈师认为病毒性心肌炎的发病是由禀赋不足，正气虚弱，或后天失养，久病体虚，劳倦而不御外邪所致。热毒之邪由口鼻而入，首先犯肺，侵袭肺卫，由表及里，侵入心脏，临床多见发热、头痛、咽痛、咳嗽、心悸、胸闷、烦渴、汗出等症状。

湿毒之邪，从口而入，侵犯肠胃，累及心脏，症见恶寒、发热、腹痛、腹泻、腹胀、纳呆、恶心、呕吐、困倦乏力、心悸、胸闷等。发病早期热毒或湿毒之邪较甚，伤阴耗气，热毒之邪又灼津成痰，而湿毒留着成痰热。痰热、热毒壅盛，导致血流不畅，瘀血随之而生，故病毒性心肌炎早期是以毒邪、痰热、血瘀并气阴两虚为主要特性。当正不胜邪，病程迁延日久，则邪毒侵犯心脏愈深，耗伤心之气血愈甚，心气虚衰，帅血贯脉周流于身之力减，则气短乏力，心悸汗出，症状日益加重，日久渐至心阳受损，血运不畅，心血瘀阻更甚，而见心脏扩大，胸闷痛，心悸甚，水肿，畏寒肢冷，面色晦滞，口唇青紫，甲绀，脉细涩或结代。"心动则五脏六腑皆摇"，可见心病也可累及脾肾而呈现心脾气虚、心肾阳虚、心肾不交等诸证。

该病的早期主要病机是邪毒阻滞，心气抑遏，耗气伤阴。恢复期病机主要是心气心阴两伤，邪毒滞留。病之垂危期因久病虚衰，复感外邪，痰瘀互结，闭阻心脉愈甚，正不胜邪，阴阳衰败，终致不能相互维系，呈现阳虚欲脱证。

本病的病位在心，由心而涉脾肾诸脏功能失调。正气不足，邪毒侵心是发病的关键。故本病以正虚为本，毒邪、痰浊、瘀血为标，是本虚标实，虚实夹杂之病证。

二、分证论治

（一）毒邪犯心证

1. 热毒侵心证

【证候】恶风，发热，咽痛，咳嗽，烦渴，汗出，胸闷，心悸，苔薄，舌红，脉浮数或弦数。

【治法】清热解毒，宁心通络。

【方药】银翘散加减。药用金银花、连翘、牛蒡子、板蓝根、桔梗、玄参、太子参、赤芍、丹皮、生甘草等。

【加减】咽痛加射干、象贝母；烦渴汗多加知母、生石膏。

2. **湿毒侵心证**

【证候】恶寒，发热，腹胀，腹痛，腹泻，纳呆，恶心，呕吐，困倦乏力，胸闷，心悸，苔腻或薄黄腻，脉濡数或滑数。

【治法】清热化湿，宁心通络。

【方药】甘露消毒丹合三仁汤加减。药用藿香、苏梗、茵陈、苦参、黄芩、黄连、连翘、射干、白豆蔻、生薏苡仁、石菖蒲、丝瓜络等。

【加减】湿重于热去黄芩、黄连、射干，加茯苓、厚朴、白扁豆。

（二）气阴两虚，正虚邪恋证

【证候】心悸，胸闷，气短，乏力，口干，咽燥，汗出，舌红，苔薄，脉细或结代。

【治法】补气养阴，清心通络。

【方药】生脉饮合归脾汤加减。药用黄芪、太子参、生白术、麦冬、茯苓、丹参、当归、枣仁、板蓝根、炙甘草等。

【加减】偏于阴虚加生地黄、玉竹、黄精、白芍；偏于气虚加党参、山药、大枣；阳虚加桂枝、细辛、附子；脾虚纳呆，便溏加炒薏苡仁、扁豆、山楂、砂仁；胸闷痛加红花、川芎、延胡索、瓜蒌、薤白；心悸甚加首乌藤、莲子肉、远志、柏子仁等；心烦，时有低热，咽痛加丹皮、赤芍、连翘、玄参、桔梗。

（三）阳虚欲脱证

【证候】心悸，气短，口唇发绀，大汗淋漓，四肢厥冷，脉微细欲绝。

【治法】回阳固脱。

【方药】参附龙牡汤加味。药用人参、制附子、煅龙骨、煅牡蛎、五味子、炙甘草等。

【加减】喘急不能卧者加黑锡丹、蛤蚧粉；若见阴伤，症见舌质偏红，脉细数无力，加麦冬、天冬等。

三、证治体会

沈师对本病的治疗简化为三型：发病初期的基本病情以邪实为主，多为毒邪、痰浊、血瘀阻滞心脉，心气抑遏，耗气伤阴，治疗以祛邪为急务，佐以益气养阴通络之品，邪去则正安。当邪已去大半或即将除尽，基本病情为气阴两伤，邪毒滞留，正虚为主，兼夹标实诸证，当以益气养阴健脾法为主，辅以治标的祛邪通络之药，即前文中列出的气阴两虚，正虚邪恋证，由于患者的体质不同或受邪的性质不同，呈现证候也有差异，因此该证型分别列出了气虚为主、阴虚为主、兼有脾虚湿困、热邪较重、血瘀较重者的各型较为详细的加减方法，这体现了"有是病，即用是药；病千变，药也千变"的中医用药原则。当病久衰损日益加重，复感外邪，正不胜邪，阴阳衰败，终致阴阳不能维系而呈现阳虚欲脱证时，治疗急当回阳固脱。

本病初期热毒胜当用清热解毒法祛邪，但切勿过用、滥用一派清热解毒药，热毒可致气阴耗损，过用苦寒药亦可招致气阴更伤，还可招致脾胃损伤。如发病初期感受的是湿毒之邪，若纯用清热解毒寒凉药则有碍祛除秽浊之邪，而且脏腑的阳气也会不可避免地受到一定的损伤，阳气伤则秽浊湿邪并伏，反助其胶固之势，郁积日久则致湿毒更甚。同理，本病初期祛邪要注意不伤正，而当感受邪毒兼有表证时，当发汗解表祛邪，但切不可妄汗，因汗为心之液，多汗易损阴损心。

生脉散是益气养阴的代表方，药理药效实验证实该方具有良好的抗自由基和抗脂质过氧化作用，能有效防止心肌损伤并具有增强心肌收缩力、抗心律失常、改善心功能的作用。在发病的初期，毒邪较甚，易耗伤机体之气阴，故需适加益气养阴药以助扶正祛邪，但不能一味搬用，因为五味子酸涩收敛，凡表邪未解又有实热或湿毒者不宜用之。沈师认为《用药法象》已言明生脉散方中五味子的应用："但有外邪者，不可滥用，恐闭其邪气，必先发散而后用之乃良。"当病至恢复期，虽有气阴两虚之证候，但以阳虚为主，尤其阳虚湿滞痰瘀互结的证候，此时取用五味子也非所宜。

总之，病毒性心肌炎的治疗遣方用药以辨证为据，又要灵活多变。治疗过程中当重视活血化瘀，发病早期，因毒邪致瘀易痹阻心脉，故方中按证配用清热凉血活血药，这些寒凉药易伤脾胃，应选加陈皮、甘草等理气和胃的中药；后期因虚致瘀应选加养血通络、益气通络、助阳温经通络药；恢复期运用益气养阴法时还需注意调养脾胃，脾胃不健则气血难补，方中加健脾醒脾助运药。

本病常见心悸之证候，治疗心悸使用宁心安神药也应按病证选用方能见效，养心安神多选枣仁、柏子仁、首乌藤、龙眼肉；清心除烦安神当选灯心草、莲子心、连翘等；解郁宁心安神多选合欢花、合欢皮、郁金等；健脾祛痰安神选用茯苓、远志、石菖蒲等；重镇安神多选牡蛎、龙骨、磁石、朱砂等。

西医对本病的治疗，常用抗病毒药、营养心肌药，结合对症治疗，但疗效尚不满意。目前，经药理药效实验证实，金银花、连翘、板蓝根、大青叶、虎杖、射干等具有抗病毒作用；北五加皮、福寿草、三七、刺五加、人参具有强心作用；麻黄、附子、细辛、鹿茸具有加快心率作用；柏子仁、当归、玉竹、石斛、三七、黄精等具有减慢心率的作用；三七、丹参、川芎、人参、刺五加、黄精、黄芪、玉竹、甘松、苦参、金银花、野菊花等具有抗心律不齐的作用。我们应该重视实验研究，强调西为中用，必须辨证选用方能取得疗效。

当本病出现严重的心律失常、急性心力衰竭、心源性休克等危重症时，必须以西医西药抢救治疗为主，辅以中药。病情稳定后，方可转为以中药治疗为主。如果患者就诊时，已在服用激素或抗心律失常药，切不可骤停，可中西药合用，病情好转后再逐渐将西药减量或停用。

四、验案举隅

【病案一】

郑某，女，23岁，2012年3月28日来诊。

初诊：患者心悸，气短乏力，咽干痛1周余前来诊治。3月初，因发热、恶风、鼻塞、咳嗽、咽痛在社区卫生所诊断为"上呼吸道炎"，给予头孢氨苄等药治疗，3天后，体温正常，咳嗽咽痛均宁。但近1周来经常心悸、胸闷、气短、身乏，时有咽干痒或咽干痛，口渴，大便较干，纳食正常。查体：脉弦细结代，舌质暗红苔薄。体温36.4℃，心律不齐，心率86次/分，心音低钝，未闻及杂音。心电图示窦性心律，心律不齐，频发室性早搏。血沉28mm/h，血清乳酸脱氢酶（LDH）460U/L，血清肌酸激酶（CK）168U/L，谷草转氨酶（AST）60U/L。X线胸片报告心肺正常。心脏B超检查未见心脏扩大等异常。西医诊断：病毒性心肌炎。中医诊断：心悸（气阴两虚，正虚邪恋）。治法：益气养阴，清热利咽，凉血通络。处方：太子参13g，党参13g，元参13g，象贝母10g，桔梗10g，连翘13g，赤芍10g，丹参13g，首乌藤13g，枣仁10g，生甘草6g。7剂，水煎服，每日1剂，分两次温服。

二诊：已无咽干痛，口渴减，大便通畅，心悸、气短证候有所减轻，苔薄，脉弦细，偶有结代。治疗以上方去象贝母加黄精13g，继服7剂。

三诊：症状平稳，已无心悸、气短等其他不适证候，脉弦细，苔薄。治疗以二诊方去连翘加龙眼肉13g，陈皮6g，继服7剂。

四诊：上方又经治两周后，复查LDH：230U/L，CK：100U，AST：30U/L，心电图报告窦性心律，均已恢复正常。

按语：本案西医诊断为病毒性心肌炎，中医诊断为心悸。发病因感受邪毒，邪毒阻滞，心气抑遏，邪毒留恋日久耗气伤阴，心之气阴亏损而见心悸气短，因邪毒尚有潜伏，故时见咽干咽痛，初诊以益气养阴为主，辅以清热凉血，解毒宁心之法。当咽痛除，余邪已清，在后期处方中适减清热解毒药，主要以益气养阴、宁心通络法调治。由于治疗过程中注意辨清标本缓急，用药合拍，方获痊愈。

【病案二】

张某，女，29 岁，2011 年 10 月 13 日来诊。

初诊：患者 1 年来感冒反复发作，半年前出现发热、恶寒、腹痛、腹泻。去某院门诊治疗，给予诺氟沙星治疗，两天后病情加重，出现心悸，胸闷，气憋，不能平卧，伴见四肢发凉，大汗淋漓，急诊住院治疗，诊断为"扩张型心肌病并发心力衰竭"，经抗感染、强心、利尿等治疗 1 周后转危为安，病情好转出院，出院后时感心悸，气短，身困，纳差，大便溏薄，劳累或活动较多时伴见胸闷，心前区隐痛，故前来就诊。查体：体温 36.4℃，血压 100/60mmHg。脉细弱，偶有结代，舌暗淡，舌体胖大，苔薄腻。胸部 X 线报告示心脏左心室略见扩大。心肌酶谱检查各项目均在正常范围。心电图示窦性心律，室性早搏，偶有二联律。西医诊断：病毒性心肌炎。中医诊断：心悸（心脾两虚，痰瘀痹阻）。治法：益气健脾，养心通络。处方：黄芪 15g，党参 13g，炒白术 10g，茯苓 13g，炒薏苡仁 30g，砂仁 6g，远志 10g，石菖蒲 10g，川芎 10g，丹参 10g，山楂 15g，炒麦芽 13g，炙甘草 10g。7 剂，水煎服，每日 1 剂，分两次温服。

二诊：纳食稍增，大便已无溏稀，身困、气短、心悸、寐差改善不明显，舌脉同前。治疗原方去炒薏苡仁，加莲子肉

15g，服7剂。

三诊：守法按症适作加减调治月余后复诊，患者告知已无心悸气短乏力诸症，心电图复查报告示窦性心律，正常心电图。胸部X线检查报告同前。

按语：本案为病毒性心肌炎，中医诊断为心悸。患者久病体弱，感冒反复发作，1年前因复感湿热之邪犯心，邪壅心脉，血行不畅，气滞血瘀，湿浊困脾，脾失健运，湿浊内停，痰瘀痹阻，病久迁移时日长达1年之久，以致心脾气虚，痰瘀痹阻。治以益气健脾，养心活血，化痰通络。方中除用养心通脉药外，尤为注重取用益气健脾醒脾的药物治疗，因脾属中土，为后天之本，气血生化之源，运湿之枢纽，故本病例治疗过程中时时注意健脾益气，使生化之源不竭，正气充盛，则有利于祛邪除痰，活血通络，因药证相符而获效。

第四节　扩张型心肌病

扩张型心肌病是一种以单侧或双侧心腔扩大，尤以左心室扩大为多见，且均伴有不同程度的心肌肥厚的心脏疾病。其临床表现以心肌收缩功能减退，心力衰竭，心律失常，血栓性栓塞为基本特征，可见于病程中任何阶段，病情呈进行性加重，预后较差，病死率较高，5 年生存率不及50%，男性多于女性（2.5：1），发病率为5~10/10 万。

中医对其临床表现有相似的描述，散见于"心悸""怔忡""喘证""水肿""昏厥"等病证中。

一、病因病机

沈师认为扩张型心肌病的发病多由于先天禀赋不足，后天受到邪毒侵袭或水湿痰瘀互结而成。外邪入侵，由卫气而入营血，由于失治、误治，邪毒久蕴于心引起心脉瘀阻。血运不畅，心脉瘀阻渐致心体胀大，继而心气耗损。虚衰是本病的核心病机。心主血脉，为君主之官，精神之所舍也。心阳不振，心气涣散，轻则心悸怔忡，失眠多梦，甚则神志昏蒙。心病及

114

肺，肺朝百脉通调水道，肺气宣肃失常而出现喘促、气急、胸痛、咳嗽、咯血等症。心病及肝，肝失疏泄，气机失畅，血行不畅，瘀阻于肝，则肝脏肿大、胁痛。心病及脾，则运化失司，水湿内停，化为痰饮，肌肤水肿，水谷不化，则腹胀纳呆。心病及肾，心气根于肾气，心阳赖肾阳之温煦，心主火，肾主水，心肾阳气虚衰，心阳不振则心悸乏力；肾虚不化则尿少水肿，甚则水气凌心射肺而见心悸怔忡，咳逆倚息不得卧，咳吐泡沫痰。可见本病虽病位在心，但与肺、肝、脾、肾密切相关，为本虚标实之证，本虚为气虚、阳虚，标实为血瘀、水湿、痰饮。病势为由虚致实，虚实夹杂，即血瘀、水湿、痰饮既是气虚、阳虚的结果，又是导致气虚、阳虚虚损加剧的诱因。病之迁延日久，渐由一脏累及多脏，虚损日益加重，内生之邪瘀血、痰浊、水饮也日益加重，危重时气血阴阳失调，阴阳离决而厥脱。

二、分证论治

沈师通常按扩张型心肌病患者所处疾病的不同阶段所呈现的证候，将本病大体分为以下三型进行治疗。

1. 气阴两虚证

【证候】心悸，胸闷，气短，神疲乏力，胸闷，胸痛，颧红，汗多，失眠多梦，劳则加剧，舌质淡红少津，脉细数或结代。

【治法】益气养阴，宁心通络。

【方药】生脉散合炙甘草汤加减。药用太子参、黄芪、麦冬、生地黄、五味子、当归、炙甘草、大枣等。

【加减】偏于气虚加党参、黄精、白术、茯苓；偏于阴虚加玉竹、元参、葛根、黄精；脾虚纳呆、便溏加茯苓、白术、炒薏苡仁、砂仁、山楂；胸闷胸痛加三七、川芎、红花、延胡索、郁金。

2. 心肾阳虚证

【证候】心悸，怔忡，畏寒，肢冷，胸闷，气促，倚息不得卧，时有咳嗽、胸痛，水肿尿少，舌质暗，舌体胖大，苔薄滑，脉濡数或促或结代。

【治法】温阳固本，振奋心阳。

【方药】真武汤合四逆汤加减。药用黄芪、人参、制附子、干姜、肉桂、茯苓、炒白术等。

【加减】咳逆倚息加葶苈子、大枣；水肿甚加大腹皮、泽泻、五加皮；胸痛、唇绀、甲紫、瘀血甚加三七、益母草、延胡索、泽兰。

3. 水瘀互结证

【证候】心悸，咳喘，气促，倚息不得卧，下肢水肿，胸闷，胸痛，唇绀甲紫，腹胀，纳呆，舌质暗淡或有瘀点瘀斑，苔薄腻或滑腻，脉弦细稍数或结代。

【治法】利水渗湿，活血通络。

【方药】黄芪防己汤、苓桂术甘汤、血府逐瘀汤合方加减。药用黄芪、防己、桂枝、茯苓、炒白术、葶苈子、泽泻、车前草、红花、川芎、郁金、益母草等。

【加减】胸闷痛甚加三七、檀香、延胡索；痰浊重，胸闷如室，苔白腻加瓜蒌、薤白、半夏、厚朴；纳呆便溏加炒薏苡

116

仁、砂仁、山楂、神曲。

三、证治体会

由于扩张型心肌病早期诊断仍有着一定的困难，大部分患者就诊时无外感征象，当临床确诊时一般已有心功能不全或心律失常等，因此，沈师对此病分证论治时仅分作气阴两虚证、心肾阳虚证、水瘀互结证。当扩张型心肌病患者伴有外感表证而营血不和时，则于益气养阴方中按证选加荆芥、防风、苏叶或桑叶、薄荷、牛蒡子以发汗解表，但要选力缓平和之发散药，以达祛邪不伤正，以平为期的原则。

沈师认为扩张型心肌病本虚最主要是阳气虚衰，阳气不足，鼓动无力，血行不畅而成瘀。又本病病程较长，久病入络必夹瘀，瘀阻于肺则咳喘或咯血，瘀阻于肝则见右胁下瘀块，瘀阻于心则见心悸、气短、胸痛，而栓塞为扩张型心肌病的基本特征之一，也是血瘀所致。可见血瘀是本病标实的重要因素，因此活血化瘀法应贯穿于扩张型心肌病治疗过程的始终。但由于本病是因虚致实，因虚致瘀，故活血化瘀药不宜用峻猛之破瘀逐瘀之药，可选用当归、丹参、红花、鸡血藤等较平和之活血通络药。沈师在此病治疗中善用三七活血，因为此药功同四物，具有止血不留瘀，活血而无出血之虞，并具有补虚养血益气的功效。

扩张型心肌病当发展到心功能失代偿期时，常并发充血性心力衰竭或严重的心律失常，此时西医西药挽救生命在治疗手段和措施方面有一定的优势，当发生急性充血性心力衰竭时，治疗上应以西医西药为主，根据证情不同辅以生脉注射液或参附注射液中药制剂。但由于扩张型心肌病的患者心肌细胞广泛受损，心脏明显扩大，其对洋地黄敏感性增加，耐受量降低，极易引起中毒，而长期使用利尿剂疗效降低，容易出现电解质紊乱等副作用，此时中医药参与治疗可减少西药的用量，也可减轻西药的毒副作用。并发严重的心律失常也往往是扩张型心肌病危重病证的突变诱因，有的甚至造成猝死，因此需根据病情的不同采用不同的抗心律失常药。对那些急危重症的心律失常如室颤、室速、室扑，必要时可采用电击复律，若心动过缓引起昏厥或阿-斯综合征可安装起搏器，这是及时挽救生命的重要措施。当病情稳定后，需要改善那些阳气亏虚、血瘀痰浊、水肿等标实证候时，中医中药的参与治疗是必不可少的。

四、验案举隅

【病案一】

黄某，男，32 岁，2010 年 3 月 18 日初诊。

初诊：患者自述 1 年来感冒反复发作，1 个月前心悸加重，气促不能平卧，下肢水肿，动则汗出，口唇发紫，在某院住院被诊断为"扩张型心肌病"并发急性充血性心力衰竭，应用"强心""利尿"等药物治疗，病情好转出院。现时感心悸，气短，乏力，胸闷，心前区时有隐痛，干咳，动辄气喘汗出，纳食不香，每天服用强心药地高辛半片，每日两次。查体：体温正常，血压 120/70mmHg，脉细数，时有结代，舌质暗红，苔薄少津。心律不齐，心率 88 次/分，早搏 3～4 次/

分，呼吸音清晰，肝、脾肋下未扪及，下肢无水肿。胸部 X 线示心影增大，心胸比例＞50%，两肺纹理增粗。心电图示心肌缺血，肢导低电压，频发室性早搏。心脏彩超示双侧心腔扩大，以左侧为主，左室后壁运动减弱，心室壁变薄。西医诊断：扩张型心肌病。中医诊断：心悸，证属气阴两虚，心脉瘀阻。治法：益气养阴，宁心通络。处方：黄芪 15g，太子参 13g，麦冬 13g，玉竹 13g，五味子 6g，桔梗 10g，远志 10g，川芎 10g，延胡索 10g，郁金 10g，瓜蒌皮 13g，山楂 15g，大枣 5 枚，炙甘草 10g。7 剂，水煎服，每日 1 剂，分两次温服。

二诊：干咳、胸闷堵塞、心前区作痛等好转，他症同前，舌脉同前。处方：一诊方去远志、瓜蒌皮，加黄精 13g。7 剂，水煎服，每日 1 剂，分两次温服。

三诊：身乏、心悸、气短明显改善，汗出减少，脉细稍数，偶有结代，舌暗淡。处方：二诊方去延胡索、郁金，加茯苓 10g，枣仁 10g，嘱地高辛改为每天 0.125mg 口服。

四诊：上方按症适作加减调治又月余，患者告知地高辛已停用半月余，除时有身乏，活动稍剧烈时感心悸外，已无其他不适诸症。复查心电图：窦性心律，已无肢导联低电压，仍见心肌缺血改变。胸部 X 线及心脏 B 超检查结果未见明显改善。嘱患者常服归脾丸调治，日常注意生活调摄，慎防感冒，勿劳累以防复发。

按语：本案为扩张型心肌病，中医诊断为心悸，证属气阴两虚，心脉瘀阻型。经益气养阴，宁心通脉方药调治近两个月，心功能明显改善，脉结代、室性早搏消除，并停服了地高辛强心剂，但胸透及心脏 B 超复查心脏仍扩大，可见中医中药治疗对患者症状改善及减少应用西药强心药有一定的功效。

【病案二】

沈某，女，32岁，2011年12月3日初诊。

初诊：患者自述1年来当季节交替时易感冒，近1个月来活动稍多或上楼梯时感心悸，气短，畏寒多汗，神倦乏力，睡眠差，纳食不香，面色灰暗，脚踝水肿，按之凹陷，舌暗淡苔薄，脉沉细稍数。胸部X线示心影增大，心胸比例增大，肺纹理增粗。心脏彩超示左室心腔扩大，左室后壁运动低下，心电图示心肌缺血，偶发房性早搏。西医诊断：扩张型心肌病。中医诊断：心悸，证属心肾阳虚，水饮瘀阻心脉。治法：温补心肾，温化水饮，活血祛瘀，选四逆汤、真武汤、苓桂术甘汤合方加减治之。处方：黄芪15g，红人参（另煎兑服）15g，制附子（先煎1小时）10g，桂枝10g，炒白术10g，葶苈子10g，当归13g，川芎10g，陈皮6g，枳实10g，山楂15g，炙甘草10g。7剂，水煎服，每日1剂，分两次温服。

二诊：心悸稍减，汗出减少，他症未减，舌脉同前。处方：初诊方加三七粉4g（分两次冲服），泽泻13g，以增祛瘀利水之力度。7剂，水煎服，每日1剂，分两次温服。

三诊：已无心悸，水肿已消，纳食也增，但仍感身乏气短，苔薄舌暗淡，脉沉细。处方：二诊方黄芪改为30g。7剂，水煎服，每日1剂，分两次温服。

四诊：上方适作加减调治月余，患者已无明显不适。心电图示窦性心律，已无缺血改变。胸片和心脏B超检查报告同前。

按语：本案为心肾阳虚，水饮瘀阻心脉。水气凌心则心悸，水饮犯肺则气短、咳嗽，水饮溢于肌肤则水肿，饮停致瘀而见面色灰暗，舌暗淡。故本例治疗治本为温补心肾之阳，治标为化饮利水，活血祛瘀。取真武汤、四逆汤、苓桂术甘汤合方加减，以大补元气，温阳利水；佐当归、川芎、三七、山楂养血活血祛瘀，消食通络；伍以枳实、陈皮行气利水；取泽泻、葶苈子以增利水之力度。以上诸药合用颇为合拍，而获显效。

第五节　心律失常

心律失常是由心肌本身的病变或电解质紊乱、药物中毒、情志失常以及酗酒等众多原因引起心脏激动的起源、频率、节律、传导速度和传导顺序等发生异常的临床综合征。心律失常一般常出现心悸的症状，当严重时，可发生血流动力学障碍，心排血量减少，导致血压降低、心肌缺血、心功能不全、心源性休克，也可影响脑、肾等脏器的血液灌注量，因此心律失常也常伴有胸闷、心痛、头晕、乏力等症状，严重时可发生晕厥、抽搐，甚至猝死。

心律失常归属于中医心悸的范畴，本节重点介绍沈师在心律失常证治中的思辨特点。

一、病因病机

沈师总结诊治心悸的临床经验，认为心悸之证虽表现多端，不外虚实两类。虚证之心悸常见病因为年老脏气虚衰，或久病不愈，或阴血化生之源不足，或劳伤心血，营血亏虚，阴精暗耗，心血不荣。而实证之心悸病因则由于突然遭受惊恐，

"惊则气乱",伤及心神,或因心气虚或心阳虚血运无力,血虚受寒,以致血脉阻滞形成心血瘀阻,或因五志或六淫化火,或因过食辛辣,炼津灼痰,痰火扰心。主要病机为气虚、痰火、血瘀交阻于心胸,心脉阻滞、气血不和酿成是证。临床常见症状为:心悸怔忡,短气,自汗,活动后加重,心气虚损常兼面色㿠白,体倦乏力,舌质淡,苔白,脉细;心阳不振常兼形寒肢冷,心胸痹闷,面色苍白,舌质淡或紫暗,脉微弱或结代;心阴不足常兼低热,盗汗,五心烦热,口干,舌红少津,脉细数;心血不足常兼眩晕,面色不华,唇舌色淡,脉细弱;气滞血瘀者伴有胸胁刺痛或闷痛,并常引前臂内侧疼痛,尤以左侧臂多见,舌质暗红或见紫色斑点,脉微细或涩;痰火扰心者兼有心悸,心烦失眠,情绪急躁,舌红苔黄腻,脉滑数或弦数。

二、分证论治

(一)实证

1. 气滞血瘀

【证候】心悸怔忡,短气,自汗,活动后加重,胸胁刺痛或闷痛,并常引前臂内侧疼痛,尤以左侧臂多见,舌质暗红或见紫色斑点,脉微细或涩。

【治法】益气养血,宁心通络。

【方药】通瘀养心汤加减。药用当归、丹参、首乌藤、生地黄、麦冬、五味子、酸枣仁、茯神、远志、龙齿等。

【加减】血瘀重,兼胸痛者,加延胡索、降香、乳香、没药等。

2. 痰火扰心

【证候】心悸怔忡，短气，自汗，活动后加重，心烦失眠，情绪急躁，舌红苔黄腻，脉滑数或弦数。

【治法】理气化痰，宁心安神。

【方药】温胆汤加减。药用法半夏、陈皮、茯苓、甘草、枳实、郁金、胆南星等。

【加减】心烦失眠者，可加酸枣仁、柏子仁、远志养心安神。

（二）虚证

1. 心气虚损

【证候】心悸怔忡，短气，自汗，活动后加重，面色㿠白，体倦乏力，舌质淡，苔白，脉细。

【治法】益气养血，温阳复脉。

【方药】炙甘草汤加减。药用炙甘草、人参、大枣、生地黄、麦冬、麻仁、阿胶、桂枝、生姜等。

【加减】气虚较甚者，重用人参、炙甘草，加黄芪、白术。

2. 心阳不振

【证候】心悸怔忡，短气，自汗，活动后加重，形寒肢冷，心胸痹闷，面色苍白，舌质淡或紫暗，脉微弱或结代。

【治法】温阳益气，宁心安神。

【方药】桂枝甘草龙骨牡蛎汤合参附汤加减。药用桂枝、甘草、龙骨、牡蛎、人参、附子等。

【加减】心动过缓可加细辛温通心脉，也可重用桂枝。

3. 心阴不足

【证候】心悸怔忡，短气，自汗，活动后加重，低热，盗汗，五心烦热，口干，舌红少津，脉细数。

【治法】滋阴降火，养心安神。

【方药】天王补心丹或朱砂安神丸加减。偏于阴虚者用天王补心丹；偏于火旺者用朱砂安神丸。药用丹参、当归、石菖蒲、党参、茯苓、五味子、麦冬、天冬、地黄、玄参、远志、酸枣仁、柏子仁、桔梗、甘草等。

【加减】热象偏重者，加栀子、淡竹叶；潮热盗汗者，加地骨皮、浮小麦、玉竹；善惊易怒者，加珍珠母、生牡蛎、煅磁石等。

4. 心血不足

【证候】心悸怔忡，短气，自汗，活动后加重，眩晕，面色不华，唇舌色淡，脉细弱。

【治法】补益气血，养心安神。

【方药】归脾汤加减。药用当归、龙眼肉、人参、黄芪、白术、炙甘草、酸枣仁、茯神、远志、木香等。

【加减】若见阳虚，潮热盗汗，心烦口干，加生地黄、麦冬、玉竹、百合、五味子等。

三、证治体会

（一）辨明发病机理，制定分型治法

心律失常的病因众多，感受外邪，病邪侵袭涌动气血，心

气被扰；饮食不节，内伤脾胃，痰浊内生，脾运失常，气血生化无源；七情内伤，肝失疏泄，气滞血瘀，痹阻心脉；年老体弱多病或劳倦日久，气血亏虚等导致心失所养致心中悸动。

本病的性质为本虚标实，本虚为脏腑气血亏虚，标实为外邪（风寒湿热诸邪或温毒热邪）、痰浊、瘀血。因此，沈师认为心律失常的实证多见风寒湿热或温毒内侵证、痰浊阻滞证、心脉瘀阻证；虚证为气阴两虚证、心脾两虚证、心肾阳衰证。沈师强调临证中还要注意病机的转化，也就是本虚标实的转化。感受外邪致病的特点是发病急、病程短，此时以标实为主，如失治或误治，病程迁移日久，耗伤心之气血则可转化为本虚为主之证或虚实夹杂证。如原为气阴两虚之心律失常，复感外邪，导致肺失宣肃，水液代谢失常，气血失畅呈现痰瘀痹阻心脉诸症而转化为虚实夹杂证。为此临证时必须辨虚实，对虚实夹杂之证应辨清虚实之程度，是虚为主还是实为重。虚证应辨清气虚、阴虚或气阴两虚并要定位虚在何脏，是一脏虚损还是多脏虚损，辨实邪还应分清是单一实邪还是多种实邪合并夹杂，方能精确制定有效的分型治疗方法。

（二）查脉象、明病证虚实，还当注意脉症顺逆从舍

心律失常的临诊切脉要注意脉的强弱、节律、速率的异常。心律失常的异常脉象可分作两大类，迟脉类通常有迟、缓、涩、结四脉，此四脉的脉率均慢，迟脉脉来迟慢，一息三至；缓脉一息四至，脉来怠缓；涩脉迟细而短，往来艰涩；结脉迟缓而时止，止无定数。数脉类通常为数、疾、促、动，此

四脉的脉率均快，数脉一息五至以上；疾脉一息七八至，脉来急疾；促脉数而时止，止无定数；动脉滑数有力，脉形如豆，厥厥动摇。另有节律不齐之代脉，代脉为脉来时见一止，止有定数，至于代脉之速率，诸家说法不一，《脉经》云："来数中止。"《活人书》谓："缓动而中止。"可见代脉或兼迟缓或兼数脉。临床中脏器虚微代脉多迟缓，当痛证、风证、惊恐等实证代脉则兼数。因此审脉辨病证之虚实，还当结合兼证。一般数脉类（类似于西医的快速型心律失常）多属阳热类证，其形成的关键是"热"，多为心脉瘀阻，瘀而化热；迟脉类（类似于西医的缓慢型心律失常）一般多属阴寒类证，形成的关键是"阴寒"，多为阳气亏虚，心脉瘀阻。通常认为数脉类所主病证为热证、阳证。但脉数促而沉细或微细之脉象，伴有面浮肢肿、气喘、唇紫、形寒、肢冷等症状，多见于西医之心力衰竭、心源性休克诸病，此并非阳热之证，而是虚证为主之虚实夹杂证。脉象迟缓沉细弱多属虚寒证，但缓脉也可主热，如《素问·平人气象论》云："缓而滑曰热中。"《景岳全书·脉神章》指出："实热者，必缓大有力，多为烦热，为口臭，为腹满，为痈疡，为二便不利，或伤寒温疟初愈，而余邪未清者，多有此脉。"因此，临证时审脉要结合病史、症状来确定脉症从舍。

危重的器质性心脏病病情垂危出现恶性心律失常时还当注意辨别中医的十怪脉。出现此类脉象预后多不良，有的出现于临终之前，又有"绝脉""败脉"之称。十怪脉按脉率之快慢分作两类：一类是脉率极快，节律不齐，急促零乱，忽疏忽密者如雀啄、弹石、解索、釜沸、转豆、麻促、偃刀七种怪脉。

雀啄、解索、麻促三脉多见于房室分离伴心动过速；弹石、偃刀、转豆、釜沸脉可见于各种心率较快的心动过速伴多源性期前收缩。另一类是脉率极慢，脉律不齐，似有似无，隐隐约约，很久跳动一次，如屋漏、鱼翔、虾游三种怪脉，此脉象多见于心室自搏性心律。

（三）集中西医之长诊治心律失常

心律失常的诊断必须要采用现代医学检测手段以协助明确心律失常的病因，了解是心肌本身病变或是甲亢、电解质紊乱、药物、贫血等原因所致，这样针对病因治疗，有的放矢，有利于疗效的提高。借助心电图检查结合临床症状，有助于排除正常人偶发的轻度心动过速、心动过缓、期前收缩、恶性心律失常（室性心动过速，室性逸搏，病态窦房结综合征，Ⅱ度2型、Ⅲ度房室传导阻滞，房颤尤其快速房颤、房扑、室扑、室颤等），这样明确了心律失常的性质，对判断预后、指导治疗是极为重要的。

当严重心律失常伴有血流动力学紊乱时应以西医西药为主，对于不可逆性心动过缓，症状较为严重者如严重的病态窦房结综合征、Ⅲ度房室传导阻滞应尽早安装起搏器。快速性心律失常已出现严重的血流动力学障碍，不论是何种心律失常，应当立即采用电复律急救治疗。中医中药的参与治疗，应从整体调控着手，多途径治疗心律失常，可改善心功能，减少应用西药抗心律失常药或安装起搏器后出现的副作用，和西医西药治疗共同起到协同作用，这些都是中医中药参与治疗具有的特有优势。

中医中药的治疗应在辨证基础上结合辨病的方法进行治疗，冠心病、心绞痛、缓慢性心律失常如为气阳虚，痰瘀痹阻心脉，可以补气阳为主，辅以活血化瘀法治疗；病毒性心肌炎发病初期的心律失常，多因正气虚复感外邪，内舍于心，痹阻心脉所致，治疗当注意重在祛邪。初期热毒盛当以清热解毒法为主，辅以益气养阴药；后期则以益气养阴，宁心安神通络法为主治之。肺心病多见心肾阳虚，痰饮血瘀，肺气壅塞，心脉痹阻，多在温补心肾基础上予以温化痰饮，宣肺化痰通络；风心病多以心阳气虚或心之气阴亏虚为本，血瘀水停痹阻心脉为标，治疗应在补气阳或气阴双补的基础上辅以活血利水之药。

为此，沈师常选用经药理药效证实具有抗心律失常作用的中药来提高临床疗效。抗心律失常中药可分为以下几种：

阻滞心肌细胞膜钠通道作用：当归、山茱萸、石菖蒲、三七、延胡索、甘松、苦参、莲子心、茵陈、蛇床子、山豆根、地龙、常山。

钙通道阻断药：汉防己、钩藤、羌活、藁本、独活、丹参、红花、赤芍、蛇床子、茵陈、五味子。

动作电位延长药：黄杨木、延胡索、黄连。

β受体阻断药：淫羊藿、葛根、佛手、灵芝、土茯苓、蝉蜕。

以外还有通过抑制心肌细胞膜 Na^+-K^+-ATP 酶而具有抗快速型心律失常作用、适用于心功能不全而具有类似洋地黄强心作用的葶苈子、北五加皮。

沈师再三强调上述药物应用于抗心律失常的治疗必须熟悉中药的药性，符合主证方能取用，现以沈师常用之甘松、苦参两药为例阐明。

甘松为治疗心律失常有效的中草药，沈师团队自行研制的、标本兼顾以扶正为主的抗心律失常的中成药参松养心胶囊，其中即含甘松。经药理研究证实甘松含有缬草酮、马兜铃烯、甘松酮等，具有镇静安神、抗心律失常、抗心肌缺血、抑制支气管扩张的作用，常用于治疗冠心病心律失常和降血压。甘松味辛、甘，性温而不热，甘而不滞，辛香而不燥，为舒畅气机、开郁醒脾、行气通络之良药。

苦参从 20 世纪 70 年代起已用于治疗心律失常，其药性苦寒，具有清热燥湿、祛风杀虫、利尿之功效。药理药效研究证实，其含有苦参碱及黄酮类成分，具有抗心律失常、抗心肌缺血的作用。痰热上扰、下肢水肿的湿热较重之心律失常可用之，如果气阳虚，脾胃虚寒者则非所宜。

四、验案举隅

【病案一】

陈某，男，28 岁，2011 年 11 月 21 日初诊。

初诊：患者头晕、胸闷、气短、心悸半年，加重 1 个月，半年前外感发热，咽痛，服用维 C 银翘片后体温正常，咽痛除。但 1 周后时感心悸、头晕、胸闷、气短，曾去外院诊治，发现"心动过缓"，心率经常在 50 次/分左右。曾做阿托品试验，心率最高仅为 66 次/分，西医建议安装起搏器，因经济困难未安装。近 1 个月来病情加重，心悸甚，胸闷塞，头晕，乏力，畏寒，小便频数，脘腹闷胀，纳食不香。查体：血压

120/60mmHg，舌质暗淡，苔较腻，脉沉缓结代。心电图示窦性心律，心率 46 次／分，频发房性结性期前收缩。西医诊断：病毒性心肌炎，病态窦房结综合征。中医诊断：心悸，证属脾肾阳虚，心脉痹阻。治法：益气温阳，宁心通络。处方：黄芪15g，桂枝 10g，细辛 3g，制附片（先煎 1 小时）10g，淫羊藿10g，茯苓 10g，甘松 10g，砂仁 6g，厚朴 10g，郁金 10g，红花 10g，川芎 10g，山楂 15g，炙甘草 10g。7 剂，水煎服，每日 1 剂，分两次温服。

二诊：上方服用 7 剂后，脘腹闷胀减轻，食欲渐佳，心悸、胸闷、头晕诸症也有改善，脉率已增至 55～60 次／分，脉缓，苔薄，舌暗。治疗：原方去厚朴、茯苓，加首乌藤 13g，当归 10g，加大养血宁心之力度。

三诊：经上方加减，调治又一月余，患者已无不适诸症，心电图复查示窦性心律，心率 64 次／分，偶有房性期前收缩。

按语：病毒性心肌炎并发病态窦房结综合征，中医诊断为心悸，证属脾肾阳虚，心脉痹阻。取益气温阳，活血化瘀通络法治之，方中黄芪、炙甘草益气健脾，附子、桂枝性温补阳气以温心脉，淫羊藿补肾壮阳益精气助心脉，红花、川芎、郁金活血通络，除心脉痹阻，厚朴、砂仁行气宽胸醒脾，甘松舒畅气机，开郁醒脾，行气通络。药证合拍而显效。

【病案二】

张某，男，58 岁，2012 年 10 月 9 日初诊。

初诊：患者时感胸闷、心悸、头晕痛已 10 年，加重 1 个月。10 年前日夜加班工作劳累，突发胸闷气短、心悸、头晕痛，诊断为高血压病、冠心病并发心律失常、频发室性期前收缩，经服用氨氯地平、倍他乐克等多种西药治疗，血压平稳，症状有所缓解。1 个月前又因劳累诸症复发，前来就诊，就诊时胸闷，心痛，心悸，身乏，口渴，舌质暗稍红，舌体胖大苔薄，脉弦细结代，血压 136/86mmHg，心电图示窦性心律，频发室性期前收缩，二联律，三联律，ST－T 缺血改变。西医诊断：高血压病，冠心病，心绞痛，心律失常（频发期前收缩）。中医诊断：风眩，胸痹，心悸，证属气阴两虚，心脉瘀阻。治法：益气养阴，活血复脉。处方：太子参 13g，生地黄 13g，黄精 13g，玉竹 13g，麦冬 10g，五味子 6g，枣仁 10g，首乌藤 13g，丹参 13g，红花 10g，川芎 10g，瓜蒌皮 13g，延胡索 10g，炙甘草 10g。7 剂，水煎服，每日 1 剂，分两次温服。

二诊：服药后口渴减轻，心痛消失，他症、舌脉同前。处方：初诊方加葛根 15g，14 剂，水煎服。

三诊：心悸、身乏、气短诸症均有明显改善，苔薄，舌暗，脉细缓，偶有结代，效勿更方。

四诊：已无明显不适，原方 14 剂，水煎服。心电图复查示窦性心律，ST－T 缺血改变。

按语：本案为心悸，中医辨证属气阴两虚，心脉瘀阻，取益气养阴，活血复脉法治之。方中太子参、生地黄、黄精、玉竹、麦冬益气养阴；丹参、红花、川芎养血活血；延胡索、瓜蒌皮理气活血，宽胸开痹；五味子、枣仁、首乌藤宁心复脉。后期又加用葛根，为具有降血压，扩张冠状血管和 β 受体阻滞作用的抗心律失常药。诸药合用起到益气养阴、活血通络、定悸之功效。

第六节　高血压病

高血压病的主要症状为眩晕、头痛，故本病可归属中医学的风眩或头痛范畴。症状以头昏目眩为主者，诊为风眩；以头痛、头胀、项强不和为主者，诊为头痛。

一、病因病机

本病的发生常与情志失调、饮食不节、内伤虚损等因素有关。长期精神紧张或恼怒忧思致肝失条达，肝气郁滞，郁久化热，风阳上浮，而致目赤面红、头晕、头痛；年老肾亏或劳伤过度，肾精亏损，肝失所养，肝阴不足，阴不敛阳，肝阳亢盛，上扰清窍而致头晕、头痛；恣食肥甘，高盐饮食，吸烟酗酒，损伤脾胃，脾失健运，水液代谢失调，湿浊壅遏，痰浊内蕴，痰生热，热生风，风痰上扰清窍也可致头晕头痛。

高血压患者病程长，舌象多见暗红或暗淡，或见瘀点，其病理改变多见动脉血管狭窄，外周血管阻力增加，气血运行受阻，故和中医血瘀证关系密切。因此，沈师强调诊治高血压病时应注意到该病因血瘀化风为患，又有"痰瘀同源""痰瘀同病"之说，必要时采用痰瘀同治之法。著名中西医结合专家严灿等采用痰瘀同治法治疗高血压左室肥厚患者，观察其治疗前后左心室重量指数、平均动脉压、血浆肾素活性及血管紧张素Ⅱ浓度等的变化，发现采用痰瘀同治法疗效较好，并有逆转高血压左心室肥厚的作用，提出高血压左心室肥厚的病理基础在于血瘀、痰浊两方面，气血瘀滞、痰瘀阻络是其发病机制。

沈师认为高血压病的病位在肝、肾、心、脾，病之本为气阴两虚，脏腑亏虚，阴阳失调，病之标为风、火、痰、瘀，是虚实相兼的病证。

二、分证论治

1. 肝火亢盛，络脉瘀阻

【证候】头痛或头晕，目眩，面红目赤，烦躁口苦，大便干结，小便黄赤，舌红，苔薄黄，脉弦数。

【治法】泻肝清火通络。

【方药】龙胆泻肝汤加减。药用龙胆草、黄芩、山栀、白木通、车前草、当归、赤芍、丹皮、丹参、牛膝等。

【加减】大便秘结者加酒大黄、枳实；头痛、眩晕重者加决明子、天麻、钩藤、珍珠母；口干舌燥加麦冬、玄参、石斛；伴见痰热重，苔黄厚腻者去生地黄、当归，加天花粉、郁金、天竺黄。

2. 阴虚阳亢，络脉瘀阻

【证候】眩晕，头痛，腰膝酸软，耳鸣，五心烦热，口苦咽干，舌红苔薄黄，脉细数。

【治法】滋阴平肝，息风通络。

【方药】天麻钩藤饮加减。药用天麻、钩藤、决明子、生地黄、玄参、怀牛膝、杜仲、丹参、赤芍、丹皮、益母草、桑寄生、首乌藤、茯神等。

【加减】肝肾阴虚甚者加白芍、天冬、麦冬，去桑寄生、杜仲；头晕甚者加枸杞、菊花、代赭石；大便秘结加瓜蒌仁、麻仁、柏子仁。

3. 痰湿壅盛，络脉瘀阻

【证候】眩晕，头痛，呕恶痰涎，胸闷短气，纳少，舌暗淡，苔白腻，脉弦滑。

【治法】化痰祛湿通络。

【方药】半夏白术天麻汤加减。药用半夏、天麻、白术、茯苓、橘红、红花、川芎、泽泻、牛膝等。

【加减】若眩晕较甚加白蒺藜、钩藤；头痛甚者加僵蚕、全蝎；痰多者加石菖蒲、远志；痰多黏稠，苔黄者加浙贝母、天竺黄、胆南星、郁金。

4. 阴阳两虚，络脉瘀阻

【证候】眩晕，头痛，耳鸣，心悸，腰膝酸软，少寐多梦，舌暗淡或暗红，脉沉细无力或细数而弱。

【治法】滋阴补阳通络。

【方药】二仙汤加减。药用仙茅、淫羊藿、当归、黄柏、知母、巴戟天、怀牛膝等。

【加减】形寒肢冷、肾阳虚甚者去知母、黄柏，加肉桂、杜仲、鹿角胶；手足心热，口燥咽干，舌红少苔，肾阴亏损加天冬、枸杞、女贞子、龟甲；畏寒肢冷，身浮肿，面色㿠白，舌淡红，苔白滑，脉沉细等阳虚水泛者去知母、黄柏，加白术、茯苓、泽泻、猪苓。

三、证治体会

（一）取中西医之长治疗高血压病

一般而言，高血压病应用中药辨证治疗对改善症状的疗效甚为显著，尤其是眩晕、头痛等症状，可得到明显改善。但值得注意的是，有的患者单用中药治疗症状有所改善，可是血压控制却不达标，而血压长期控制不良，可以导致动脉硬化加重，心、脑、肾等靶器官损害。有的患者在服用西药降压药后，血压虽然下降，症状改善却不明显，或者有的患者服用西药降压药血压骤降，而头晕目眩、下肢沉重的症状加重，这时加服中医中药调治可见良效。因此，本病的治疗应中西药联合，取两者之长。高血压病患者合用中西药还必须注意患者的证候变化和药物的性能及配伍禁忌。目前经药理研究证实，具有降血压功效的中药有百余种，我们可辨证选用。如阴虚阳亢者，选用天麻、钩藤、罗布麻、决明子、玄参；阴阳两虚者选仙茅、淫羊藿、杜仲、首乌、冬青、牛膝；痰湿壅盛者，选石菖蒲、莱菔子、茯苓、泽泻；血瘀甚者，选当归、红花、丹参等。同理，西药治疗高血压病也强调个体化，应根据患者年龄、病程、血压水平、靶器官损害的情况、心血管危险因素（家族史、肥胖、高血脂等）、对降压药的反应（卧位与立位血压）、有无其他疾病（尤其是糖尿病、肾脏病、肥胖等），选用一种降压药或联合应用。另外，中西药合用时还应注意两者的配伍禁忌，含鞣质较多的中药，如中药饮片大黄，中成药牛黄解毒片、黄连上清丸等不宜与含生物碱的复方降压片合用，两者合用可生成难溶解性鞣酸盐沉淀，不易被吸收而使疗效降低。药酒一般不宜与血管扩张降压西药如胍乙啶、苯甲胺、复方降压片及噻嗪类利尿降压药物联用，因药酒中乙醇可扩张血管，如合用后有可能引发直立性低血压。利血平和甘草也不能合用，否则影响降压疗效。

（二）辨证精确，精选方药，提高疗效

高血压患者若因肝阳上亢、肝内风动而致头痛眩晕、耳鸣眼花、震颤、失眠等，常选用天麻钩藤饮加减治疗。根据现代药理研究报告，此方既可降压，又有调节高级神经活动的作用。沈师认为，高血压病见肝阳上亢证者，当重用甘寒养阴之品，因为肝阳之所以上亢，责之于肝肾阴虚。此类患者阳亢之证只是标实，而阴虚是根本，虽有热证也是虚热之证。如见阳亢化风，急当甘寒救阴，选用天麻钩藤饮治疗时，应去原方中的苦寒药黄芩、山栀，因苦寒易化燥反致阴伤更甚，且苦寒药还易伤胃，故苦寒药不宜多用、久用。在原方中可多用玄参、生地黄、鳖甲、龟甲等滋阴潜阳息风之品，肝热较甚可选加夏枯草。老年心脑血管疾病常痰瘀同病，应取痰瘀同治法，因此可在天麻钩藤饮方中加丹皮、丹参和少量川芎用于凉血活血通络，并选加郁金、地龙、天花粉、胆南星等清热或润燥化痰药。半夏白术天麻汤具有健脾祛湿、化痰息风之功效，高血压患者症见风痰所致的眩晕、头痛时常可选用，方中天麻、茯苓等药具有抗高血压的作用。沈师运用此方常取《金匮要略》

之泽泻汤方义，在上方中加泽泻，且按痰瘀同治之法选加川芎、牛膝、益母草等活血利湿通络之品以除上蒙之痰浊，达到风平络通之效。

老年高血压病患者若见脉压小或血压波动较甚，多属虚证。波动较甚的高血压患者，虽然具有头痛眩晕等症，脉象虽弦，但不任重按，也属虚象。如仅投以金石重镇之类药物，可见收缩压下降而舒张压不变，使脉压更小或血压一度稍降，而后血压上升更剧，应取用白人参、杜仲、桑寄生等益气补肾之品，可缓缓获效。

目前市场上治疗高血压病的中成药多达数十种，有的服用疗效并不好，特别是丸药性缓，药量也较小，所以一般仅应用于病情较轻或者后期病情稳定的患者。使用中成药应按证情的寒热虚实不同选择，例如，脑立清在治疗肝阳上亢之高血压病时可平肝潜阳，醒脑安神；牛黄降压丸主治肝火上冲之高血压病时可清心化痰，镇静宁神；六味地黄丸用于肾阴亏损、肾精不足之高血压病，有滋补肝肾之效；知柏地黄丸可滋补肝肾之阴，还具有清相火之效，故用其治疗肾阴虚，相火旺之高血压病；金匮肾气丸用于阳虚水泛之高血压病。

（三）重视非药物疗法防治高血压病

高血压病的临床特点不仅是体循环动脉压升高，且常伴有血脂、血糖、血尿酸和钙的代谢障碍，故沈师认为高血压病是临床综合征，因此对高血压病的防治应药物和非药物疗法并重。非药物疗法对调摄很有讲究，注重饮食调理，少食肥甘厚味之品，可适当增加鱼类、蔬菜、豆类等含有丰富维生素、钙、钾类的食品。应饮食清淡，忌烟禁酒，控制体重，适量运动，工作生活有规律，注意劳逸结合和精神调摄，防止七情内伤，保持心情舒畅和良好的睡眠，避免大便干燥。这些养生保健措施可以起到药物无法起到的效果，有助于使血压维持在正常的水平。

针灸疗法也是高血压病的非药物疗法之一，它通过全面调整患者的心血管功能和脂质代谢，起到改善血液黏稠度、改善血流动力学、调节神经递质等作用而取得降压的效果，故此疗法值得配合使用。

四、验案举隅

【病案一】

王某，男性，52 岁，高血压病史 2 年，2000 年 4 月 5 日初诊。

初诊：患者近 1 个月来公务繁忙，饮食不规律，服用复方降压片，血压仍波动于 140～180/90～100mmHg。症见：眩晕头重，脘腹闷胀，身困乏力，饮食不佳，便溏。查体：血压 170/96mmHg，体形肥胖，面色晦暗，舌体胖大，舌质暗淡，苔白腻，辨证为痰湿中阻，风痰上扰，络脉瘀阻，取息风祛痰，健脾通络之法，半夏白术天麻汤加减。处方：半夏 10g，炒白术 10g，天麻 10g，茯苓 13g，橘红 10g，石菖蒲 10g，白蔻仁 6g，厚朴 10g，泽泻 13g，红花 10g，川芎 10g，山楂 13g，丝瓜络 10g。7 剂，水煎服，每日 1 剂。

二诊：上方服用 7 剂后，头晕减，脘腹已不闷胀，纳食见好，大便成形，血压 140/90mmHg，舌暗，苔薄腻，脉弦滑。原方去白蔻仁、厚朴，嘱西药仍服复方降压片。

三诊：上方共服 20 剂，血压 130/80mmHg，已无头晕，全身轻松，精神食欲佳，苔薄腻，脉弦，舌暗。为巩固疗效，嘱服用具有息风通络、健脾化痰功效之化痰脉通片，每日 3 次，每次 6 片，原西药降压药继续服用。

按语：肥胖之体，劳倦过度，饮食不节，损伤脾胃，脾阳不振，健运失司，水湿内停，聚积生痰，风痰上扰，清阳不升，浊阴不降，致使头重眩晕，血压异常，取半夏白术天麻汤加用石菖蒲、厚朴、蔻仁、泽泻、红花、川芎等药共奏和中祛湿、行气化痰通络之功，经治痰湿瘀积之邪除，脾胃健运，血压平稳。

【病案二】

陈某，女性，52 岁，于 2007 年 6 月 30 日初诊。

初诊：患者高血压病史已 5 年余，服用尼群地平片治疗，血压平稳。近 2 个月来，因操劳女儿婚事，睡眠不安，头晕头痛，耳鸣口渴，心烦，手足心热，大便秘结，血压波动于 150～160/90～100mmHg。查体：舌质暗红欠津，苔薄腻，脉弦细稍数，血压 170/100mmHg。证属阴虚阳亢，风动瘀阻络脉，治宜平肝潜阳，滋阴通络，天麻钩藤饮加减。处方：天麻 10g，钩藤（后下）13g，决明子 15g，龟甲 13g，生地黄 13g，玄参13g，赤芍 13g，白芍 13g，丹参 13g，丹皮 13g，川芎 6g，首乌藤 13g，酸枣仁 13g，柏子仁 13g，怀牛膝 10g。14 剂，水煎服，每日 1 剂。

二诊：服药半月后，头晕头痛明显缓解，睡眠转佳，口渴、便干也有改善，然胃胀不适，舌体尚润，色暗红苔薄，脉弦细，血压 140/90mmHg，上方去丹皮、玄参，加陈皮 6g，炒枳壳 6g。

三诊：服药 7 剂后，诸症悉平，血压 130/80mmHg，舌暗，脉弦细，初诊方减柏子仁、酸枣仁、丹皮、玄参，加陈皮 6g，麦芽 13g，嘱服具有平肝潜阳通络功效之平肝脉通片，每日 3 次，每次 5 片，同时继服尼群地平片防血压复升。

按语：患者年过半百，肾精已亏虚，劳心过度，耗伤元阴，而致头晕心烦，睡眠不安，口渴，大便干结，舌暗红少津，脉弦细稍数。证属阴虚阳亢，风动瘀阻，取天麻钩藤饮加减，弃用黄芩、山栀苦寒伤阴之药，重用生地黄、玄参、白芍、龟甲等咸寒、甘寒潜阳之品，适当加清热凉血通络安神之药。经治 1 个月后，阴虚阳亢风动瘀阻诸症除，血压平稳。

【病案三】

郭某，女性，48 岁，于 2006 年 11 月 8 日初诊。

初诊：1 年来经常头晕耳鸣，心烦，睡眠不安，手足心热，阵发性面部潮红，口渴咽干。患者绝经已经三月余，血压波动于 140 ~ 150/86 ~ 90mmHg，舌暗红，苔薄，脉细数，辨证为冲任脉虚，肝肾阴虚，肝阳上亢，络脉瘀阻，治当滋肾降火，平肝阳调冲任，取二仙汤加减治之。处方：仙茅 10g，淫羊藿 10g，当归 10g，丹皮 10g，巴戟天 10g，黄柏 10g，知母 10g，天门冬 10g，女贞子 13g，龟甲 10g，龙骨 30g，牡蛎 30g，怀牛膝 10g。14 剂，水煎服，每日 1 剂。

二诊：服上方半月后，心烦、口渴、面部潮红等症已明显减轻，仍时有头晕耳鸣，脉弦细，舌暗稍红，血压 140/

90mmHg，上方去黄柏、知母、丹皮，加天麻 10g，枸杞子 13g，代赭石 15g，旱莲草 10g。

三诊：服药月余诸症悉平，血压 130/86mmHg。

按语：绝经期前妇女天癸将竭，肾气日衰，冲任脉虚，血海渐枯，肾虚于下，阳亢于上，肝风易动，发为本病，取二仙汤加天门冬、女贞子、龟甲、怀牛膝滋养肝肾，又佐丹皮、龙骨、牡蛎等清热凉血通络潜阳之品，治疗 2 月余，降压效果明显，诸症消除。可见二仙汤能滋养肾阴，兼顾肾阳之不足。再加黄柏、丹皮，苦泄肝阳、相火之有余，对冲任不调型高血压患者尤为适用。

【病案四】

张某，男性，62 岁，1983 年 6 月初诊。

初诊：患者患高血压病已 10 年，现服用卡托普利片，每次 25mg，每日 3 次，仍头晕目眩，步行不稳，腰酸肢冷，倦怠乏力，下肢沉重，大便不畅，测血压 196/98mmHg，舌暗淡，苔滑腻，脉沉而滑。此为肾阳虚损，水湿内停，湿浊上蒙，清阳不升所致。取补肾温阳，祛湿通络法。处方：制附子（先煎 1 小时）10g，炒白术 10g，益母草 10g，肉桂 6g，防己 10g，牛膝 10g，桑寄生 10g，枳实 9g，泽泻 15g，茯苓 15g，莱菔子 15g。7 剂，水煎服，每日 1 剂。

二诊：服 7 剂药后头晕明显减轻，大便通畅，苔转薄腻，血压 180/94mmHg，原方加珍珠母 30g。

三诊：药后诸症消失，血压 150/90mmHg。患者要求停服汤药，嘱服金匮肾气丸，继服卡托普利巩固疗效。每周随访观察，1 个月后，随访患者无不适症状，血压平稳。

按语：高血压患者一般多见阴虚阳亢风动诸症，故多用寒凉滋阴药，但有些老年高血压患者也可见命火不足，呈现畏寒，四肢不温，腰膝酸软，头晕，苔白腻，脉沉滑之火不制水、痰湿滋生风动证，非投肉桂、附子之类温肾壮阳之品不能获效，本例即应用此法而获显效者。

第七节　脑出血术后

　　脑出血在我国占急性脑血管病的 30% 左右，急性期的死亡率为 30% ~ 40%，幸存者半数以上留有瘫痪、失语等严重后遗症。当前对高血压性脑出血强调采用中西医综合救治的方法，如大量脑出血、血肿占位明显，符合手术适应证者，当采用手术的方法，及早清除血肿，尽快消除占位效应，降低病死率，这是极为有效的抢救措施，但更应及早配合中医中药治疗，争取最大限度地降低病死率和致残率。现将沈师对脑出血术后的辨治经验介绍如下。

一、病因病机

　　急性脑出血属中医出血性中风，脏腑功能失调，气血亏虚是本病的发病基础，劳倦内伤、忧思恼怒、饮食不节、气候骤变为发病的诱因。在此基础上瘀血痰浊内生或阳化风动，气血逆乱，导致血液溢于脑脉之外，病发为出血性中风。血液于脉外稽留，聚而生瘀肿，血瘀水肿，津液必外渗而输布失调，化水生痰，痰瘀郁久，必化热生火，火动生风，风火痰瘀，邪气亢盛，郁积体内，即转化为"毒"，产生瘀毒、痰毒、热毒，毒害脑髓，神机受损，而致窍闭神昏。脑出血虽可采用手术法清除血肿，但瘀血仍有残留，而术中也必伤络脉而致瘀。痰瘀同源，互为因果，因瘀滋生痰浊，变证丛生而影响脑窍。故治疗当活血化瘀，祛痰息风，醒脑开窍。

二、分证论治

出血性中风、颅脑外伤血肿术后昏迷证

【证候】突然昏仆，不省人事，半身不遂，肢体强挛，口舌㖞斜，两目斜视或直视，面红耳赤，鼻鼾痰鸣，口噤项强，舌质红绛或淡胖，苔黄腻而干或白腻，脉弦滑数或沉实有力。

【治法】活血化瘀，祛痰息风，醒脑开窍。

【方药】醒脑开窍汤加减。药用三七粉、当归、丹参、红花、川芎、郁金、贝母、远志、代赭石、牛膝、陈皮、麦芽等。

【加减】风火痰盛（阳闭证）加羚羊角 1g（分 3 次冲服），天麻 13g，胆南星 10g，天竺黄 10g。腑气不通，大便秘结加用大黄粉 3g（冲服），通便后即可停服。还可配服安宫牛黄丸半丸，每日 3 次，另可加用清开灵 40mL 溶于 0.9% 氯化钠注射液 100mL 静点，每日两次。风痰湿盛（阴闭证）加石菖蒲 10g，制南星 6g，法半夏 10g，僵蚕 10g。伴腑气不通，大便秘结加酒大黄 10g，桃仁 13g，莱菔子 15g，枳实 10g。还可配服苏合香丸半丸，每日 3 次。颅脑外伤血肿清除术后昏迷患者，加仙鹤草 13g，蒲黄 10g，水蛭粉 1.5g，分 3 次冲服。

以上各类病证当伴见正虚较甚，为防闭证向脱证转化可另煎西
洋参15g，分多次灌服。上方为1日量，头煎、两煎共煎成
400mL分3次鼻饲灌服。

三、证治体会

（一）取中西医之长，提高救治率

脑出血为急危重症，必须采取中西医结合综合措施，才能
取得最好的疗效，中西医各有长处和优势，必须相互为用，取
长补短，以发挥更大的救治效果。脑出血的主要临床病理过程
与出血量和出血部位有关。可采用脑 CT、核磁共振等检查手
段来确定脑中风的性质并定位，符合手术指征者必须及时采用
手术疗法清除血肿，并用甘露醇等，缓解血肿的占位效应，挽
救生命，也为配服中药发挥中医药辨证论治的优势争取时间，
因中医药治疗可切中病因，扶正祛邪，发挥醒脑开窍的整体调
治优势。总之治疗需中医与西医、急救与康复相结合，多学科
合作，全方位地采取综合治疗措施，发挥综合效能方能提高救
治的疗效，减少并发症的发生。

（二）中医药治疗应及早干预

醒脑开窍汤适用于术后昏迷患者，也可应用于不宜手术或
术前昏迷的重病患者。因为颅内实质的出血过程即是颅内瘀肿
在逐渐形成的过程，"离经之血是瘀"，脑出血也属于中医的
血证范畴。又痰瘀互为因果，导致痰瘀同病，唐容川谓"血
积既久，也能化为痰水"，张景岳言"津液血败，皆化为痰"，

由此可见，脑出血急性期标实证，中医药的治疗当及早应用，此时当以祛邪为主，使邪去正安，应及早采用平息肝风、活血化瘀、祛痰开窍之法。因此，昏迷患者无论阳闭或阴闭，活血祛瘀法均为重中之重的大法，因为瘀不除，血不止，变证丛生。目前大多数学者临床观察到脑出血患者多于发病后有继续出血的倾向，起病 1 小时后出血仍可继续，血肿范围的继续扩大多发生在发病后 24 小时内，脑出血后除了血肿本身的占位性损害外，尚有周围脑组织血液循环障碍、代谢紊乱、血脑屏障受损及血液分解产物释放多种生物活性物质造成脑组织的损害。目前公认脑出血单纯应用止血药无效，正如中医学理论所指"出血休止血"，而应当以祛瘀为要，由此可见中医药应及早干预。本方设计以活血祛瘀法为主，化瘀药较多，其中三七粉既能祛瘀而又具有止血功效。尤其当指出的是脑出血量极大时应及早采用手术清除血肿之方法，这是提高救治率的必要治疗手段，但"术后必留瘀""术后必伤气"，因此，我们也强调醒脑开窍汤在术后应及早应用，可以发挥祛邪扶正、标本兼治的作用，对提高救治疗效、降低致残程度、促进康复是十分必要的。

（三）重视早期康复和病因治疗

脑中风血肿清除术后的昏迷患者当及早进行中西医结合的早期康复治疗，重视病因的治疗，这对减少并发症、促进早日苏醒、降低致残率、减轻致残程度和提高生存质量是十分必要的。一般认为脑出血患者的救治、康复及病因治疗必须同步进行，早期康复治疗有助于建立脑的侧支循环和改善脑的血液循环及供氧状态，促进自我调节功能的恢复，避免各种并发症的发生。大量临床和基础研究表明，脑功能在中风发生后的前3个月恢复最快，因此康复治疗也应尽早开始应用。早期康复的训练时间，多数学者认为应在患者生命体征稳定、神经学缺陷不再发展后48小时后开始康复治疗。除了经典的运动作业、语言训练等康复手段，中医药整体辨证综合治疗当予以更多的重视，包括药物内服、针灸、药物外治、按摩理疗等。总之，及早采用康复疗法，对于改善中风病术后出现的偏瘫、痉挛、失语、吞咽、二便功能障碍、情志抑郁等都有明显的疗效。

值得指出的是，无论在急救治疗还是康复治疗过程中，不可忽视对病因的治疗，高血压病患者服用西药降压药稳定血压时，血压谷峰比值、血压平滑指数、高血压晨峰现象是其重要指标。糖尿病患者要注意应用降糖药，控制并稳定血糖。总之，对原发病因的控制不仅有助于醒脑开窍，也是预防复发必不可少的治疗措施。

四、验案举隅

【病案一】

阿某，男，62岁，2009年12月10日初诊。

初诊：患者患高血压病已十余年，间断服用降压药，2天前午后回家在门口突然昏倒于地，伴剧烈呕吐，急送某院住院诊治，血压200/110mmHg，脑CT示左侧基底节区出血病灶，出血量约40mL，诊断为高血压性脑出血，运用西药降压药、降颅内高压药治疗，病情加重，深夜即行开颅血肿清除术，术后第二天邀中医会诊。症见神志昏迷，面色潮红，鼻鼾痰鸣，项强身热，半身不遂，肢体强痉拘急，下肢时有抽动，大便已三日未行，苔黄腻而燥，舌质暗红，脉弦滑数。中医诊断：出血性脑中风，证属痰热风火内闭脑窍。治以辛凉开窍，祛瘀清热，化痰息风通络，醒脑开窍汤加减治之。处方：羚羊角粉（分3次冲服）1g，当归13g，三七粉（分3次冲服）5g，丹参13g，红花10g，川芎10g，胆南星6g，天竺黄10g，郁金10g，贝母10g，远志10g，生地黄10g，夏枯草13g，代赭石15g，牛膝10g，陈皮6g，麦芽13g。3剂，水煎服，每日1剂，分两次温服。另：大黄粉3g，每日1次冲服（便通后停用）。安宫牛黄丸半丸，每日3次。清开灵注射液40mL溶于0.9%氯化钠注射液静脉点滴，每日2次。

二诊：神志昏迷，下肢已不抽动，鼻鼾痰鸣消失，无呕吐，大便已通畅，脉弦滑，苔微腻而黄，舌质暗红。原方去大黄粉、代赭石，3剂。安宫牛黄丸、清开灵注射液按原法继用，并加用针刺和推拿治疗。

三诊：昏迷周余，昨已苏醒，然失语，半身不遂，大便两日一行，苔薄腻而微黄，脉弦滑。原方去羚羊角粉、胆南星、天竺黄，7剂。停服安宫牛黄丸，清开灵注射液改为40mL每日1次，用药5天病情稳定后停用。

四诊：住院1个月后坐轮椅前来门诊治疗，血压150/90mmHg，时感头晕，头痛，语言謇涩，右侧半身不遂，脉弦，苔腻。以天麻钩藤饮加减治之。处方：天麻10g，钩藤13g，珍珠母30g，决明子15g，生地黄13g，赤芍13g，白芍13g，红花10g，川芎10g，郁金10g，贝母10g，远志10g，陈皮 6g，麦芽 13g，牛膝 10g。7 剂，水煎服，每日 1 剂，分两次温服。配合针刺、推拿、中药长期调治，嘱每日监测血压，降压药不得随意停用，并请康复科配合治疗。

【病案二】

芦某，男，59 岁，2008 年 11 月 20 日初诊。

初诊：患者患高血压病已十余年，两周前于他院诊断为高血压性脑出血，行右侧基底节区血肿清除术，两周后来沈师处治疗。症见：神志时清时昧，昏睡状，语言謇涩，常见呛咳，口渴，汗多，大便干结，全身皮肤潮湿，左上肢肌力 0 级，左下肢肌力 1 级，ADL 量表 0 分，脉弦细，苔薄腻，舌暗稍红，舌体胖大。此为中风血肿清除术后，术中必伤络脉，故瘀血仍有残留，术后伤气伤血招致气阴亏损，脑神失养。治以活血祛瘀通窍，益气养血，方用醒脑开窍汤合玉屏风散加减治之。处方：当归 13g，丹参 13g，赤芍 10g，石菖蒲 10g，贝母 10g，黄芪 13g，生白术 10g，防风 10g，生地黄 13g，元参 13g，葛根 13g，陈皮 6g，炒枳壳 6g，牛膝 10g。7 剂，水煎服，每日 1 剂，分两次温服。并配合针灸、推拿康复治疗，加强肢体运动、语言功能康复训练，西药降压药坚持服用，平稳血压。

上法加减治疗两月余，现已能站立，语言欠利，左上肢肌力 2 级，左下肢肌力 3 级。5 个月后左上肢肌力 3 级，左下肢肌力 5 级，ADL 量表 85 分。3 年后前来门诊治疗感冒，见患者自行走动，左上肢肌力 4 级，左下肢肌力 5 级，生活基本自理。

第八节　糖尿病

　　糖尿病是由于机体胰岛素分泌相对不足或绝对不足以及不同程度的胰岛素抵抗引起糖、脂肪、蛋白质等代谢紊乱而致血糖增高和排泄糖尿的一种慢性疾病，中医学常把本病归于消渴病范畴。消渴病是根据多饮、多食、多尿、形体消瘦等临床症状而命名的一类病证，西医学中的糖尿病、尿崩症、甲状腺功能亢进症也可见类似症状。有时某些轻症和部分老年糖尿病患者也可无消渴证候，因此，糖尿病和中医消渴病两者并不完全等同。糖尿病如见多饮、多食、多尿、消瘦等症状时可按中医的消渴病进行辨证论治。

一、病因病机

　　沈师认为糖尿病发病与先天禀赋不足，五脏虚弱，尤以肾脏虚衰密切相关。肾阴亏则虚火内生，上燔心肺而为烦渴多饮；虚火中灼脾胃，则消谷善饥；肾之开阖失司，固摄无权，则水谷精微直趋下泄而小便频数，尿量多甜味或浑浊如脂膏。消渴发病除了与年老肾气渐衰，禀赋不足的体质有关外，还与平时摄生不当密切相关。劳倦过度、房事不节或孕产过多，则肾精亏损，肾阴不足，虚火内生，火因水竭而愈烈，水因火烈而愈干，水干火烈而致消渴；饮食不节，长期过食肥甘辛辣刺激食物，喜好饮酒，致脾胃受损，运化失职，蕴积中焦，酿成内热，消谷耗精，则善饥多食，口渴，多饮；脾虚不运，水谷精微不能濡养肌肉而日渐消瘦；长期过度的精神刺激，情志不畅，肝失疏泄，气机郁结进而化火，或思虑过度，心气郁结，郁而化火，火热炽盛，消灼津液则发消渴。可见，本病的病理性质为本虚标实，阴虚为本，燥热为标。又因阴虚燥热，津亏液少，或气阴两虚，气虚运血无力，均可致血流不畅而成瘀。因此，对消渴病证不能忽视血瘀，应将活血祛瘀通络法贯穿治程的始终。又因痰瘀同源，互为因果，尤其是该病后期，当出现各种并发症如胸痹、坏疽时，更应注意痰瘀痹阻，在补虚的同时兼用痰瘀同治法。

二、分证论治

1. 阴虚热盛

【证候】口渴多饮，多食易饥，心烦怕热，溲赤便秘，舌红苔薄，脉弦数或细数。

【治法】滋阴清热，生津止渴。

【方药】消渴方合玉女煎加减。药用天花粉、黄连、生地黄、麦冬、知母、生石膏、赤芍、丹皮、怀牛膝等。

【加减】口渴心烦甚加葛根、石斛、连翘；大便干燥加玄参、瓜蒌仁、酒军；小便频数加天冬、女贞子、生山药、乌药。

2. 气阴两虚

【证候】倦怠乏力，自汗盗汗，气短懒言，口渴喜饮，心悸失眠，溲赤便秘，舌红少津，舌体胖大，苔薄，脉细弱或细数。

【治法】益气养阴生津。

【方药】生脉散合六味地黄汤加味。药用太子参、麦冬、五味子、首乌藤、生地黄、山药、山茱萸、丹参、丹皮、黄柏、茯苓、天花粉、黄芪等。

【加减】阴虚火旺去泽泻、茯苓，加知母、龟甲、鳖甲；失眠汗多加龙骨、牡蛎；大便秘结加玄参、火麻仁、酒军。

3. 阴阳两虚

【证候】形寒怯冷，面色无华，腰膝酸软，尿频清长，大便稀溏，阳痿早泄，舌质淡红，苔薄，脉沉细或细数无力。

【治法】滋肾温阳。

【方药】金匮肾气丸加减。药用熟地黄、山药、山茱萸、鸡血藤、鹿角胶、肉桂、附子、桑螵蛸、金樱子、生黄芪等。

【加减】尿频清长加芡实、益智仁、乌药；大便稀溏加补骨脂、五味子、吴茱萸、肉豆蔻。

4. 痰瘀痹阻

【证候】面色晦暗，消瘦乏力，胸闷气短，肢体困重、麻木或刺痛，纳食少，便溏，口黏，不欲饮，舌暗苔较腻，脉弦细。

【治法】健脾化痰通络。

【方药】七味白术散合桃红四物汤加减。药用黄芪、炒白术、茯苓、砂仁、葛根、当归、红花、川芎、益母草、山楂、麦芽。

【加减】肢体麻木刺痛甚加地龙、穿山甲、桑枝；腹泻水样便加苍术、炒薏苡仁。

三、证治体会

（一）治本注重养气阴，治标不忘祛痰瘀

糖尿病的治疗，历来是治本则求之于气阴，不外益气养阴，或上焦或中焦或下焦，依气阴之偏虚不同，补养方法各有侧重。沈师通过临床观察发现：糖尿病的病程长，迁移日久，久病入络，常因虚致瘀，临床中也多见糖尿病患者有不同程度的肢体麻木或疼痛，心痛，月经不调，舌质暗淡、暗红等瘀血证候，实验室检查多见血液呈高黏状态。因此，他认为糖尿病的治疗必须注意在补虚的同时将活血化瘀法贯穿治疗的始终。值得注意的是，糖尿病后期出现各种并发症往往多为痰瘀痹阻之征象。因糖尿病久病之后，每因气血津液运行障碍而变生痰瘀，且病变过程中痰瘀还可互生。痰停体内，痰阻则血难行，久必化瘀；瘀血内阻，血凝则痰易生，久必成痰。张景岳言："津凝血败，皆化为痰。"唐容川在《血证论》中云："血积既久，也能化为痰水。"这些均说明糖尿病当病情加重、证候多变时，应注意痰瘀痹阻的情况。为此，沈师强调，糖尿病出现并发症时补虚固然重要，但不能忽略瘀血阻络、痰浊不化等标实之患，治疗时宜标本兼顾，兼用痰瘀同治法。

（二）　糖尿病诊治当取中西医之长

临床实践证明，糖尿病应采取中西医结合的诊治方法，中医注重整体治疗、辨证论治，在改善症状方面有明显优势。西药降糖药能使血糖得到良好控制。而有些糖尿病患者，服用西药降糖药后，多见胃肠不适症状，配用中药调治可消除其不良反应。因此糖尿病患者配用中药调治后可增强疗效，减少西药降糖药的用药剂量，从而减少不良反应的发生。治疗糖尿病必须把血糖控制在正常范围内，这不但对改善三消症状有利，同时也可防止并发症的发生和加重。糖尿病患者在应用西药治疗获得疗效时，西药降糖药也不能骤减或骤停，要维持一段时间再逐渐减量而停服，停服西药期间也不能单一观察症状，血糖、尿糖应每隔 1～2 周检测 1 次。另外，现代医疗检测手段有助于早期明确诊断和及早发现并发症。有些患者糖尿病无明显症状而由体检或其他原因就诊而发现，也有的患者虽有三消症状，但经实验室相关检查排除糖尿病，其表现是由尿崩症、甲状腺功能亢进症或精神性因素等引起的。因此，沈师强调，现代中医师在临证中应注意中西医合参，取中西医之长尤为重要。

（三）　中药的应用必须辨病与辨证相结合

沈师强调，采用中医药治疗糖尿病必须注意辨证。目前发现有降血糖作用的中药多达数十种，选用这类药物治疗糖尿病必须对证，否则不但无效，还会出现不良反应。气阴虚者可选用太子参、玉竹、黄精、麦冬、山萸肉；阴虚生热者选用知母、黄柏、地骨皮；气阳不足者用黄芪、人参、胡芦巴、淫羊藿；痰湿重者选用苍术、桔梗、僵蚕、泽泻等；当出现外感风热时可选用桑叶、牛蒡子。上述药物据实验研究都具有降血糖作用，临床上应据证正确选用，对改善症状、降低血糖有较好的疗效。

同样，选用治疗糖尿病的中成药也当注意辨证。

1. 消渴丸

为目前常用的中西药合用的中成药，由生地黄、葛根、黄芪、天花粉、五味子、山药、玉米须、格列本脲组成，可用于治疗2型糖尿病属于气阴两虚证者，具有滋肾养阴、益气生津、降低血糖的功效。

2. 参芪降糖胶囊

为目前常用的中药复方中成药，由人参茎叶皂苷、黄芪、山药、麦冬、五味子、覆盆子、天花粉、茯苓、泽泻组成，可用于治疗2型糖尿病属于气阴两虚证者，具有益气养阴、健脾补肾的功效。

3. 消渴安胶囊

由生地黄、知母、人参、枸杞、玉竹、黄连、地骨皮、丹参等组成，可用于治疗2型糖尿病属于阴虚燥热兼气虚血瘀证者，具有清热生津、益气养阴、活血化瘀的功效。

4. 芪蛭降糖胶囊

为目前较新的中成药降糖药，由黄芪、生地黄、黄精、水蛭等组成，可用于治疗2型糖尿病属于气阴两虚兼血瘀证者，具有益气养阴、活血化瘀的功效。

沈师认为在临床中应用消渴安胶囊、芪蛭降糖胶囊治疗时，应注意在补虚的同时加用活血通络药。

（四）糖尿病患者应注意饮食调摄

糖尿病的治疗不能只靠降糖药物，还应注意合理的生活调摄。因为气候的突变、饮食生活不节、劳累过度以及精神刺激等都可以导致病情反复。饮食方面除了注意严格控制甜食和戒烟酒外，中医还十分强调按证情和患者的体质不同注意忌口。如热性病或素体阴虚生热者不宜食辛辣食品；脾胃虚寒，痰湿重者不宜食生冷的食物等。如果医患密切配合，共同努力，糖尿病是可以控制的。

注重预防调摄主要归纳为以下几点：①节制饮食，戒烟酒，调摄情志；②适应寒热变化，保持生活规律，适当进行运动；③规范治疗，积极防治并发症；④预防各种感染；⑤专科医师对患者要多进行健康教育，使患者学会自我监测，动态了解血糖变化，做好自我保健。

四、验案举隅

【病案一】

黄某，女性，50 岁，2005 年 2 月 20 日初诊。

初诊：患糖尿病已 6 年余，平时注意控制饮食，并应用二甲双胍治疗，但血糖一直未能维持正常，病情反复，前来诊治。现症见：口渴，晚间小便频数，时有饥饿感，身倦乏力，劳累时偶有心前区疼痛，睡眠不实，腰膝酸软困痛，舌暗淡，舌体胖大，舌边有齿痕，脉弦细。空腹血糖：8.68mmol/L，餐后血糖 11.5mmol/L, 心电图检查无明显异常。西医诊断：2 型糖尿病；中医诊断：消渴（气阴虚损，脉络瘀阻）。治法：益气养阴，活血化瘀。处方：生黄芪 15g, 太子参 10g, 生山药 13g, 生地黄 13g, 熟地黄 13g, 麦冬 13g, 五味子 6g, 葛根 15g, 丹参 13g, 当归 13g, 红花 10g, 川芎 10g, 延胡索 10g, 首乌藤 13g, 乌药 10g, 益智仁 13g。14 剂，水煎服，每日 1 剂。

二诊：服药半月后，身困乏力、口渴诸症减轻，心痛未作，夜尿已不频数，舌脉同前，上方去延胡索，加山茱萸 13g。7 剂，水煎服，每日 1 剂。

三诊：上方服药月余，三消症状已基本消失，多次查空腹血糖及餐后 2 小时血糖均在正常范围，嘱患者继续目前治疗，服用中成药芪蛭降糖胶囊巩固调治。

按语：患者患糖尿病多年，虽然已注意控制饮食和坚持服用降糖药治疗，但三消症状未能消除，伴见心痛、身困乏力等不适，属气阴两虚，脉络瘀阻证。本例若仅用西药降糖药治疗疗效欠佳，经中医辨证后，加用益气养阴活血通络药配合治疗，获得良效。

【病案二】

陈某，男性，62 岁，2005 年 3 月 5 日初诊。

初诊：患糖尿病已 5 年余，服用二甲双胍片降糖治疗中。近 3 个月来，足趾经常发麻、疼痛，天气阴寒或夜间尤为明显，故前来诊治。现症见：身乏，口渴，饮水较多，小便正常，纳食可，大便较干结，舌暗红，苔薄，脉细弱，患趾皮色正常，双下肢足背动脉搏动可扪及。查空腹血糖 8.6mmol/L,

肌电图提示神经传导速度减慢。西医诊断：糖尿病，糖尿病末梢神经炎；中医诊断：消渴，痹证（气阴两虚，脉络瘀阻）。治法：益气养阴，活血通络。处方：黄芪 15g，太子参 13g，生地黄 13g，玄参 13g，赤芍 13g，白芍 13g，丹参 15g，当归 13g，桃仁 13g，红花 10g，鸡血藤 15g，川芎 10g，牛膝 10g，木瓜 13g，地龙 10g，陈皮 6g。14 剂，水煎服，每日 1 剂。西药降糖药继续依原法服用。

二诊：经治半月余，口渴乏力诸症改善，大便通畅，趾麻稍减，趾痛有时仍作，苔薄，舌暗，脉细弱。原方去桃仁、玄参，加蜈蚣 1 条。

三诊：上方服用后，趾端已无疼痛发作，时有趾麻，空腹血糖降为 7.2mmol/L，嘱用上方巩固疗效。经治疗 2 个月已无趾痛，偶有趾麻，嘱饮食控制，降糖药继续服用以防复发。

按语：患者消渴病多年，并发痹证（糖尿病并发周围神经病变、末梢神经炎），中医辨证为气阴两虚，血瘀阻络证。该患者虽然趾痛标证突出，但因患者年老，病程较长，在阴虚燥热基础上并发痹证，故治疗上以益气养阴治本为主，加用活血通络药，再加虫类药加大通络之力度而获显效。

【病案三】

张某，男性，55 岁，工人，2006 年 1 月 15 日初诊。

初诊：2 年前曾因脑梗死而致右半身不遂，经治得愈，半年后病消渴，多饮多食多尿，形体日渐消瘦，查空腹血糖 10.5mmol/L，尿糖（＋＋＋）。入院前 10 天三消症状加重，晨起骤然头昏目眩，剧烈头痛，伴有呕吐，言语謇涩，左侧半身活动不利。入院症见：神志尚清，面部潮红，大便干结，脉弦滑而数，舌红，苔薄黄。血压170/100mmHg，左侧半身活动不利，实验室检查血糖10.2mmol/L，尿糖（＋＋＋），尿蛋白（＋），血胆固醇7.8mmol/L，甘油三酯2.6mmol/L，脑CT示梗死病灶3cm×3cm大小。西医诊断：脑梗死（急性期）、2型糖尿病；中医诊断：缺血性脑中风、消渴，证属风阳夹痰上扰清窍，瘀阻络脉。治法：平肝息风，清热化痰通络。处方：天麻10g，钩藤13g，白蒺藜10g，珍珠母30g，决明子15g，代赭石15g，夏枯草10g，炒山栀6g，天花粉10g，竹茹9g，郁金10g，当归10g，赤芍13g，白芍13g，桃仁13g，牛膝10g。7剂，水煎服，每日1剂。

二诊：服药7剂，面色已不潮红，呕吐已止，脉弦滑数，舌仍红，原方去竹茹、炒山栀，加玄参13g，丹参13g。7剂，水煎服，每日1剂。

三诊：上方随症适作加减，调治月余，大便通畅，口渴不甚，已能扶杖而行，但身困乏力，脘腹闷胀，畏寒，下半身发凉，有沉重感，脉细缓，苔薄而滑润。改用益气温运通络之法治疗。处方：黄芪13g，太子参13g，炒白术10g，茯苓13g，炒山药13g，木香6g，砂仁6g，当归10g，红花10g，川芎10g，地龙10g，肉桂13g，山楂15g，牛膝10g。14剂，水煎服，每日1剂。

四诊：2周后畏寒、下半身发凉之症减轻，脘腹无闷胀，身乏减轻，然空腹血糖仍为10mmol/L，尿糖（＋＋＋）。加用西药苯乙双胍治之，中药原方调治1月余，空腹血糖降为7.2mmol/L，尿糖（－），已无三消症状。

按语：该患者2年前初病偏枯而愈，而后患消渴病。中风复发，实因消渴燥热伤阴，卒中也因阴虚，木少失荣，阴虚风动，热灼津液成痰，血流滞缓导致风阳夹痰上扰清窍，瘀阻脉络而发病。经平肝息风、清热化痰通络法治疗后，风阳痰热平息，转为气虚脾阳不振之证，改用益气温运通络之法治疗后，诸症明显改善，然血糖未能控制，加用苯乙双胍后，三消症状全除，血糖基本得到控制，亦能自行走动而获显效。

第九节　脑梗死

脑梗死以半身不遂、言语不清、口舌㖞斜、头晕等为主症，中医学属"中风"范畴，是由于元气不足，瘀毒内生，气血逆乱，上犯于脑所引起的常见内科急症，本病突然发生，起病急骤，症见多端，变化快，多见于中老年人，四季均可发病。

一、病因病机

中医学对于中风病的认识，唐宋以前，多以"外风学说"为主，以"内虚邪中"立论。如《灵枢》言："虚邪偏客于身半，其入深，内居营卫，营卫稍衰则真气去，邪气独留，发为偏枯。"用方多以祛风为主，如大小续命汤。金元以后，"内风"立论渐渐占据主流。张元素、刘完素认为中风与火热有关，朱震亨认为"痰热内生"，及至清代王清任提出中风为气虚血瘀所致。综合其历史发展，中医认为中风发病多与风、火、痰、气、瘀相关。沈宝藩教授认为，该病发病诱因虽有多种，但发病时"痰瘀互结"为其共同的病理特征。当代人过食寒凉，伤及脾阳，使水液代谢不利，乃生痰湿；又夏日贪凉，冬日居所内外温差过大，都使阳气过度受损。阳气不足，失其温煦，气血津液运行不畅，津阻成痰，血阻成瘀，痰瘀阻滞脑窍而发为中风病。

二、分证论治

沈宝藩教授认为"无痰不卒中""百病兼痰""百病兼瘀"，故先生治脑梗死时常分为以下 7 种证型：痰热风火内闭心窍型、痰湿瘀阻蒙蔽心神型、元气败脱心神散乱型、风痰瘀血痹阻脉络型、肝阳风动痰热瘀阻型、气虚血瘀痰阻脉络型及阴虚瘀阻风动型。按照神志状态的有无，前三型属中脏腑，后四型属中经络。

（一）中脏腑

1. 痰热风火内闭心窍型

【证候】起病急骤，神志昏迷，鼻鼾痰鸣，半身不遂，肢体强痉拘急，项强身热，烦扰不宁，频繁抽搐，或见呕血、便血，舌质红绛，苔褐黄干燥或腻，脉弦滑数。

【治法】辛凉开窍，清热化痰。

【方药】羚羊角汤加减。药用羚羊角、桑白皮、旋覆花、葳蕤、升麻、茯神、牡丹皮、柴胡等。

【加减】肝火重者加龙胆草、黄芩、栀子；痰热重者加天竺黄、天南星、贝母；瘀重者加桃仁、郁金、三七粉等。

2. 痰湿瘀阻蒙蔽心神型

【证候】神志昏蒙，半身不遂，肢体松懈，瘫软不温，甚则四肢逆冷，面白唇暗，痰涎壅盛，舌质暗淡，苔白腻，脉沉滑或沉缓。

【治法】辛温开窍，涤痰降浊。

【方药】苏合香丸1粒即服，继之以涤痰汤加味。药用半夏、陈皮、茯苓、胆南星、枳实、石菖蒲、郁金、远志、牛膝等。

【加减】瘀重者加桃仁、三七粉等。

3. 元气败脱心神散乱型

【证候】神志昏聩，肢体瘫软，手撒肢冷汗多，重则周身湿冷，二便自遗，舌痿，舌质紫暗，舌苔薄腻，脉沉缓或微弱。

【治法】回阳固脱。

【方药】首选参附汤。药用人参、附子等。

【加减】内闭外脱者合涤痰汤，气阴亏虚者宜用生脉散。

（二）中经络

1. 风痰瘀血痹阻脉络型

【证候】半身不遂，偏身麻木，口舌喎斜，舌强语謇，头晕目眩，胸脘满闷，或呕恶，痰多，舌质暗淡，苔白腻，脉弦滑。

【治法】息风化痰通络。

【方药】真方白丸子加减。药用天麻、半夏、白术、橘红、茯苓、僵蚕、制南星、郁金、桃仁、红花、枳实、牛膝等。

【加减】痰湿重者加石菖蒲、远志；瘀重者加当归、川芎、三七粉。

2. 肝阳风动痰热瘀阻型

【证候】半身不遂，偏身麻木，口舌㖞斜，舌强语謇，头痛眩晕，面如醉酒，胸中烦热，口苦咽干，尿赤便干，舌质暗红，苔薄黄腻，脉弦数。

【治法】平肝清热，化痰通络。

【方药】天麻钩藤饮加减。药用天麻、钩藤、决明子、夏枯草、天竺黄、胆南星、竹茹、贝母、郁金、赤芍、牛膝等。

【加减】痰热者加竹沥；腑实大便秘结者加大黄粉冲服；肝火旺者加龙胆草；瘀重者加丹参、桃仁、三七粉。

3. 气虚血瘀痰阻脉络型

【证候】半身不遂，偏身麻木，口舌㖞斜，舌强语謇，面色白，气短乏力，自汗出，舌质暗淡或有瘀点，苔薄腻或白腻，脉细弱。

【治法】益气活血，化痰通络。

【方药】补阳还五汤加减。药用黄芪、当归、赤芍、川芎、桃仁、红花、丹参、地龙、牛膝、半夏、橘红等。

【加减】痰湿重者加胆南星、石菖蒲，气虚甚者加白术、茯苓、党参，舌强语謇者加石菖蒲、郁金、远志。

4. 阴虚瘀阻风动型

【证候】半身不遂，偏身麻木，口舌㖞斜，舌强语謇，烦躁失眠，眩晕耳鸣，手足心热，舌质红绛或暗红，少苔或无苔，脉细弦或细弦数。

【治法】育阴息风通络。

【方药】镇肝熄风汤加减。药用生地黄、麦冬、玄参、白芍、龟甲、女贞子、钩藤、天麻、桃仁、丹参、郁金、地龙、怀牛膝等。

【加减】阴虚热重者加知母、牡丹皮、赤芍，灼津炼痰者加瓜蒌、贝母、天花粉。

三、证治体会

（一）"痰瘀同治"贯穿始终

上述诸型除元气败脱之病证当需救急固脱外，其他各型脑梗死的诊治，沈师都将痰瘀同治法贯穿治程之始终。瘀重者，善加川芎、当归、赤芍、白芍、牡丹皮、红花、桃仁、牛膝、丹参、葛根等药；痰重者，善用石菖蒲、胆南星、竹茹、竹沥、贝母、郁金、瓜蒌、天花粉等药。在采用祛瘀通络法的同时必兼化痰，化痰同时必顾活血，以达到瘀祛痰化，经隧畅达，气血流通，正气益然，诸症皆消之疗效。

（二）标本兼顾，通补兼施

中风一病，以半身不遂、偏身麻木、口舌㖞斜、舌强语謇等症状为标，本实为肝肾亏虚，标本有异，辨治有别。沈师临证，常常标本兼顾，扶正祛邪，双管齐下。根据标本急缓，以定通补主次，即急则治标，缓则治本。中风病急性期，痰热腑实者居多，痰、瘀、热三者交杂，影响机体气血运行，脑络瘀阻，此时常用安宫牛黄丸、苏合香丸等开闭之丸剂顿服以急救，可每次半丸，一日内3~4次，继之以中药煎剂醒神开窍，化痰通络。待病情渐趋稳定至恢复期，此时邪气已去大半，正气亏虚日益凸显，当健脾渗湿，顾护胃气，滋补肾阴。

（三）审证求因，多法并举

当今社会生活节奏日益加快，人类生存、生活所面临的社会压力也陡增，加之尚未得到有效解决的环境污染等诸多因素空前增多和繁杂，临床中往往多种病因交错，复合致病，多病丛生。沈师常教导吾辈，临证时须抽丝剥茧，去伪存真，辨清主次。脑卒中是本虚标实、痰瘀同病的病证，其本是气血亏虚，脏腑虚损，其标为风、火、痰、瘀。临床采用痰瘀同治法治疗脑梗死时，要紧紧抓住痰瘀互结病机，以痰瘀同治为主要治疗法则，祛瘀通络当兼化痰，化痰之余必顾活血，同时据证兼以醒神开窍、平肝潜阳、滋阴补肾、健脾益气等，运用涤痰汤、天麻钩藤饮、镇肝熄风汤、补阳还五汤等小方复方加减，主次章法分明。

四、验案举隅

陈某，女，66 岁。因"突发一过性意识丧失伴左侧肢体活动受限 1 小时"于 2018 年 12 月 1 日就诊。患者素有头晕病史，发病前 1 小时与人争执后突发昏仆，3～5 分钟后转醒，醒后出现口舌㖞斜，舌謇失语，左侧肢体不能活动，无二便失禁，无心慌胸闷，舌淡苔薄白，脉弦细滑。血压 180/110mmHg。颅脑 CT 示未见高密度灶（2018 年 12 月 1 日）。颅脑 MR 示右侧基底节区梗死灶（2018 年 12 月 2 日）。中医诊断：中风，中经络，证属风痰瘀血，痹阻脉络；西医诊断：脑梗死。中医治疗先予息风化痰，逐瘀通络以恢复失语。处方：茯苓 15g，清半夏 9g，橘红 12g，枳壳 9g，竹茹 9g，胆南星 6g，石菖蒲 15g，僵蚕 10g，土鳖虫 10g，桃仁 10g，瓜蒌 15g，全蝎 10g，甘草 5g。水煎服，每日 1 剂。3 剂后，患者能简短发音，与人交流时找词困难，语速迟缓。继服 3 剂后语言功能明显改善，改用益气活血，化痰通络法以治偏瘫，处方：黄芪 60g，当归 15g，赤芍 10g，川芎 12g，桃仁 10g，红花 12g，秦艽 20g，豨莶草 15g，全蝎 10g，牛膝 15g，甘草 5g。水煎服，每日 1 剂。6 剂后，左侧肢体能抬离床面，至 20 剂时能平稳站立，在家人看护下独立行走，步态不稳。效不更方，原方继服月余，肢体功能基本恢复。

第十节 杂病验案

一、痹证

【病案一】

徐某，女性，35 岁，保管员。2007 年 12 月 10 日初诊。

初诊：2 年前冬季涉水，抢运仓库物资后，膝、趾关节酸胀疼痛时作，现入冬后天气转寒，下肢趾节僵硬，膝和趾关节酸胀疼痛，局部皮色不红，触之不热，得温痛减，饮食、大小便、体温均正常，苔薄滑，脉弦紧，血沉和白细胞计数均无异常。辨证为寒湿痹阻脉络关节之痛痹。治法：温经散寒，祛风除湿。处方：川牛膝 13g，独活、防风、防己、苍术、附子（先煎）、威灵仙、木瓜、当归、络石藤各 10g，细辛 3g。7 剂。

二诊：关节疼痛已大减，趾节已不觉僵硬，然膝关节仍怕冷，脉弦细，苔薄。上方去附子，加肉桂 6g，鸡血藤 15g。经上方加减服用 1 月后，诸关节已无不适，随访 1 年未见复发。

按语：患者寒冬季节涉水过久，致风寒湿邪痹阻经络关节，寒湿阴邪，其性凝滞，气血为寒邪所阻遏，经脉不利，疼痛拘挛，遇寒加剧，经治痹方加附子、细辛、防己、威灵仙温经散寒，祛风除湿，疼痛显著减轻，后又加肉桂、鸡血藤以补火助阳，养血通络，调养乃愈。

【病案二】

陈某，男性，26岁。

初诊：就诊前两天赴宴，深夜回归途中适逢大雨，半夜即恶风发热，身痛，晨起感身困重，左侧膝关节肿胀灼热疼痛，口渴，口苦，就诊时苔黄腻，舌红，脉浮而数。辨证为风湿热邪侵蚀经络关节之热痹。治法：疏风清热，除湿通络。处方：滑石、生石膏各15g，忍冬藤、连翘各13g，独活、桂枝、防风、防己、知母、炒山栀、丹皮、川牛膝、丝瓜络各10g。5剂。

二诊：恶风发热除，口渴轻，肢关节灼痛减轻，然关节仍肿胀，苔较腻微黄，舌暗稍红，脉弦滑。上方去知母、生石膏、防风、连翘，加天花粉13g，赤芍、当归各10g。7剂。

三诊：膝关节灼痛已除，已无口渴舌燥之症，脉弦，然关节仍肿胀，身困重，纳食不香，苔较腻，舌淡红。二诊方去忍冬藤、炒山栀、天花粉，加生薏苡仁30g，茯苓、山楂各13g。14剂。

按语：患者赴宴后深夜回归途中，遇风雨涉水，风湿热邪侵袭而致热痹。发病时见恶风发热、故治痹方中适加疏风清热、利湿通络药；当表证除，后期关节灼痛等热象减轻而关节仍肿胀时，再去清热药，适加健脾利湿药调治。药证相符，经治近1个月病愈。

【病案三】

王某，女性，49岁，军人家属。

初诊：全身诸关节酸痛反复发作，肢体筋肉挛急不舒已3

年，经诸多中西药治疗效果不佳。接诊时周身关节游走疼痛，肩背冷痛为甚，右手小指关节肿胀，拘急疼痛，身困乏力，怕冷畏风，动则汗出，遇阴冷天气则诸症加重，苔较腻，舌紫暗，脉濡，实验室检查类风湿因子阳性。辨证：久痹正虚，卫阳不固，痰瘀痹阻之痹证。治法：益气养血搜风，温经通络。处方：黄芪、茯苓各13g，桂枝、炒白术、防风、当归、威灵仙、片姜黄、制地龙、川牛膝、忍冬藤各10g，乌梢蛇、南星各6g。7剂。

二诊：诸症减轻，唯指节疼痛肿胀无明显改善，舌脉同前，方证相符，守法调治，原方加僵蚕、松节各10g，加强祛风燥湿温通之力。

三诊：上方服14剂后，右指关节肿胀、疼痛、拘急明显减轻，已无畏风怕冷，多汗，前方去白术、僵蚕，加鸡血藤10g，熟地黄10g。上方服用月余，经随访全身诸关节无不适感，肩背冷痛也消失，复查类风湿因子转阴。

按语：类风湿关节炎为经年不愈之顽痹，常因外邪与瘀血痰浊互相搏结，病邪深伏筋骨，故用除痹方加乌梢蛇之类搜风剔邪药治疗，然病久气血已亏损，又虫类搜风药易耗伤气阴，故方中伍黄芪、当归、鸡血藤、熟地黄养气血，益肝肾，以扶正祛邪，经治疗两月后正气复，病邪除，关节疼痛也解，取得临床治愈之功效。

二、不寐

【病案一】

患者，女性，36岁。

初诊：自诉失眠已有两年余，严重时彻夜难眠，依赖安定入睡，曾自服用安神补脑液，但效果不佳。诉失眠近两月加重，安眠药时效仅为 2～3 小时，与此同时，患者还表现出心烦意乱、口干、头晕、耳鸣、腰酸、膝酸等症，且自诉经期血量明显减少，经期明显缩短，饮食尚可，舌红，脉细数。辨证属心肾阴虚，心肾不交，虚热内扰，心神不安之不寐。治法：滋养心肾，宁心安神。处方：当归 10g，丹参 13g，丹皮 10g，首乌藤 13g，枣仁 10g，柏子仁 13g，五味子 6g，龙骨、牡蛎各 30g，知母 10g，黄柏 10g，生地黄、熟地黄各 10g，白芍 13g，山萸肉 13g。7 剂，每日 1 剂，水煎分服。

二诊：服用所有药物后，患者自觉心烦意乱减轻，手足心热已消失，耳鸣、睡眠有所改善，停药后仍能睡眠 4 小时左右，但药后有胃胀不适感，原方去丹皮，加茯苓 13g，陈皮 6g。

服用上方 20 余剂后，患者去药后睡眠时间长达 5～6 小时，精神状况明显改善，且用药时胃胀不适感消失，月经也已正常。

【病案二】

患者，男性，30 岁。

初诊：因常年加班加之饮食不规律，失眠长达 3 年，长期依赖安眠药，仅能入睡 4～5 小时，醒后常伴有心悸、头晕、精神萎靡等症，同时患者自觉记忆力减退，注意力不集中，平日食欲明显下降，大小便不正常，舌淡，舌体胖大，脉细弱。辨证属劳倦思虑日久，内伤心脾，营气亏虚，脾失健运，心神失养之不寐。治法：补益心脾，宁心安神。处方：当归 10g，丹参 13g，首乌藤 13g，枣仁 10g，川芎 10g，五味子 6g，煅龙牡各 30g，党参 10g，茯苓 13g，炒白术 10g，莲子肉 15g，砂仁 6g，山楂 13g。14 剂，每日 1 剂，水煎分服。

二诊：上方服用 14 天后，进食增加，大便转稠，成形，每日 1 次，不服用安眠药能睡眠 4～5 小时。嘱服用人参归脾丸调治。

半月后患者精神佳，饮食好，睡眠正常。

【病案三】

患者，男性，55 岁。

初诊：患者诉失眠 8 年余，睡眠不实，心烦，惊悸不安，头晕，头重，同时伴有胃中灼热，且胃胀可致夜晚失眠加重，睡眠质量更低，曾在外院查电子胃镜，诊断结果为"慢性胃炎"，自服养血安神中成药睡眠不见改善。近 1 周无明显诱因自觉胃内灼热，大便干结，口黏口苦，心烦心悸，睡眠极差，入睡困难，卧床 2～3 小时不得眠，舌质暗红，苔腻稍黄，脉弦。辨证属痰热上扰，脾胃不和，神不守舍之不寐。治法：清化痰热，和中安神。处方：枳实 10g，竹茹 6g，茯苓 13g，法半夏 6g，陈皮 6g，砂仁 6g，麦芽 12g，远志 10g，连翘 13g，代赭石 15g，海蛤壳 15g，龙齿 30g，龙骨 30g，牡蛎 30g，丝瓜络 6g。7 剂，每日 1 剂，水煎分服。

二诊：服药后睡眠有改善，能入眠，但仍多梦，胃中灼热减轻，大便仍偏干燥，舌暗，苔较腻，脉弦。守法，原方加莱菔子 15g，苏梗 9g。7 剂，每日 1 剂，水煎分服。

上方服药两周后，已能安眠 5～6 小时，胃胀不适等症均除，嘱再服 7 剂调治。

三、癫痫

【病案一】

男，35 岁，建筑工人。

初诊：患者 3 年前在工地摔跌后昏迷约 1 小时苏醒，1 周后突然两目上视，口吐白沫，四肢抽搐，10 分钟后苏醒，醒后如常人，此后每隔 2~3 个月癫痫发作 1 次。近 1 月来病情加重，发作频繁，就诊前一天癫痫又发。症见头晕，心烦，口苦，大便干结，苔腻微黄，舌暗红，脉弦细稍数。辨证为痰浊瘀阻化火，气机逆乱，风火痰蒙心窍。治以镇肝息风，清热化痰通络。处方：全蝎（分 2 次冲服）4g，胆南星 6g，珍珠母 30g，僵蚕、地龙、赤芍、桃仁、川芎、郁金、枳实、炒山栀、牛膝各 10g。

二诊：服药 1 月癫痫未作，大便已通畅，时感头晕，苔转薄腻，舌仍暗红，脉弦细。原方去珍珠母，加天麻 10g。

三诊：服药 2 月余，癫痫未见大发作，偶有面部小抽动，时有头晕，无其他不适。初诊方去珍珠母、胆南星、炒山栀，加天麻、白芍各 10g，首乌藤 13g，鸡血藤 15g，龟甲 10g。嘱坚持长期服药调治。2 年后随访告知，病未复发，已 2 个月未服药，一切安好，嘱患者复查脑电图，并坚持服药调治。

按语：癫痫的临床表现错综复杂，但其病因病机不外"惊""风""痰""瘀"。本案例因摔跌后脑部挫伤受到惊吓，气机逆乱，痰浊瘀阻化火，风火痰蒙心窍所致，就诊时癫痫发作频繁，取定痫汤加珍珠母、胆南星、炒山栀、赤芍、桃仁等加大镇肝息风、清热涤痰通络之力。服药1月后初见成效，二诊、三诊时痰热已清，风动已平，适减治标之息风祛痰清热之药，治法中注意扶正，防癫痫发作，加用滋养肝肾之品，长期调治而获显效。

【病案二】

陈某，女，30岁。

初诊：患者5年前在火车上行车途中突发四肢抽搐，口流白涎，小便失禁，约10分钟苏醒，醒后感乏力头痛，纳食不香，后每隔1～2个月上症发作1次，经医院检查确诊为癫痫。近半月来工作繁忙，睡眠不实，癫痫频繁发作，1月来已发作两次，就诊时面色晦暗，纳呆，睡眠差，头晕，便溏，苔白腻，脉弦细滑。辨证为久病脾虚，肝风夹痰上壅，蒙塞心神，取息风涤痰健脾通络之法。处方：全蝎（分2次冲服）4g，僵蚕、地龙、菖蒲、法半夏、远志、茯苓、制南星、橘红、郁金、川芎、丝瓜络各10g，山楂13g。

二诊：服药1月后复诊，饮食睡眠见好，大便成形，癫痫在就诊前一天又作，现身乏气短，苔较腻，舌暗，脉弦细。上方加蜈蚣1条。

三诊：服药2月后复诊，癫痫未作，饮食睡眠均可，但气短乏力，苔薄腻，脉弦细。初诊方加蜈蚣1条，党参13g，炒白术、当归各10g，去郁金、远志、丝瓜络。嘱坚持长期服药。

四诊：坚持服药9个月来，诸症已平，上方改制成丸药，长期巩固调治。

按语：本例为久病脾虚，肝风夹痰上扰，蒙塞心神之阴痫，病证痰湿偏重，取定痫汤去牛膝、枳实，加茯苓、制南星、橘红、山楂、丝瓜络，加大燥湿健脾化痰通络之力，后又加用息风止痉通络之蜈蚣，经治 3 月后癫痫未作，因病久气血亏损，后期适加益气健脾养血通络之党参、炒白术、当归等扶正药，经调治 9 个多月诸症已平，原汤药方改制成丸药巩固治疗。

四、帕金森病

【病案一】

患者，男性，72 岁。

初诊：患者近 1 年渐出现四肢不自主颤动，尤以情绪激动后明显，伴有头晕头痛，失眠，反应迟钝，曾在新疆医科大学一附院住院检查，诊断为帕金森病，给予口服美多巴 0.25g，每日 3 次，服药后四肢颤动改善不明显，且感恶心，大便秘结，故来沈师处就诊，拟求中西医结合治疗。症见：神志清，精神萎靡，四肢不自主颤动，反应迟钝，头晕头痛，纳食可，小便频数，大便偏干，三日一行，眠差，舌质暗淡，苔白腻，脉细弦。中医辨证属年老肝肾亏虚，肝病及脾，脾失健运，痰湿内生，风痰阻络，治宜化痰祛风通络。处方：天麻 10g，钩藤 13g，珍珠母 30g，决明子 15g，赤芍 13g，白芍 13g，当归 13g，石菖蒲 10g，远志 10g，胆南星 6g，橘红 10g，僵蚕 10g，牛膝 10g，麦芽 13g，莱菔子 15g。7 剂，水煎服，每日 1 剂。

二诊：患者恶心症状好转，大便两日一行，头晕头痛亦有减轻。故继守原方加减，又治约 3 个月，四肢颤动较前减轻，肢体活动亦较前灵活。

【病案二】

患者，男性，66 岁。

初诊：患者有高血压病史，血压最高 170/90mmHg，但未系统用药，仅于自觉不舒时服用降压药物。自 2008 年起开始出现颈项僵硬，四肢颤动，曾在院外行多种治疗，但效果不显。半年前在某医院住院时诊断为帕金森病，给予口服美多巴及安坦，虽肢颤轻度缓解，但随着美多巴用量逐渐增加，患者渐感口干，心慌，便干，腰膝酸软，故要求中西医结合诊治。症见：神志清，精神萎靡，表情呆板，四肢颤动，肢体麻木，胸闷心慌，口干，便干，腰膝酸软，舌质暗红，欠津，苔少，脉细数。中医辨证属肝肾不足，阴虚生热，痰热内盛风动，治宜滋肝补肾，息风通络。处方：生地黄 13g，熟地黄 13g，玄参 10g，女贞子 10g，山茱萸 13g，旱莲草 13g，枸杞子 13g，丹参 13g，牡丹皮 10g，赤芍 13g，白芍 13g，牛膝 10g，龟甲 10g。7 剂，水煎服，每日 1 剂。

二诊：患者服药后自觉肢体麻木及心慌症状较前改善，余症同前，故原方加山药 13g，肉苁蓉 15g，枳实 10g。并嘱配合针刺治疗，针药并治。上方随症适作加减。服药 2 月余，肢颤较前减轻，美多巴用量亦减，口服降压药物控制血压。3 个月后随访，患者诉肢颤及肢麻症状明显减轻，口干缓解，大便每日一行。

第四章

临证经验药对

第一节 外感病证药对

一、桂枝-白芍

【用量】桂枝 3～10g，白芍 6～15g。

【功效】调和营卫，温通止痛。

【主治】外感风寒表虚证（太阳中风证）。

【按语】桂枝汤所治证候乃外感风寒，营卫不和之证。风寒伤人肌表，原应恶寒发热而无汗，今汗自出而发热，恶风不解，且有鼻鸣，干呕，是外感风寒，而以风邪为主。卫为风伤而不固，营阴失护而外泄。风寒在表，治当辛温发汗以解表，但证属表虚，腠理不固，营卫不和，又不宜过散，故拟解肌发表，调和营卫为法。桂枝助卫阳，解肌发表，以散在表风寒；芍药益阴敛营，以顾营阴之耗。桂、芍相合，一治卫强，一扶营弱，合则调和营卫。

二、黄芪-防风

【用量】黄芪 10～30g，防风 6～10g。

【功效】固表止汗，升阳止泻。

【主治】表虚自汗证、下痢后重证。

【按语】防风辛而不烈，甘缓不峻，微温不燥，药性和缓，故被誉为"风药中之润剂"，亦为治风通用之品。其外可发表祛风除湿以解表邪，凡外感表证，无论证属风寒、风热均可配伍应用，无风不作痒，其善祛风而止痒，故亦治风疹、湿疹、皮肤瘙痒等；内可搜散大肠之风而止风泻。二药配伍，一固表，一升阳，一疏散，一搜风，黄芪得防风不虑其固邪，防风得黄芪不虑其发散搜邪太过，散中寓补，补中兼疏。

三、苏梗－藿香

【用量】苏梗 6～10g，藿香 6～10g。

【功效】理气宽中，消胀止痛。

【主治】脾胃不和，气机不畅，湿滞中阻以致胸腹满闷、纳食不化、嗳气呕吐等症。

【按语】苏梗配藿香，苏梗理气安胎，行气宽中，因有香气，能芳香辟秽。藿香芳香入脾，理气宽中，化湿浊，治胸闷。苏梗善宣畅肺气，藿香醒胃气而辟秽浊。两药伍用，理气和中，消胀止痛，肺胃同治。可治疗胃气不和，湿滞中阻，胸闷食少，泛恶嗳气，伤暑吐泻。二药都能解表理气，温中化浊，而苏梗理气作用较强，藿香化湿效力较胜。二者常相配伍，治疗外感风寒夹湿证，对有腹痛、吐泻者疗效更好。

四、石菖蒲－远志

【用量】石菖蒲 3～9g，远志 3～9g。

【功效】安神定志，除痰开窍。

【主治】痰浊蒙蔽心窍所致中风及中风后遗症、厥证、神昏不语。

【按语】远志味苦而温，既能开心气而宁心安神，又能通肾气而强志不忘，为交通心肾、安定神志之佳品。李时珍《本草纲目》云："远志入足少阴肾经，非心经药也。其功专于强志益精，治善忘。盖精与志，皆肾经之所藏也。肾精不足，则志气衰，不能上通于心，故迷惑善忘。"远志还能祛痰开窍，安神益智。石菖蒲辛温行散，苦温除痰湿，入心，则芳香以开窍；入胃，则芳香化湿以和中。适于痰浊闭窍及湿阻中焦等证。石菖蒲与远志伍用，出自《备急千金要方》中的枕中丹，主要用于治疗心神不安、健忘失眠者。除治失眠之外，此药对还用于治疗痰迷心窍或心神而导致的神志不清等，临床疗效显著。

五、石菖蒲－制南星－远志

【用量】石菖蒲 3～9g，远志 3～9g，制南星 3～10g。

【功效】安神定志，燥湿化痰。

【主治】痰蒙清窍之耳鸣、耳聋、头晕、健忘、失眠等。

【按语】远志、石菖蒲二药合用，相济奏效，使气自顺而

183

壅自开，气血和畅不复上逆，痰浊消散不蒙清窍，神志自可清明。胆南星味苦辛，性微寒，功能化痰息风定惊，适用于痰热蒙蔽清窍而致的神昏痉厥、惊痫抽搐等。三药合用，燥湿化痰，醒脑开窍，临床效果显著。

第二节 心血管病证药对

一、当归-丹参

【用量】当归 9～30g，丹参 15～30g。

【功效】补血活血，祛瘀通经。

【主治】瘀血阻滞证。

【按语】当归味甘、辛，性温，具有补血活血、调经止痛、润肠通便的功效；丹参味苦，性微寒，具有活血祛瘀、通经止痛、清心除烦、凉血消痈的功效。沈师认为两者配伍能协同发挥养血活血化瘀的功效，用于冠心病的治疗能扩张冠脉，增加冠脉血流量，改善微循环和降低血脂。沈师自拟心痛宁方用于治疗冠心病心绞痛，方中以当归、丹参配伍红花、川芎活血和血，行气止痛，强调"治痰要活血，血活则痰化"，该药对可使瘀去痰消，脉络通畅，疼痛自止，是治疗冠心病心绞痛的有效方剂。

二、当归-白芍

【用量】当归 10～15g，白芍 10～15g。

【功效】补血活血。

【主治】心肝血虚证。

【按语】当归辛甘而温,补血行血;白芍酸而微寒,补血敛阴。当归辛香性开,走而不守,白芍酸收性合,守而不走。二药合用,辛而不过散,酸而不过敛,一开一合,动静相宜,补血而不滞血,行血而不耗血,养血补血之功最良。当归能和肝而活血止痛,白芍能柔肝而和营止痛,二者合用,还具有养肝和血止痛之力。两药配伍是沈师临床常用的养血和血止痛药对。沈师治疗心系疾患不但提倡痰瘀同治的方法,还考虑患者脏腑气血虚损情况,故常施加调补之品以巩固疗效,养血和血配合祛瘀化痰以防病再发。

三、络石藤 - 丝瓜络

【用量】络石藤 6 ~ 12g,丝瓜络 5 ~ 12g。

【功效】通经活络。

【主治】络脉瘀阻证。

【按语】络石藤味苦,性微寒,具有祛风通络、凉血消肿的功效;丝瓜络味甘,性平,具有祛风、通络、活血的功效。沈师认为两者为蔓藤之属,善于缠绕,质地坚韧,有祛风除湿、行气活血之功效,更是通络引经之使药,尤宜治疗痹证。沈师认为新疆为高寒地带,故因地制宜创制治痹通用方,以络石藤为引经药,湿邪偏盛加用丝瓜络,配伍精当,应用于临床每获良效。

四、当归–川芎

【用量】当归9～15g，川芎9～15g。

【功效】活血祛瘀，化痰通络。

【主治】脉络瘀阻证。

【按语】当归味甘、辛，性温，具有补血和血、调经止痛、润燥通便的功效；川芎味辛性温，有行气开郁、祛风燥湿、活血止痛之效。两者配伍的"芎归汤"，出自宋代《太平惠民和剂局方》，具有活血祛瘀、燥湿通络之功效。沈师认为川芎为血中气药，辛窜走上通血脉，正如张元素论川芎所说"川芎上行头目，下行血海"，在补血养荣之药中加入川芎，既能养血和营，补而不滞，又能鼓营血直上颠顶以荣脑络。沈师临证时常灵活运用此药对治疗上、中、下三焦的脉络瘀阻证。

五、桃仁–红花

【用量】桃仁6～10g，红花6～10g。

【功效】活血祛瘀，化痰通络。

【主治】血瘀痰浊证。

【按语】桃仁味苦、甘，性平，具有活血祛瘀、润肠通便的功效；红花味辛，性温，具有活血通络、利水消肿、散瘀止痛的功效。桃仁、红花伍用，出自王清任《医林改错》的血府逐瘀汤。桃仁破血行瘀，润燥滑肠，红花活血通经，祛瘀止痛。桃仁破瘀力强，红花行血力胜。沈师治疗胸痹心痛病痰瘀互结证常在此药对基础上加用半夏、厚朴、郁金等药，以达到活血祛瘀、化痰通络、行气止痛的功效；治疗中风病痰浊瘀阻证常在此药对基础上配伍茯苓、白术健脾化痰，再加菖蒲、远志、郁金化痰开窍通络。

第三节　脑血管病证药对

一、龙骨 – 牡蛎

【用量】龙骨 15～30g，牡蛎 9～30g。

【功效】镇静安神。

【主治】惊悸失眠。

【按语】龙骨味涩、甘，性平，归心、肝、肾、大肠经，具有镇心安神、平肝潜阳、固涩收敛之功效，《药性论》曰："（龙骨）逐邪气，安心神。"牡蛎味咸，性平，微寒，入肝、肾经，具有敛阴潜阳、止汗涩精、化痰软坚之功效。《本草求真》载，龙骨功与牡蛎相同，但牡蛎咸涩入肾，有软坚化痰清热之功，龙骨甘涩入肝，有收敛止脱、镇惊安魂之妙。牡蛎与龙骨二者均能镇惊安神，平肝潜阳，收敛固涩，均适用于心神不安、惊悸失眠、阴虚阳亢、头晕目眩、烦躁易怒及各种滑脱之证。然牡蛎以入肝肾经为主，滋肾平肝潜阳功效显著，但安神、收敛固涩作用逊于龙骨；龙骨以入心肝经为主，镇惊安神功效显著，又能收敛固涩。沈师常以二药相须为用，对于心神不宁、心悸健忘怔忡、失眠多梦、胆怯惊恐等均有较好疗效。

二、柏子仁－炒酸枣仁

【用量】柏子仁 3～10g，炒酸枣仁 10～15g。

【功效】养心安神。

【主治】虚烦失眠。

【按语】柏子仁味甘性平，归心、肾、大肠经，有养血宁神、润肠之功，《本经》曰："主惊悸，安五藏，益气，除湿痹。"酸枣仁味甘酸，性平，归肝、胆、心经，能补肝养心，宁心安神，益阴敛汗，《本草汇言》云："敛气安神，荣筋养髓，和胃运脾。"《本草再新》云："平肝理气，润肺养阴，温中利湿，敛气止汗，益志定呵，聪耳明目。"沈师临证常以二者同用，养阴补血，柔肝宁心，以治阴血不足，心神失养所致的心悸怔忡、失眠健忘。

三、当归－首乌藤

【用量】当归 6～12g，首乌藤 9～15g。

【功效】养血安神。

【主治】阴虚血少之心神不宁、失眠多梦。

【按语】当归味甘、辛，性温，归肝、心、脾经，有补血活血、调经止痛、润肠通便之功效，常用于血虚萎黄、眩晕心悸、月经不调、经闭痛经等，《本草再新》曰："治浑身肿胀，血脉不和，阴分不足，安生胎，堕死胎。"首乌藤，味甘，性平，归心、肝经，能养血安神，祛风通络，多用于失眠多梦，血虚身痛，《本草正义》言其"治夜少安寐"，《饮片新参》言其"养肝肾，止虚汗，安神催眠"。沈老认为两药配伍，可滋肝养血，宁心安神，常用于阴血不足所致的虚烦不寐、多梦易惊等。

四、茯苓－远志

【用量】茯苓 10～15g，远志 3～10g。

【功效】化痰宁心安神。

【主治】失眠多梦，神志恍惚。

【按语】茯苓味甘、淡，性平，归心、肺、脾、肾经，能利水渗湿，健脾宁心，《本草衍义》曰："茯苓、茯神，行水之功多，益心脾不可阙也。"茯苓亦能化痰，《世补斋医书》曰："为治痰主药。痰之本，水也，茯苓可以行水。"远志味苦、辛，性温，归心、肾、肺经，具有安神益智、祛痰消肿之功，《滇南本草》言其"养心血，镇惊，宁心，散痰涎"。两药同入心经，均具祛痰宁神之功，沈师临证喜用二药配伍，以增强祛痰安神之效，常用于痰蒙心窍所致的神志不清、心悸、健忘、惊恐、失眠等。

五、夜交藤（首乌藤）－熟地黄

【用量】夜交藤 10～20g，熟地黄 10～15g。

【功效】养血安神。

【主治】心烦不寐。

【按语】夜交藤与地黄均能养血。首乌藤，味甘，性平，归心、肝经，能养血安神，祛风通络，多用于失眠多梦、血虚身痛；熟地黄味甘性微温，归心、肝、肾经，具有滋阴补血、益精填髓的功效，常用于血虚不寐、心悸怔忡，张元素的《珍珠囊》谓其"大补血虚不足，通血脉，益气力"。沈师常以两药相配用于治疗阴血不足、心神失养之虚烦不得眠，旨在大补阴血，血既充则心得养而神自安。

第四节　呼吸系统病证药对

一、桔梗－杏仁

【用量】桔梗 3 ~ 10g，杏仁 5 ~ 10g。

【功效】宣肺化痰，润燥止咳。

【主治】痰浊壅肺证。

【按语】桔梗味辛，微温，有小毒，具有宣肺利咽、祛痰排脓的功效；杏仁味苦，微温，有小毒，具有降气止咳平喘、润肺通便之功。桔梗苦温而燥，适用于肺中痰湿过甚，阻滞肺窍之证。杏仁苦温而润，适用于肺热蒸津成痰之证。沈师认为桔梗、杏仁一宣一降，一燥一润，两者结合，宣肺而不致太过耗散肺气，燥痰不致太伤肺阴，可谓绝伦之配伍。

二、干姜－五味子

【用量】干姜 3 ~ 10g，五味子 2 ~ 6g。

【功效】温肺化饮，平喘止咳。

【主治】寒饮犯肺证。

【按语】干姜味辛，性热，有温中散寒、回阳通脉、燥湿消痰、温肺化饮的功效。《本草纲目》云："干姜能引血药入血分，气药入气分。又能去恶养新，有阳生阴长之意……有阴无阳者，亦宜用之，乃热因热用，从治之法也。"五味子味酸、甘，性温，具有收敛固涩、益气生津、补肾宁心之功。《本草经疏》云："五味子主益气者，肺主诸气，酸能收，正入肺补肺，故益气也。其主咳逆上气者，气虚则上壅而不归元，酸以收之，摄气归元，则咳逆上气自除矣。"五味子酸涩收敛，善敛肺气而滋肾水；干姜辛散温通，逐寒邪而发表温经，燥脾湿而止呕消痰。五味子以酸涩收敛为主；干姜以辛散温开为要。沈师临床体悟：二药参合，一收一散，一开一阖，互制其短，而展其长，利肺气，平喘逆，化痰饮，止咳嗽甚妙。

三、半夏－陈皮

【用量】半夏 3～9g，陈皮 5～10g。

【功效】燥湿化痰，和胃止呕。

【主治】痰湿阻肺证。

【按语】半夏味辛性温而沉降，入脾胃兼入肺经，辛者散也，散结气，开痞气；温燥者，祛寒湿；沉降者，下逆气。半夏入脾则使湿去脾健痰无生源，入肺则肺得宣化而痰无留所，入胃则使气降而呕逆自止，故有燥湿化痰、降逆止呕、散结消痞之功，为治湿痰寒痰要药。陈皮味辛、苦，温，气芳香入脾、肺经。辛以行气，苦以降气，又苦以燥湿，芳香以化湿，温化寒湿，湿去则脾健，脾健则水湿得运，水湿得运则无以为痰。且痰去气自顺，气顺痰自消，气顺痰消则咳呕自止，故为行气健脾、燥湿化痰、降逆止呕要药。沈师认为，半夏得陈皮之助，则气顺而痰自消；陈皮得半夏之助，则痰除而气自下，理气和胃之功更著。二药配伍，相互促进，散降有序，使脾气运而痰自化，气机畅则痞自除，胃和降则呕自止，共奏燥湿化痰、健脾和胃、理气止呕之功。

四、杏仁-贝母

【用量】杏仁5～10g，贝母3～9g。

【功效】降气化痰。

【主治】肺气上逆，痰浊郁滞证。

【按语】杏仁苦辛而温，主入肺经气分，功专苦降润泄，兼能辛宣疏散，故善破壅降逆，疏理开通，并能降气定喘，宣肺止咳，润肠通便。贝母苦泄甘润，微寒清热，善润肺化痰，又能清泄胸中郁结之气火。杏仁与贝母功擅止咳平喘，杏仁辛苦微温，辛能散邪，苦可下气，润能通便，温可宣滞，其治重在宣降肺气，气降则喘咳平，郁滞宣则痰浊除；贝母味甘性偏凉，甘以润燥，凉以清金除热，其治重在化痰兼清痰热，痰化则咳喘平，热清则肺金宁。沈师认为，二者伍用，一温一凉，一润一降，一以治气，一以治痰，润降合法，气利痰消则喘咳自宁。

五、知母－贝母

【用量】知母 6～12g，贝母 3～9g。

【功效】清热化痰，润肺止咳。

【主治】肺热咳逆证。

【按语】贝母有川、浙贝母之分。两者都能清热化痰，散结消痈。川贝母长于润肺化痰止咳，浙贝母长于清肺化痰，散结消痈。知母苦寒而润，既能清肺泄热，又可润肺滋阴。沈师认为，二药配对同用能相辅相成，同奏清肺化痰、润肺止咳之功，最宜用于肺痨虚热、痰少咳嗽。大凡肺痨有热，阴液耗伤，多见燥痰咳嗽，若服补肺之阳药，则热益亢而阴越亏；用苦寒之阴药，则肺燥而热不平；投甘凉滋阴之品，则恐过腻而助湿生痰。唯用此二药，既可清热化痰而不伤阴，又可滋阴润肺以补虚治燥。药虽两种，却具有虚、热、痰、燥四者并治之妙。

六、沙参－麦冬

【用量】沙参 10～15g，麦冬 6～12g。

【功效】润肺生津。

【主治】肺阴亏虚证。

【按语】沙参味甘、微苦，性微寒，具有养阴清热、润肺化痰、益胃生津的功效，《本经》中对沙参的记载："主血积惊气，除寒热，补中，益肺气，久服利人。"麦冬味甘、微苦，微寒。有润肺清心、泄热生津、化痰止呕、治嗽行水之效，《神农本草经》将麦冬列为养阴润肺之上品，言其"久服轻身，不老不饥"。沈师多年临证经验，将沙参、麦冬作为润燥剂的经典要对，具有甘寒生津、清养肺胃之功效。

第五节　消化系统病证药对

一、白术－枳实

【用量】白术 6～12g，枳实 3～10g。

【功效】健脾消痞。

【主治】脾胃虚弱，脘腹痞满胀闷。

【按语】白术味苦、甘，性温，归脾、胃经，能健脾益气，燥湿利水，止汗安胎，《医学启源》认为其能除湿益燥，和中益气，温中，去脾胃中湿，除胃热，强脾胃，进饮食，和胃，生津液。白术具有解痉、抗菌的药理作用，对胃肠道有双向调节作用。枳实味苦、辛、微酸，性微温，归脾、胃经，有行气消痰、散结消痞、通络之功效，《名医别录》曰："除胸胁痰癖，逐停水，破结实，消胀满、心下痞急、痞痛、逆气邪风痛。"具有抗炎、抗菌、抗病毒、抗变态反应、抗氧化、降脂、抑制血小板聚集、抑制癌细胞生长等药理作用。白术、枳实两药皆燥，白术升补，健脾燥湿，枳实降泄，逐痰散结，两药合用，降中有升，泻中有补，补不留滞，消不伤正，使结于心下之痰饮、水气、宿食、痞结消散运化，则气机升降自复，故沈师常用以治疗脾胃虚弱、气机阻滞、脘腹痞胀、消化不良、大便不爽等胃肠道疾病，效如桴鼓。

二、吴茱萸－黄连

【用量】吴茱萸 2～5g，黄连 2～5g。

【功效】平逆散火，清热和胃。

【主治】肝胃不和之呕吐吞酸。

【按语】吴茱萸味辛、苦，性热，归肝、脾、胃、肾经，能散寒止痛，降逆止呕，助阳止泻，《本草纲目》曰："茱萸，辛热能散能温，苦热能燥能坚，故所治之证，皆取其散寒温中、燥湿解郁之功而已。"黄连味苦，性寒，归心、脾、胃、肝、胆、大肠经，有清热燥湿、泻火解毒之功，《本草纲目》谓其"泻心肝火，去心窍恶血，止惊悸"。沈师认为丹溪所制左金丸，用黄连苦寒以清肝火，茱萸辛热以制黄连苦寒之性而免于伤正，可用于肝火犯胃之嘈杂吞酸、呕吐，寒热并用，辛开苦降，相反相成，使肝火得清，肝气条达，郁结得开，胃气得降则呕逆吞酸自除。

三、枳实－竹茹

【用量】枳实 3～10g，竹茹 5～10g。

【功效】和胃止呕。

【主治】胃气上逆证。

【按语】枳实，味苦、辛、微酸，性微温，归脾、胃经，具有行气消痰、散结消癥、通络之功效。《名医别录》曰其"除胸胁痰癖，逐停水，破结实，消胀满，心下痞急、痞痛、逆气邪风痛"，具有抗炎、抗菌、抗病毒、抗变态反应、抗氧化、降脂、抑制血小板聚集、抑制癌细胞生长等药理作用。竹茹味甘，性微寒，归脾、胃、胆经，具有清热化痰、止呕、通络之功效。《长沙药解》曰："善扫瘀浊而除呕哕，清金敛肺。"《本草汇言》曰："竹茹，清热化痰，下气止呃之药也。"具有较强的抗菌作用。沈师常两药伍用，用于胃热痰盛、胃气上逆、恶心呕吐、胸闷痰多之证，共奏清热化痰、和胃降逆止呕之功。

四、山药–扁豆

【用量】山药 15～30g，扁豆 9～15g。

【功效】补脾止泻。

【主治】脾虚泄泻。

【按语】山药味甘，性平，入肺、脾、肾经，能健脾胃、益肺肾、补虚羸，对于脾虚之食少便溏、虚劳、喘咳、尿频、带下、消渴都有较好疗效，《本草求真》谓："本属食物……气虽温而却平，为补脾肺之阴……是以能润皮毛，长肌肉。"白扁豆味甘，性微温，入脾、胃经，有健脾和中化湿之功，常用于脾虚湿盛运化失常之食少便溏或泄泻，脾虚湿浊下注之白带过多等。山药偏于补脾益阴，扁豆善于和中化湿。二药同用，相须相助，补脾而不碍脾运，化湿而不燥胃阴，健脾以促化湿，化湿更助脾运，共奏调补脾胃、和中化湿之功，使脾气得健，运化正常而泄泻自止。

五、郁李仁－瓜蒌仁

【用量】郁李仁6~10g，瓜蒌仁9~15g。

【功效】润肠通便。

【主治】肠燥便秘。

【按语】郁李仁味辛、苦、甘，性平，归脾、大小肠经，质润多脂，故润肠通便兼可行大肠之气滞，李杲谓其"专治大肠气滞，燥涩不通"，故多用于肠燥便秘而有大肠气滞之证。瓜蒌子味甘，性寒，归肺、胃、大肠经，功能润肺化痰，滑肠通便，《本草汇言》曰："其甘寒而润，寒可以下气降痰，润可以通便利结。"沈师常以两药相伍，盖郁李仁能行大肠之气，瓜蒌仁亦可肃降肺气，肺与大肠相表里，肺气降、大肠之气顺畅，再加上两药都有润肠之效，故肠润而便畅。

六、炒枳壳－陈皮

【用量】炒枳壳3~10g，陈皮3~10g。

【功效】行气消滞。

【主治】气机阻滞证。

【按语】枳壳味苦、辛、酸，性微寒，归脾、胃经，具有理气宽中、消滞除胀的功能，常用于胸胁气滞、胀满疼痛、食积不化、痰饮内停等；陈皮味苦、辛，性温，归肺、脾经，具有行气健脾、燥湿化痰的功效，用于治疗脘腹胀满、食少吐泻、咳嗽痰多。二药均具有行气消痰的作用。枳壳辛行苦降，入脾胃二经，长于行气开胸，宽中除胀；陈皮辛散苦降，芳香醒脾，长于理气健脾，调中快膈。沈师临证常两药配伍，用于脾胃气滞所致之脘腹胀痛、食积不化，使脾气健、运化旺而积滞消。

七、炒麦芽-山楂

【用量】炒麦芽 10~15g，山楂 9~12g。

【功效】消食化积。

【主治】饮食停滞证。

【按语】山楂消食化积，尤善消油腻、肉食积滞；麦芽消导积滞，健脾开胃，尤善消面食积滞。沈师常以二药合用，增强健脾开胃、消食除积、破滞除满之功，适用于饮食停滞之脘腹胀痛、嗳气腐臭、矢气频频、腹泻、大便臭如败卵等。

第六节　泌尿系统病证药对

一、黄芪－防己

【用量】黄芪 9~30g，防己 5~10g。

【功效】补气利水。

【主治】气虚水停证、风湿痹痛证。

【按语】黄芪味甘，性温，归肺、脾经，具有益气升阳、固表止汗、利水消肿、托毒生津的功效，《神农本草经》曰："黄芪，味甘微温。主痈疽，久败疮，排脓止痛，大风，癞疾，五痔，鼠瘘，补虚，小儿百病。"《医学衷中参西录》曰："善利小便，善治肢体痿废。"防己味苦、辛，性寒，归肺、脾、膀胱经，具有行水化瘀、利湿化痰之功效。《本草再新》曰："利湿，除风，解火，破血。治膀胱水肿，健脾胃，化痰。"《医学发明》云："防己大苦寒，能泄血中之湿热，通血中之滞塞，补阴泻阳。"其能扩张血管，增加冠脉流量，降低心肌耗氧量，还具有抑制血小板聚集、抑制免疫、抗炎利尿、抗肿痛的作用。黄芪扶正为主，防己祛邪为要，一升一降，补利相兼，升降调和则益气利水效强，适用于风水、风湿，症见脉浮身重，汗出恶风，小便不利，湿痹，肢体沉重麻木等。沈师常重用黄芪，一则补气固表，二则利水通络，《本草别录》言其"逐五脏间恶血"，正说明其通络作用；防己具有行水化瘀、利水消肿、除湿止痛之效。《本草求真》曰："善走下行，长于除湿通窍利道，能泻下焦血分湿热及疗风水要药。"两者相合，祛风除湿不伤正，益气固表不恋邪，风湿俱去，则表虚得固而诸症除。

二、白术－茯苓

【用量】白术 6~12g，茯苓 10~15g。

【功效】健脾利水。

【主治】脾虚湿盛证。

【按语】白术味苦、甘，性温，归脾、胃经，长于健脾而燥湿，《医学启源》认为其能除湿益燥，和中益气，温中，去脾胃中湿，除胃热，强脾胃，进饮食，和胃，生津液。茯苓味甘、淡，性平；归心、肺、脾、肾经，长于渗湿而益脾安神，《本草纲目》曰："茯苓气味淡而渗，其性上行，生津液，开腠理，滋水之源而下降，利小便。"沈师常以生白术、茯苓两者配伍，健脾化痰，二药一燥湿一渗湿，使水湿除而脾气健，脾气健而水湿得运，作用更为显著。

三、茯苓－猪苓

【用量】茯苓 10~15g，猪苓 6~12g。

【功效】健脾利水。

【主治】小便不利、水肿胀满。

【按语】茯苓味甘、淡，性平，归心、肺、脾、肾经，能利水渗湿，健脾宁心，《本草纲目》曰："茯苓气味淡而渗，其性上行，生津液，开腠理，滋水源而下降，利小便。"其利中有补。猪苓味苦、甘、淡，性平，归肾与膀胱经，有利水渗湿之功，但无补脾益中之效，且利水作用较茯苓强，适用于水湿内停之小便不利，水肿、泄泻、淋浊等。沈师认为猪苓的利水渗湿之力胜于茯苓而治标力效，茯苓健脾之用弥补了猪苓之不足，故在治疗水肿等疾患时常配伍应用，可达到标本兼治之功。

四、杜仲－川断

【用量】杜仲 6～10g，川断 9～15g。

【功效】补肾强腰。

【主治】肝肾不足之腰痛证。

【按语】杜仲性温，味甘，归肝、肾经，善于补益肝肾，强筋壮腰，安胎元，善治腰膝酸痛，腿足拘挛，《玉楸药解》曰："杜仲去关节湿淫，治腰膝酸痛，腿足挛拘，益肝肾，养筋骨。"川断性温，味苦，入肝、肾经，长于补益肝肾，强筋壮骨，通利血脉，止崩漏，《滇南本草》曰："补肝，强筋骨，走经络，止经中筋骨酸痛，安胎。"两药伍用，可增强补益肝肾、强筋壮骨、安胎之功，适用于肝肾不足所致的腰膝酸痛以及崩漏、胎漏、胎动不安等。沈师常以二药合用，补肾强腰，尤其是对老年腰痛疾患的治疗，沈师提出当辨证与辨病相结合，补肾为先，温通为主，在自拟方补肾壮阳通络汤中就有杜仲、川断配伍以达补肾壮阳、散寒蠲痹之功效。

五、杜仲-桑寄生-怀牛膝

【用量】杜仲6～10g，桑寄生9～15g，怀牛膝5～12g。

【功效】补肾，降血压。

【主治】高血压之肝肾不足证。

【按语】杜仲性温，味甘，归肝、肾经，有补益肝肾、强筋健骨、安胎的作用，《本草求真》曰："杜仲……入肝而补肾，子能令母实也。"此外，本品还可利尿降压。桑寄生，味甘、苦，性平，入肝、肾经，具有祛风除湿、活血通脉、补益肝肾之功效，《日华子本草》曰："助筋骨，益血脉。"《本经逢原》曰："桑寄生……充肌肤，……性专祛风、逐湿、通调血脉。"其具有利尿降压镇静、舒张冠状动脉、增加冠脉血流量和降低胆固醇的药理作用。怀牛膝味苦、酸，性平，归肝、肾经，具有活血通经、舒筋利痹、利尿祛湿之功效，《神农本草经》曰："逐血气。"《本草纲目》曰："五淋尿血，茎中痛，下痢，喉痹，口疮，齿痛，痈肿恶疮，伤折。"其具有改变血液黏稠度、抑制血栓形成、降低纤维蛋白原、抗炎、利胆、降血糖、降脂、增加免疫、抗衰老的药理作用。沈师临证常三者合用，补肝肾，强筋骨，活血通络，利尿降压，用于治疗肝肾亏虚之眩晕、头痛兼见血压偏高者。

第七节　杂证药对

一、黄连－肉桂

【用量】黄连 2～5g，肉桂 1～5g。

【功效】交通心肾。

【主治】心肾不交证。

【按语】黄连味苦，性寒，归心、脾、胃、肝、胆、大肠经，有清热燥湿、泻火解毒之功，《本草纲目》谓其"泻心肝火，去心窍恶血，止惊悸"。肉桂味辛、甘，性大热，归肾、脾、心、肝经，有补火助阳、引火归原、散寒止痛、温通经脉的功效。《格致余论》曰："人之有生，心为火居上，肾为水居下，水能升而火能降，一升一降，无有穷已，故生意存焉。"故心火下降交于肾水，肾水上升而济于心火，水火既济则主明下安。对于升降失常、水火不济造成的心肾不交之证，沈师认为韩懋所制交泰丸以黄连苦寒入少阴心经降心火，配伍肉桂辛热入少阴肾经暖水脏，寒热并用，相辅相成，交通心肾而夜寐得安。

二、珍珠母－石决明

【用量】珍珠母 10～25g，石决明 6～20g。

【功效】平肝潜阳。

【主治】肝阳上亢证。

【按语】珍珠母味咸性寒，入肝、心经，能平肝潜阳，定惊明目，多用于头痛眩晕、烦躁失眠、肝热目赤、肝虚目昏。《饮片新参》谓其"平肝潜阳，安神魂，定惊痫，消热痞、眼翳"。石决明味咸性平，入肝、肾经，能平肝潜阳，除热明目，常治风阳上扰、头痛眩晕、惊搐、骨蒸劳热、青盲内障。《海药本草》谓其"主青盲内障，肝肺风热，骨蒸劳极"。二药均能平肝潜阳，清肝明目，用于肝阳上亢之头痛、眩晕、耳鸣及肝热目疾、目昏翳障等证，然珍珠母又入心经，并能安神定惊，用于惊悸失眠、心神不宁等，石决明为平肝凉肝之要药，兼益肝阴，故目赤肿痛、翳膜遮睛、视物昏花等证，不论虚实，均可应用。沈师对于肝阳上亢之证，喜用两药配伍，既能协同提升平肝潜阳之效，又能养阴安神以防虚火扰心。

三、羌活－独活

【用量】羌活 3～10g，独活 3～10g。

【功效】祛风湿止痛。

【主治】风湿痹痛。

【按语】独活与羌活两药均具有祛风、散寒、除湿之功，常配伍用于风湿痹痛，外感风寒夹湿头痛、身痛等。但独活味辛、苦，性微温，归肾、膀胱经，长于祛风湿，散在里之寒湿而通利关节止痛，主治腰以下风寒湿痹及少阴伏风头痛，《本草汇言》曰："独活，善行血分，祛风行湿散寒之药也。"羌活味辛、苦，性温，入膀胱、肾经，其气味雄烈，升散发表，长于祛风寒，散肌表游风及寒湿而通利关节止痛，主治上半身风寒湿痹、太阳经头痛。《本经逢原》云："羌活……乃却乱反正之主帅……风能胜湿，故羌活能治水湿。"沈师临证对于风湿痹痛患者，喜以二药相伍，风湿同治，上下兼顾，常获良效。

四、瓜蒌-薤白

【用量】瓜蒌9～15g，薤白5～10g。

【功效】宽胸理气。

【主治】胸痹。

【按语】瓜蒌味甘、微苦，性寒，归肺、胃、大肠经，有清热化痰、宽胸散结、润燥滑肠之功，主治肺热咳嗽、胸痹、结胸、消渴、便秘、痈肿疮毒，《别录》曰其"主胸痹"。薤白味辛、苦，性温，归心、肺、胃、大肠经，有通阳散结、行气止痛之功。沈师认为瓜蒌以清降为主，善消结痰，宽胸利膈而通痹，而薤白辛散温通，散阴结而开胸痹，两药合用，上开胸痹，下行气滞，相辅相成，常用以治疗胸痹痰结症见胸痛胸闷、短气不利、时作时止者。

五、天麻－天南星

【用量】天麻 3～10g，天南星 3～9g。

【功效】祛风化痰。

【主治】风痰眩晕。

【按语】天麻味甘，性平，归肝经，功能息风止痉，《本草汇言》曰其"主头风，头痛，头晕虚旋，癫痫强痉，四肢挛急，语言不顺，一切中风，风痰"，有降低外周血管、脑血管和冠状动脉阻力，降压、减慢心率及镇痛抗炎作用。天南星味苦、辛，性温，归肺、肝、脾经，有除痰下气、化瘀通络之功效，《开宝本草》曰其"主中风，除痰、麻痹，下气破坚积，消痈肿，利胸膈，散血，堕胎"，具有祛痰、镇静、镇痛、抗自由基和脂质过氧化物的作用。沈师常二药伍用，既能祛经络之风痰，又善息肝风而止痉，适用于风痰眩晕。

第五章

临床常用经验方

第一节 创立新方

一、上呼吸道感染方

【组成】荆芥 10g，桔梗 10g，杏仁 10g，百部 10g，白前 10g，紫菀 10g，陈皮 6g，炒枳壳 6g，炙甘草 6g。

【功效】疏风解表，宣肺化痰。

【主治】上呼吸道感染。

【用法】上药浸泡 1 小时，水煎 2 次，头煎煮沸后小火煮 15 分钟，二煎煮沸后小火煮 10 分钟，每日 2 次温服。

【方解】本方取荆芥疏散风邪，为主药；桔梗、杏仁入肺经，具有宣肃肺气之功能，因而可止咳祛痰定喘；百部、紫菀、白前润肺降气，化痰止咳；陈皮、炒枳壳宽胸行气以助止咳化痰；炙甘草一能治咳，二来调和诸药，诸药相伍共奏疏风解表、宣肺化痰之效。然上呼吸道感染均属中医的外感表证，由风邪袭表而致肺气宣肃失常，故应辨证选加疏风解表药。

【加减】风寒者加苏叶 10g，防风 10g，生姜 3 片；风热者加桑叶 10g，牛蒡子 10g，薄荷 10g，连翘 15g；痰湿重者加茯苓 13g，法半夏 10g，贝母 10g，去紫菀、百部；咽痛者加金银

花 10g，连翘 15g，象贝母 10g，胖大海 3 枚，炒栀子 9g；干
咳，口渴，舌红欠津者加知母 10g，贝母 10g，瓜蒌皮 13g，芦
根 13g，枇杷叶 10g。

二、急性扁桃体炎方

【组成】金银花 10g，连翘 13g，板蓝根 10g，僵蚕 10g，
象贝母 10g，桔梗 10g，生甘草 6g。

【功效】清热解毒，消肿利咽。

【主治】急性扁桃体炎。

【用法】上药浸泡 1 小时，水煎 2 次，头煎煮沸后小火煮
15 分钟，二煎煮沸后小火煮 10 分钟，每日 2 次温服。

【方解】急性扁桃体炎常因感受风热之邪或风寒之邪，气
机不得宣泄，郁而化火，风火夹痰上扰而致咽喉两侧扁桃体肿
痛。治疗取清热解毒且有轻宣透邪作用的金银花、连翘相须为
用；板蓝根清热解毒，凉血利咽，并具有广谱抗菌、抗病毒之
效；象贝母、僵蚕化痰清火，解毒散结；桔梗伍甘草取桔梗汤
之意，用以开宣肺气，祛痰排脓。诸药相伍可获清热解毒，消
肿利咽之效。

【加减】兼表证发热者加荆芥穗 10g，薄荷（后下）9g，
牛蒡子 10g；大便秘结者加生大黄（后下）6g。

三、失音方

【组成】蝉蜕 9g，木蝴蝶 6g，胖大海 3 枚，桔梗 9g，马

勃 6g，生甘草 6g。

【功效】疏风宣肺，清热利咽开音。

【主治】失音。

【用法】上药浸泡 1 小时，水煎 2 次，头煎煮沸后小火煮半小时，二煎煮沸后小火煮 20 分钟，每日 2 次温服。

【方解】外感风邪招致肺气壅塞而致金实不鸣，故见声音嘶哑，取蝉蜕、桔梗宣透外邪，开宣肺气；木蝴蝶、胖大海、马勃均有清宣肺热利咽喉开音之功效；生甘草解毒又兼调和之效。故本方可用于治疗风邪所致肺气失宣，咽喉肿痛，声音嘶哑等。

【加减】风热者加桑叶 9g，牛蒡子 9g，金银花 10g；风寒者加苏叶 10g，荆芥 9g，防风 9g。

四、副鼻窦炎方

【组成】辛夷 9g，苍耳子 9g，荆芥 9g，白芷 9g，桔梗 9g，升麻 6g，连翘 13g，川芎 6g。

【功效】宣肺通窍。

【主治】副鼻窦炎引起的头痛、浊涕等。

【用法】上药浸泡 1 小时，水煎 2 次，头煎煮沸后小火煮15 分钟，二煎煮沸后小火煮 10 分钟，每日 2 次温服。

【方解】辛夷、苍耳子辛温发散，芳香通窍，为治鼻病之要药，其外能祛除风寒邪气，内能升达脾胃清气，尤善通鼻窍为君；荆芥、白芷辛香走窜，芳香通窍，与辛夷、苍耳子配伍，治疗鼻塞不通、流涕等，主散头面的风寒而治疗头痛及鼻塞；连翘、桔梗宣通肺气，疏风解表；川芎辛温，为血中气药，辛温走窜，上行头目，治头痛通鼻窍；升麻与连翘相伍，散火清热解毒以治鼻流浊涕。全方同起宣肺通窍之效。

【加减】黄脓腥涕多者加黄芩 9g，鱼腥草 15g；头痛甚者加蔓荆子 9g，藁本 9g。

五、带状疱疹方

【组成】龙胆草 10g，板蓝根 13g，连翘 13g，生栀子 9g，生地黄 10g，延胡索 10g，郁金 10g，白木通 9g，泽泻 10g，生甘草 9g。

【功效】清肝胆湿热，解毒止痛。

【主治】带状疱疹。

【用法】上药浸泡 1 小时，水煎 2 次，头煎煮沸后小火煮半小时，二煎煮沸后小火煮 20 分钟，每日 2 次温服。

【方解】龙胆草、板蓝根、连翘清热解毒，凉血消疹；生栀子清三焦之热毒，泻火除烦；白木通、泽泻清利湿热通血脉；生地黄清热凉血，养阴生津，滋而不腻，有逐血痹的作用，故润而能通，此方中用之可防清热解毒苦寒药物伐阴液太过；郁金入气分又入血分，合气分之血分药延胡索而获活血行气止痛之功效；生甘草解毒调和诸药。全方诸药共奏清肝胆湿热，解毒通络止痛之功。

【加减】瘀热重者加赤芍 10g，丹皮 10g，丹参 13g；发于头面部加野菊花 9g，升麻 6g，柴胡 9g；发于腰腹部者加川牛膝 10g，土茯苓 15g。

六、荨麻疹三方

1. 荨麻疹方一

【组成】荆芥 10g，防风 10g，牛蒡子 13g，蝉蜕 6g，浮萍 10g，金银花 10g，连翘 13g，苦参 10g，川芎 6g，生甘草 6g。

【功效】疏风清热，祛湿止痒。

【主治】风热型急性荨麻疹。

【用法】上药浸泡 1 小时，水煎 2 次，头煎煮沸后小火煮 15 分钟，二煎煮沸后小火煮 10 分钟，每日 2 次温服。

【方解】荆芥、防风、蝉蜕、浮萍皆为气薄性浮达表之品，主疏风解表或透疹，清热止痒；金银花、连翘佐前者加强清热解毒之力；牛蒡子、苦参疏风透毒，燥湿止痒；川芎为血中之气药，"治风先治血，血行风自灭"；甘草调和诸药。诸药合用，共奏疏风清热，祛湿止痒之功。

【加减】咽痛者，可酌加桔梗、元参等；热甚者，或酌加黄芩、生地黄、栀子、丹皮等。

2. 荨麻疹方二

【组成】麻黄 10g，荆芥 10g，防风 10g，防己 10g，白芷 10g，蝉蜕 6g，生姜皮 3g，当归 10g，川芎 10g，生甘草 6g。

【功效】疏风散寒，祛湿止痒。

【主治】风寒型急性荨麻疹。

【用法】上药浸泡 1 小时，水煎 2 次，头煎煮沸后小火煮 15 分钟，二煎煮沸后小火煮 10 分钟，每日 2 次温服。

【方解】麻黄、荆芥、防风、白芷疏风散寒；蝉蜕疏风清热，祛湿止痒；防己、生姜皮疏风利湿；当归佐川芎养血祛风；生甘草调和诸药。本方用于治疗风寒湿邪所致之急性荨麻疹。

【加减】恶寒较重者，可加附子、细辛、黄芪等。

3. 荨麻疹方三

【组成】生黄芪 13g，生白术 10g，防风 10g，当归 10g，鸡血藤 13g，首乌 10g，生地黄 10g，葛根 10g，白蒺藜 10g，僵蚕 10g。

【功效】益气养血，祛风通络。

【主治】气血亏虚之慢性荨麻疹。

【用法】上药浸泡 1 小时，水煎 2 次，头煎煮沸后小火煮半小时，二煎煮沸后小火煮 20 分钟，每日 2 次温服。

【方解】慢性荨麻疹多因病久营卫亏损，风邪入侵，导致皮疹反复发作，故本方取用玉屏风散益卫固表；当归、鸡血藤、何首乌、生地黄、葛根补血养阴通络，养血行血，血行风自灭而风疹除；白蒺藜辛散苦泄，伍僵蚕祛风止痒，可除风疹瘙痒。此方具有益气养血、祛风止痒通络之效，用于慢性荨麻疹疗效显著。

【加减】畏寒阳虚者，可加附子、肉桂、干姜等；痒甚者，加煅龙骨、夜交藤等。

七、颈部淋巴结结核方

【组成】玄参 13g，象贝母 9g，天花粉 13g，桔梗 9g，生牡蛎 30g，夏枯草 10g，连翘 10g，当归 10g，赤芍 10g，丝瓜络 10g。

【功效】清化热痰，软坚散结。

【主治】颈部淋巴结结核。

【用法】上药浸泡1小时，水煎2次，头煎煮沸后小火煮半小时，二煎煮沸后小火煮20分钟，每日2次温服。

【方解】颈部淋巴结结核多为痰火瘀阻所致，故方中以玄参、象贝母、连翘、夏枯草清热化痰消肿为君药；当归、赤芍、天花粉活血消肿，清热凉血止痛；牡蛎软坚散结，治疗瘰疬肿胀疼痛；丝瓜络在本方中功能"通经络，和血脉，化痰顺气"；桔梗为舟楫之药，载药上行引全方直达病所。诸药相伍，具有清热化痰、软坚散结之效，为治疗颈部淋巴结结核之良方。

【加减】痰火偏盛者，重用象贝母，加瓜蒌、海浮石；肿块坚硬者，重用生牡蛎，酌加三棱等。

八、肋软骨炎方

【组成】当归10g，桃仁13g，红花9g，川芎9g，延胡索12g，赤芍9g，白芍9g，柴胡9g，郁金9g，制香附9g。

【功效】理气活血止痛。

【主治】肋软骨炎。

【用法】上药浸泡1小时，水煎2次，头煎煮沸后小火煮半小时，二煎煮沸后小火煮20分钟，每日2次温服。

【方解】肋软骨炎的病因目前尚不十分清楚，可能为病毒感染或胸肋关节韧带损伤。本病主要症状为胸部疼痛并有固定部位明显压痛，故属血瘀痛证，因此取当归、红花、桃仁、赤

219

芍、白芍活血养血通络；川芎、郁金、延胡索三药辛散善行，既入血分又入气分，活血而兼行气止痛；柴胡、制香附疏肝理气以助活血理气止痛。

【加减】肿痛较显著者，加三棱、莪术；痰瘀重者，加血竭、白芥子；阴虚者，加生地黄、玄参等。

九、闭塞性脉管炎方

【组成】金银花 10g，连翘 13g，玄参 15g，当归 13g，鸡血藤 15g，天花粉 13g，皂角刺 6g，地龙 10g，牛膝 10g。

【功效】清热解毒，通脉止痛。

【主治】闭塞性脉管炎。

【用法】上药浸泡 1 小时，水煎 2 次，头煎煮沸后小火煮半小时，二煎煮沸后小火煮 20 分钟，每日 2 次温服。

【方解】闭塞性脉管炎多因气血瘀滞，热毒内盛所致，方中重用金银花、连翘，旨在解血中之热毒；玄参清热凉血解毒；当归、皂角刺养血活血，破瘀通络；天花粉清热泻火，消肿排毒以疗疮；地龙、鸡血藤品性走窜，善于行血养血，通行经络；牛膝为引经药，既能引（热）火下行，又能引血下行，《医学衷中参西录》谓牛膝："原为补益之品，而善引气血下注，是以用药欲其下行者，恒以之为引经。"闭塞性脉管炎病患于下肢，因此方中配用牛膝。全方既理气，又活血，清热解毒，通脉止痛。

【加减】湿浊瘀阻疼痛，创面分泌物多者加土茯苓 15g，黄柏 10g，制乳香 6g，制没药 6g；气阴虚者加黄芪 15g，生地黄 15g。

十、雷诺病方

【组成】当归 15g，丹参 13g，红花 13g，肉桂 6g，炮姜 3g，鹿角胶 13g，制乳香 6g，制没药 6g，黄芪 13g，川芎 9g，牛膝 9g。

【功效】益气温阳，活血通络。

【主治】雷诺病。

【用法】上药浸泡 1 小时，水煎 2 次，头煎煮沸后小火煮半小时，二煎煮沸后小火煮 20 分钟，每日 2 次温服。

【方解】雷诺病多为气阳虚所致寒凝肢体络脉瘀阻之证，故配用养血活血之当归、丹参、红花祛瘀通络，佐乳香、没药活血止痛。《医学衷中参西录》云："乳香、没药……二药并用，为宣通脏腑、流通经络之要药。"血得温则行，故取肉桂、炮姜温通经脉，辛散表里之寒；鹿角胶补肝肾，益精血，温通血脉；黄芪升阳气，补气血；川芎、牛膝均为血中气药，一上一下，引全方通达上下四肢。诸药相伍，获益气温阳、活血通络之功效。

【加减】四肢冷重者，可加附子、干姜等；久病肢端冷硬者，加首乌、透骨草；瘀血严重，加水蛭、刘寄奴。

十一、梅尼埃病方

【组成】法半夏 9g，炒白术 10g，天麻 10g，橘红 9g，茯苓 13g, 泽泻 15g, 川芎 6g。

【功效】健脾燥湿, 化痰息风通络。

【主治】梅尼埃病。

【用法】上药浸泡 1 小时, 水煎 2 次, 头煎煮沸后小火煮半小时, 二煎煮沸后小火煮 20 分钟, 每日 2 次温服。

【方解】眩晕为梅尼埃病之主要症状,"无痰不作眩""无风不作眩""诸风掉眩, 皆属于肝", 祛痰息风为其治疗主要大法。半夏辛温, 治湿痰必当取用, 因其长于燥湿祛痰; 天麻甘平, 为治风痰之要药, 善于息风止痉。二药同用, 标本兼顾, 获痰祛风平之效。《脾胃论》云:"足太阴痰厥头痛, 非半夏不能疗。眼黑头旋, 风虚内作, 非天麻不能除。"白术及茯苓均为健脾除湿药, 一燥一渗, 使水湿除而脾气健; 橘红燥湿化痰, 理气宽中; 泽泻泻水湿, 行痰饮; 白术治痰饮停聚, 诸阳不升之头目昏眩; 川芎则为本方药引, 辛窜上达脑窍, 通络除痉, 平息肝风, 正如《本草汇言》曰:"能去一切风, 调一切气。"全方共行健脾燥湿、化痰息风通络之功效。

【加减】呕吐甚者加代赭石、竹茹、生姜。

十二、干燥综合征方

【组成】生地黄 12g, 熟地黄 12g, 天冬 10g, 麦冬 10g, 沙参 10g, 生山药 10g, 山萸肉 10g, 当归 10g, 丹参 10g。

【功效】养阴润燥通络。

【主治】干燥综合征。

【用法】上药浸泡 1 小时, 水煎 2 次, 头煎煮沸后小火煮半小时，二煎煮沸后小火煮 20 分钟，每日 2 次温服。

【方解】沈师治疗此病的拟方原则为一养二润三通，养则为养肝、脾、肾，取生熟地黄养肾，山萸肉养肝，生山药养脾，而当归则养血润燥；天冬、麦冬均为甘寒濡润之品，二者为伍，润肺滋肾，清金益水；沙参润肺燥，滋胃阴而生津液，前人有"沙参补五脏之阴"之论；当归、丹参具有养血活血通络之功效。全方补而不滞，补中寓通。

【加减】阴虚火旺盗汗者加丹皮 10g，地骨皮 10g，生牡蛎 30g；气阴两虚者加太子参 13g，五味子 3g，黄芪 10g。

十三、老年便秘方

【组成】黄芪 10g，火麻仁 13g，瓜蒌仁 13g，桃仁 13g，当归 10g，枳实 9g，芒硝 6g（入上药同煎）。

【功效】润肠通便。

【主治】老年人习惯性便秘。

【用法】上药浸泡 1 小时，水煎 2 次，头煎煮沸后小火煮半小时，二煎煮沸后小火煮 20 分钟，每日 2 次温服。

【方解】沈师认为老年人便秘多因气虚血亏所致，故方中以黄芪为君药而补气，火麻仁滋养补虚，专利大肠虚秘；瓜蒌仁、桃仁均为果仁之类，瓜蒌仁治在上，桃仁治在下，可开启肺气郁闭，治疗肠中失濡之便秘难解之证；当归补血以润肠通便，用治血虚肠燥便秘；老人胃肠功能减退，常易胃肠食积，故方中用枳实消积导滞；芒硝入药同煎，不冲服，以防攻下克伐太过，此药善于润肠燥，除坚结而泻下通便。全方润肠通便，治疗老年人习惯性便秘疗效甚好。

【加减】大便秘结甚，加酒大黄 6g。

十四、风湿性关节炎方

【组成】羌活 10g，独活 10g，桂枝 10g，防风 10g，苍术 10g，当归 13g，络石藤 10g。

【功效】祛风燥湿，散寒通络。

【主治】风湿性关节炎。

【用法】上药浸泡 1 小时，水煎 2 次，头煎煮沸后小火煮半小时，二煎煮沸后小火煮 20 分钟，每日 2 次温服。

【方解】风、寒、湿三气杂至合为痹也。沈师方中用羌活、独活祛风胜湿散寒，李时珍云："羌活、独活皆能逐风胜湿，透关利节。"桂枝、当归疏风活血，养血散寒；防风散风；苍术祛湿；络石藤祛风通络消肿。全方祛风燥湿，散寒通络，善治风寒湿痹。

【加减】寒盛者选加细辛 3g，附子 9g，乌头 5g，肉桂 6g；风盛者加片姜黄 10g，威灵仙 10g，秦艽 10g，桑枝 15g；湿盛者加炒薏苡仁 30g，木瓜 13g，蚕沙 10g，防己 10g；热痹者选加忍冬藤 15g，炒栀子 10g，赤芍 10g，生石膏 15g，知母 9g，去苍术；气血两虚者加黄芪 13g，鸡血藤 15g，白术 3g。

十五、血小板减少性紫癜方

【组成】党参 13g，生白术 10g，熟地黄 13g，白芍 10g，

山萸肉 10g，旱莲草 10g，女贞子 13g，仙鹤草 15g，大枣
10 枚。

【功效】益气养血。

【主治】血小板减少性紫癜。

【用法】上药浸泡 1 小时，水煎 2 次，头煎煮沸后小火煮
半小时，二煎煮沸后小火煮 20 分钟，每日 2 次温服。

【方解】前人认为党参益气健脾而能生血且助止血，本方
中党参与白术、熟地黄、白芍同用，既达气血双补又收摄血之
效；旱莲草与女贞子二药合用，补肝益肾养血，宜久服缓补，
补而不腻；山萸肉味酸而苦涩，功能补肝肾，敛气固精微；仙
鹤草味苦性凉，伍大枣益气养血止血。据现代研究报道，仙鹤
草含有仙鹤草素、维生素 K，能使血小板增加，使凝血时间缩
短。全方用治血小板减少性紫癜确有疗效。

【加减】气阳虚者加黄芪 13g，艾叶 10g，炮姜炭 6g；阴
虚血热者加大小蓟各 10g，茅根 13g，紫草 10g，生地黄易熟
地黄。

十六、溃疡性结肠炎方

【组成】苍术 10g，炒白术 10g，炒防风 10g，炒白芍 10g，
煨木香 6g，陈皮 6g，炒薏苡仁 30g，炒当归 13g，山楂 15g。

【功效】燥湿健脾，行气和营。

【主治】溃疡性结肠炎。

【用法】上药浸泡 1 小时，水煎 2 次，头煎煮沸后小火煮
半小时，二煎煮沸后小火煮 20 分钟，每日 2 次温服。

【方解】苍术及白术同为脾胃经要药，均有健脾燥湿之功，白术得苍术，补脾之不足而泻湿浊之有余；苍术得白术，运脾湿，泻湿浊之有余而益脾之不足，可使健脾及燥湿两方面的作用均得到加强。二药合防风、白芍有痛泻要方之义，共奏补土泻木之功。木香合陈皮健脾理气行气；炒薏苡仁有健脾除湿之功效，用于脾虚湿盛之泄泻；炒当归可用于血虚而有兼大便溏软者；山楂入肝经，能行气散结止痛止泻。全方功能燥湿健脾，行气和营，治疗肝脾不和之泄泻。

【加减】黏液血便加黄连 10g，白头翁 10g，槐花 10g。

十七、失眠方

1. 失眠方一

【组成】当归 9g，丹参 9g，首乌藤 9g，茯苓 10g，五味子 6g，酸枣仁 10g，柏子仁 13g，川芎 6g，合欢皮 10g，生龙骨 30g，生牡蛎 30g。

【功效】养心安神。

【主治】神经衰弱，失眠，心悸。

【用法】上药浸泡 1 小时，水煎 2 次，头煎煮沸后小火煮半小时，二煎煮沸后小火煮 20 分钟，每日 2 次温服。

【方解】当归、丹参、首乌藤皆能补养阴血，活血通络，宁心安神；茯苓益心脾而宁心安神；五味子益气敛阴，补肾宁心安神；酸枣仁、柏子仁养心安神；合欢皮善解肝郁，能使五脏安和，心志欢悦，以收安神解郁之效；龙骨、牡蛎重镇潜阳安神；少量川芎引诸药直达上焦心之病所，携全方养心安神。

本方善治气血亏损之心神失养或心肾不交之虚烦失眠多梦等证。

【加减】肾阴虚较著，腰膝酸软者，用生地黄、女贞子、旱莲草等。

2. 失眠方二

【组成】枳实 9g，竹茹 6g，茯苓 13g，法半夏 9g，远志 9g，胆南星 6g，郁金 9g，石菖蒲 6g，连翘 13g，龙齿 30g，生牡蛎 30g。

【功效】清化痰热，安神定志。

【主治】神经衰弱，失眠，心悸。

【用法】上药浸泡 1 小时，水煎 2 次，头煎煮沸后小火煮半小时，二煎煮沸后小火煮 20 分钟，每日 2 次温服。

【方解】枳实消痞行气活血，竹茹清热化痰，二药合用降气清化痰热而除烦；法半夏燥湿化痰；茯苓益心健脾，宁心安神；石菖蒲宣气除痰，《重庆堂随笔》云："石菖蒲，舒心气，畅心神，怡心情，益心志，妙药也。"远志祛痰开窍，安神益志；郁金解郁清心安神；连翘入心、小肠经，长于清心火，除烦热；龙齿、牡蛎相须为伍而镇惊安神。诸药相伍，具有清化痰热、镇惊安神定志之功效，善治痰热上扰之失眠、心悸等证。

【加减】胸闷嗳气，脘腹胀满，大便不爽，苔腻脉滑，加瓜蒌、芦荟等。

十八、神经性头痛方

【组成】当归 10g，丹参 13g，生地黄 15g，白芍 13g，玄

227

参 13g，菊花 6g，细辛 3g，防风 9g，吴茱萸 5g，川芎 10g，络石藤 10g。

【功效】养血祛风，通络止痛。

【主治】神经性头痛。

【用法】上药浸泡 1 小时，水煎 2 次，头煎煮沸后小火煮半小时，二煎煮沸后小火煮 20 分钟，每日 2 次温服。

【方解】神经性头痛多见阴血不足，虚风内动，络脉瘀阻证，故方取当归、丹参、生地黄、白芍、玄参养血活血通络；菊花、防风、吴茱萸、细辛祛风通络止痛；川芎为治头痛之要药，李东垣言："头痛必用川芎。"其上行头目，辛温升散，祛风止痛，为全方之要药。络石藤善祛风通络，作为佐使药。此方诸药如适作加减，对外感风邪头痛也甚相宜。

【加减】血虚者，加用黄芪；瘀重者，加三七、地龙、鸡血藤等。

十九、急性胃炎方

【组成】藿香 10g，苏梗 10g，厚朴 10g，炒枳壳 10g，竹茹 6g，法半夏 6g，延胡索 10g，丝瓜络 6g。

【功效】理气和胃，降逆止痛。

【主治】急性胃炎。

【用法】上药浸泡 1 小时，水煎 2 次，头煎煮沸后小火煮半小时，二煎煮沸后小火煮 20 分钟，每日 2 次温服。

【方解】腑气以通为用，以通为补。急性胃炎胃痛伴见恶心呕吐为主症，取藿香、苏梗、厚朴、炒枳壳、延胡索行气和胃止痛；法半夏、竹茹和胃降逆；丝瓜络通经络，和血脉，化痰顺气。诸药相伍而获理气和胃降逆止痛之效。

【加减】胃寒甚者加吴茱萸 6g，高良姜 10g，白芷 10g；酗酒湿热重者加黄连 6g，蒲公英 10g，葛花 10g。

二十、泌尿系结石方

【组成】金钱草 30g，海金沙 13g，鸡内金 10g，川牛膝 10g，桑寄生 10g，续断 10g，当归 10g，益母草 13g，乌药 10g，路路通 10g，车前子（布包）10g。

【功效】利湿化石，补肾通络。

【主治】泌尿系结石。

【用法】上药浸泡 1 小时，水煎 2 次，头煎煮沸后小火煮半小时，二煎煮沸后小火煮 20 分钟，每日 2 次温服。

【方解】泌尿系结石属中医之石淋，金钱草、海金沙清热利湿，通淋排石，鸡内金善于消石磨积，三药合为本方君药；石淋病久常见虚实夹杂，故取牛膝、桑寄生、续断补益肝肾，利湿通脉；当归、益母草养血活血化瘀，利水消肿；乌药温肾散寒，行气止痛；路路通利水通络；车前子善通利水道，清热利湿。诸药共奏排石通淋、补肾养血通络之效。

【加减】小便涩痛频急尿血者去桑寄生、续断，加大小蓟各 10g，白茅根 15g，黄柏 10g，甘草梢 6g；石淋日久症见神疲乏力，脉细弱者加黄芪 13g，党参 13g，茯苓 13g，生白术 16g。

二十一、胆石症方

【组成】柴胡 9g，青皮 6g，陈皮 6g，郁金 10g，金钱草 30g，茵陈 15g，鸡内金 10g，海金沙 13g，当归 10g，赤芍 10g，白芍 10g，麦芽 13g，白木通 6g。

【功效】疏肝，利胆，排石。

【主治】胆石症、慢性胆囊炎。

【用法】上药浸泡 1 小时，水煎 2 次，头煎煮沸后小火煮半小时，二煎煮沸后小火煮 20 分钟，每日 2 次温服。

【方解】柴胡味苦微辛，气平微寒，具有轻清上升、宣透疏达之性，长于疏泄肝胆邪热；青陈皮虽本一物，但功效却各有偏重，青皮长于疏肝破气，陈皮长于燥湿健脾，二药合用，统理肝、脾、胃之气；金钱草渗泄湿热，且长于利胆排石；鸡内金消积化食，行运脾利胆化石之功；郁金能清利肝胆湿热，又长于治疗肝郁气滞血瘀之痛，与海金沙配伍，利胆通淋，化石止痛；茵陈性寒清热，清利脾胃肝胆湿热；当归养肝血活血止痛；白芍柔肝而和营止痛；麦芽疏肝解郁。全方疏利养血兼活血，通补合用而获疏肝利胆、排石通络之功效。

【加减】胁痛重加延胡索 10g，川楝子 10g；热盛大便干结者加龙胆草 9g，酒军 6g。

第二节　古方今用

一、炙甘草汤

沈师擅长治疗心脑血管疾病，处方用药颇具特色，现将沈师应用炙甘草汤治疗心悸经验介绍如下。

（一）炙甘草汤功效及应用

炙甘草汤出自《伤寒论》，又名复脉汤，由炙甘草、阿胶、麦冬、火麻仁、生姜、党参、桂枝、大枣、生地黄组成。具有补血养阴、通阳复脉之功效，主治脉结代、心动悸。沈师认为，炙甘草汤用于治疗心律失常属虚证者效果较佳，临床应用时须抓住主症，并注意药味化裁及用量。应用此方治疗心悸时须注意：炙甘草甘温益气，具有利心气之功效，治疗心悸、脉结代时当重用；生地黄具有"养心血，助心气，逐血痹"之功，与炙甘草同为主药，不能用沙参、玄参类养阴药替代，且必用重量，临证时可参考仲景原方各味药的用量，生地黄用量相当于炙甘草用量的 1~1.5 倍；桂枝辛温发散，为通心阳的要药，不能缺少，并可兼制麦冬、生地黄、阿胶、火麻仁等药物的阴腻之性，因此方中无桂枝之温通即无复脉之功效；气虚甚时可稍加重人参用量，亦可随症选加黄芪、黄精等补气养血之品，有利于宣通心阳，宁心安神；偏阳虚者适减生地黄、阿胶、麦冬等味厚滋腻之品的用量，稍加大桂枝、生姜用量；胸阳不足痰浊盛者，可选加薤白、肉桂等温通心阳的药物，助心律恢复；阴血虚者可适减姜、桂用量，选加首乌藤、黄精、玉竹、丹参、玄参等充养血脉；心血不足者，以酸枣仁易火麻仁；大便溏泄者去火麻仁；阳虚苔腻者，阿胶宜用阿胶珠；清酒可宣通血脉，推动血行，炙甘草汤诸药加清酒同煎，可增强药效。

（二）应用炙甘草汤须辨病与辨证相结合

沈师认为，应用炙甘草汤治疗心律失常，必须辨病与辨证相结合，方能提高疗效。对于某些器质性心脏病并发心律失常的情况，可参照西医学诊断，注意标本虚实兼顾，随症做适当调整。如冠心病心绞痛合并心律失常，常症见心悸，胸闷，气憋，舌苔厚腻，脉弦滑，方中需去麦冬、阿胶、火麻仁等，且不宜加珍珠母、磁石等重镇宁心安神药，因其不仅不利于通阳化浊，反易影响气血宣通，不能改善心悸和缓解心绞痛；痰浊痹阻胸阳者，可加瓜蒌、薤白、石菖蒲等宣痹通阳化浊通络之品；血瘀阻滞为主之心痛频发者，选加蒲黄、五灵脂、红花、川芎、延胡索、丹参等理气止痛活血通络药物；冠心病心律失常合并高血压属阴虚阳亢证者，炙甘草汤中用桂枝易辛温动血，宜慎用或少用，可适加育阴潜阳之品；风湿性心脏病并发心律失常而关节疼痛者，炙甘草汤中养阴滋腻药宜酌减，此类药物影响气血宣通并有留邪之弊，须随症适加养血祛风通络之品，可选用鸡血藤、白芍、桑枝、秦艽、络石藤、五加皮等；对各种器质性心脏病并发心律失常，如心衰伴全身浮肿较重，胸闷痛，心悸频作，实属本虚但表现为一派标实证者，用炙甘草汤缓不济急，当取他方治疗。应用炙甘草汤，在临床辨证基础上应结合辨病，酌加经实验研究证明有针对性治疗作用的药物。冠心病心绞痛心律失常者，可选用有扩张冠状动脉、增加冠脉血流量、降低心肌耗氧量且能降血脂而又具有强心作用的当归、赤芍、红花、山楂、黄精等药物；高血压性心脏病者，可辨证选用钩藤、决明子、丹参、地龙、桑寄生、杜仲、怀牛膝、山楂等既有降压作用又能改善心功能的药物；风湿性心脏病活动期，可选用防风、防己、络石藤、五加皮、当归、附子等祛风通络又具有强心作用的药物。

（三）影响炙甘草汤疗效诸因素

沈师临床中观察到，影响炙甘草汤疗效的诸因素和西医抗心律失常药治疗心律失常时所出现的问题是一致的。此方的疗效与病因、病理、病程有密切关系，对于无明显器质性心脏病而仅有自主神经功能紊乱的功能性心律失常疗效较好，对于严重器质性心脏病所导致的心律失常疗效较差。心脏组织因疾病而致长期的缺血、缺氧，影响组织传导，都直接影响炙甘草汤的疗效，如冠心病广泛心肌梗死、心肌病、高血压病、高血压性心脏病、风心病等，均易导致病态窦房结综合征、频发多源室性早搏、永久性房颤、高度房室传导阻滞等各类心律失常，应用炙甘草汤治疗，一般仅能改善症状。临床上对于已应用激素治疗心律失常的患者，炙甘草汤的疗效也会受到影响。

（四）验案举隅

【病案一】

戴某，女性，30岁，1978年9月20日初诊。患者发热伴牙周炎，经肌注青霉素后热退。1周后出现心前区阵发性憋闷不适，乏力。即行心电图检查报告：窦性心律，频发室性早搏，ST段压低。经门诊应用大剂量维生素C及维生素B、苯妥英钠治疗1月余未效，收入某医院住院治疗。复查心电图、心向量图报告为频发室性早搏，心肌损害。X线摄胸片示心尖向下扩大。诊断为病毒性心肌炎。先后应用苯妥英钠、氯化钾、维生素C、ATP、辅酶A、细胞色素丙等治疗1个月，早搏仍频发，8~10次/分，多发于餐后，且咽喉疼痛反复发作，患者自行出院，前来门诊治疗。症见：心悸，胸闷气短，口干咽痛，纳食可，大便干，舌暗红，苔薄，脉细稍数而结代。中医诊为心悸，证属阴虚火旺，心失所养。治以养心宁神，滋阴降火，方用炙甘草汤加减。

处方：太子参15g，红花10g，炙甘草15g，生地黄30g，玄参10g，桔梗6g，火麻仁10g，桂枝5g，当归10g，阿胶（烊化）10g，赤芍10g，郁金10g，瓜蒌10g。7剂，水煎服，每日1剂。

服上方1周后，咽痛消失，大便通畅，室性早搏基本消失，仅在劳累时出现。因工作忙，患者守方续服1月余复诊：早搏消失，咽喉无疼痛，唯有身困、胸闷、乏力，苔转薄白，脉细，已无结代，守方稍作调整继服。

处方：炙甘草 15g，生地黄 20g，茯苓 15g，牡蛎 15g，薤白 10g，当归 10g，太子参 13g，瓜蒌 15g，桂枝 5g，远志 20g，佛手 10g，首乌藤 10g，赤芍 10g。7 剂，水煎服，每日 1 剂。

上方经服 1 个月而愈。随访早搏消失未复发，已正常上班工作。

按：本例患者仅患病 2 个月，因及早服用炙甘草汤加减以扶正祛邪，使心肌损害未扩展，且心律失常得以迅速控制。方中桂枝、炙甘草、赤芍、桔梗还具有抗病毒、抗感染之功效。

【病案二】

蒲某，男性，54 岁，1979 年 4 月 8 日入院。患者患有冠心病心绞痛、心律失常 2 年，今入院治疗。平素常胸闷，心前区刺痛，劳累时尤甚，痛时出冷汗，每天发作 1～2 次，心悸气短，咳嗽痰多，畏寒，纳少，食后上腹部闷胀，头重身困，舌暗紫，苔腻微白，脉细数结代。既往有慢性支气管炎。入院检查：BP 120/80mmHg。心电图检查示频发室性过早搏动二联律。入院诊断：冠心病，稳定型心绞痛，心律失常，频发室性早搏。中医诊断为心悸，证属痰湿瘀滞型，治以化痰通络行气。

处方：薤白 15g，茯苓 15g，瓜蒌 10g，远志 10g，橘红 10g，法半夏 10g，川贝母 10g，苍术 10g，厚朴 10g，郁金 10g，佛手 10g，延胡索 10g，炒枳壳 6g。7 剂，水煎服，每日 1 剂。

上方服用 1 个月，疼痛缓解，痰少，舌苔转净后，改用益气健脾，宁心通络法巩固治疗。

处方：党参 10g，白术 10g，桂枝 10g，瓜蒌 10g，桃仁

10g，红花 10g，郁金 10g，白芍 10g，茯苓 15g，薏苡仁 15g，薤白 15g，炙甘草 15g，炒枳壳 6g。7 剂，水煎服，每日 1 剂。

上方服用 2 个月后，心痛除，心律转齐，复查心电图及运动平板试验，未见异常而出院。随访 5 年，心前区除劳累时偶感轻微胸闷外，无其他不适。

按：本例为冠心病，心绞痛发作频繁并发心律失常，中医证属痰湿瘀滞型。治疗先以二陈汤加味治其标实以祛邪化痰，活血通络，疼痛缓解，痰浊瘀阻已去大半后，再以炙甘草汤加益气健脾、宁心通络诸药，标本兼治而获效。

【病案三】

梁某，男性，53 岁，2000 年 1 月 3 日初诊。患者此前患急性后壁心肌梗死，住某院抢救治疗好转，半年后前来就诊。初诊时感心悸，气急，胸闷，偶有心前区隐痛，身困乏力，动则汗出，纳食尚可，大便溏薄，舌质暗，舌体胖大，苔薄，脉弦细而结代，心脏听诊早搏 7~8 次/分，无杂音。心电图报告示频发室性过早搏动，陈旧性后壁心肌梗死。中医证属胸痹气虚血瘀型，治以益气通阳，宁心通络。

处方：炙甘草 13g，桂枝 10g，薤白 10g，党参 13g，生地黄 20g，远志 6g，炒薏苡仁 15g，川芎 6g，茯苓 13g，丹参 10g，红花 10g，佛手 10g，山楂 13g。7 剂，水煎服，每日 1 剂。

服药 2 个月后，自觉心悸、自汗明显减少，身困乏也有所改善，原方去薤白，加黄精 10g，太子参 10g。又调治 2 个月，心悸宁，已无结代脉，但劳累偶发，休息即止。心电图亦未见早搏波形。

按：本病例证属气虚招致心脉瘀阻而致心悸，炙甘草汤中稍减养阴滋腻之品，酌加补气温通之药物，在辨证基础上选用既有降脂功效又能扩张冠状动脉的丹参、红花、山楂诸类药物。因患者便溏，故方中去麦冬、阿胶、火麻仁，并减生地黄用量，治疗过程中选药注意辨病和辨证相结合，故取得显著疗效。

【病案四】

李某，女性，40 岁，2006 年 12 月 5 日初诊。全身四肢关节游走性疼痛、酸痛，多汗，畏风数月，时感心悸，胸闷，查体：关节无红肿，心脏听诊无杂音，心率 105 次/分，抗"O"2500 单位，心电图示窦性心动过速，诊断为风湿性关节炎（活动期）。服用水杨酸钠、抗炎松和保泰松均效果不显。就诊时症见胸闷，气急，心悸，多汗，口渴，便干，畏风，舌苔薄白，脉细数。证属风寒湿痹，继而邪入心脉，营卫不和，心阴心阳俱虚，故用炙甘草汤、玉屏风散、桂枝龙牡汤三方化裁治之。

处方：桂枝 10g，炙甘草 13g，生地黄 10g，防风 10g，白术 10g，生黄芪 10g，龙骨 15g，牡蛎 15g，当归 10g，秦艽 10g，络石藤 10g，大枣 5 个。7 剂，水煎服，每日 1 剂。

连服 15 剂后，汗出减少，肢节疼痛渐减，然心悸时有发作，原方去秦艽，加党参 10g。服 15 剂后，心悸、胸闷减轻，脉已不数，抗"O"复查为 1250 单位。病情稳定后，上方改配为丸剂，继续调治 1 月余，心悸得宁，全身已无关节疼痛，仅在天阴时偶有关节轻微不适，复查抗"O"、心电图均正常。

按：本证因痹证发病较久，服用西药致汗泄过多，营卫俱虚，虽有痹痛，但证情以虚为主，故在炙甘草汤中去养阴滋腻之品，加大益气温通宁心之品用量，再加入当归、络石藤等，既祛风湿又强心，药证相符而获显效。

【病案五】

杨某，男性，47 岁。1973 年确诊为冠心病心绞痛，经常感头晕，胸闷，心悸，时有停跳感，常服用潘生丁、毛冬青等药物。1978 年 4 月 6 日入院前一天突然晕厥仆倒，经紧急救治后苏醒。入院时感心悸，胸闷，时有心前区隐痛，头晕身困乏力，畏寒，自汗，纳食尚可，脉缓细弱而结代，苔薄白，舌质暗红，血压 130/65mmHg，双下肢无浮肿，心动过缓，心律不齐，平均 45 次/分，心尖可闻及Ⅱ级收缩期吹风样杂音，心电图报告为Ⅱ度房室传导阻滞（莫氏型）。中医诊为心悸，心气不足，心阳不振，络脉痹阻，治当补气通阳化瘀。

处方：炙甘草 13g，桂枝 9g，生地黄 12g，太子参 15g，当归 10g，党参 10g，郁金 10g，茯苓 10g，小麦 30g，大枣 5 个。7 剂，水煎服，每日 1 剂。

按上方适作加减服用 1 个多月，有时加薤白、瓜蒌等通阳之品，有时加柏子仁、赤芍等宁心通络之品，诸症有所改善，自觉精神见好，胸闷心悸、心前区疼痛也有缓解，平均心率稍有增加，为 55 次/分，心电图报告未见改善，仍为Ⅱ度房室传导阻滞（莫氏型），为此加用激素地塞米松 1.5mg，3 次/日，中药仍服原方不变。服用激素第 5 天后，感心烦，整夜不眠，舌质由暗红转绛，血压也逐渐升为 150/60mmHg，原方药按证减去薤白等温通之药，桂枝减量为 5g，再加用育阴潜阳之品，经治疗 2 周，失眠、心烦诸症改善，血压平稳，症状见好，心电图未见改善而出院。

按：本病例冠心病发病已 5 年之久，冠状动脉长期供血不足，致使心肌、心脏传导组织长期缺血缺氧，并发Ⅱ度房室传导阻滞（莫氏型），虽然中医辨证应用炙甘草汤加减颇为合度，而且症状有所改善，但是心律未能转复整齐，配用激素治疗，不但无效而且副作用较大，出现失眠、心烦等。后经中药调治症状有所改善而出院。

二、补阳还五汤

补阳还五汤出自《医林改错》，由黄芪 120g，当归尾 6g，赤芍 6g，地龙 3g，川芎 3g，红花 3g，桃仁 3g 组成，用于气虚瘀阻脉络之脑卒中恢复期疗效卓著。现将沈师运用该方治疗证属气虚血瘀型之各类疾病的经验整理如下。

（一）运用要点

脑卒中运用该方治疗必须是在中风的恢复期，且确属气虚血瘀证候者方可使用，急性期肝火风痰证乃本方禁忌。因为方中大量使用黄芪，有甘温助热之弊，如使用则肝风更为鸱张，痰火越加上壅，反致病情加重。正如张锡纯所言：“若其脉洪大有力，或弦硬有力，更预有头疼眩晕之病，至病发之时，更觉头疼眩晕益甚……惟确信王勋臣补阳还五之说……脑中血管必将破裂不止也。”因此，若正气未虚或阴虚阳亢或风火痰湿邪盛，症见舌质红绛，苔厚腻或浊黄干燥，脉弦数有力的中风患者，补阳还五汤应禁用。

沈师认为，治疗脑卒中，补阳还五汤中黄芪的最大用量为30～45g，起始用量从15g开始，每周逐渐加量。若加大黄芪的用量出现了胸脘痞满等症，可少佐理气之品，如陈皮、枳壳、香橼皮；当见口干咽燥，伴见阴虚证时，可选加生地黄、麦冬、沙参、玄参等养阴清热药；原方中活血化瘀药剂量太少，应适当加大，一般每味不超过10g，不至于耗气伤阴，也可选加丹参、鸡血藤、牛膝等宁心补肾通络之品以提高疗效；若伴见言语不利可加石菖蒲、贝母、郁金、远志；口角流涎加橘红、石菖蒲、远志；口舌㖞斜，四肢颤动选加全蝎、僵蚕、蜈蚣、穿山甲，同时配用滋养肝肾之品；痰浊盛者按证选加天竺黄、贝母、瓜蒌、郁金、僵蚕、制南星、半夏、橘红等；便秘可将当归、桃仁剂量加大，并加肉苁蓉、瓜蒌仁，必要时用少量酒大黄；大小便失禁加芡实、乌药、诃子、肉桂等；心烦失眠加首乌藤、酸枣仁、柏子仁、茯神；纳食较差加山楂、麦芽、内金、神曲。

（二）拓展应用于治疗气虚血瘀诸证

沈师认为，补阳还五汤中的药物组成分为两大类：即大剂量的补气药及少量活血化瘀药。现代药理研究认为，活血化瘀药具有扩张血管，增加血流量，改善心脏射血功能，改善微循环，使血液浓、黏、聚的状态减轻或恢复，并有调节中枢和周围神经系统的作用。本方的补气药以黄芪为主，现代药理研究显示，黄芪含胆碱、甜菜碱、葡萄糖以及微量叶酸，具有强心利尿和降压作用，能加强毛细血管抵抗力，降低血脂并能改善中枢神经系统的调节作用，还能够增强免疫功能，增加血浆表面活性及红细胞表面电荷，使红细胞电泳加速，起到促进血行的功效，这和中医学的气为血帅，气行血行的理论颇为一致。文献报道，补阳还五汤还具有增加血小板内环磷腺苷的含量，抑制血小板聚集和释放反应，抑制和溶解血栓以改善微循环，促进侧支循环的作用。该方还能降低心肌耗氧量，增强心肌收缩力并能增强机体免疫功能。为此，沈师常取此方适作加减治疗气虚血瘀证型的各种疾病。

冠心病心肌梗死，可用补阳还五汤选加丹参、延胡索、葛根、瓜蒌皮、郁金、桔梗、首乌藤。雷诺病，可用补阳还五汤加附子、桂枝、鹿角胶、丹参、鸡血藤；痛剧加乳香、没药、细辛、穿山甲。血栓性静脉炎，可用补阳还五汤加牛膝、鸡血藤、益母草、蜈蚣、穿山甲；寒湿甚者加制附子、肉桂、茯苓等；瘀郁化热者加丹皮、丹参、土茯苓、忍冬藤、连翘。面瘫后遗症，可用补阳还五汤加葛根、升麻、鸡血藤、全蝎、蜈蚣。血管神经性头痛，可用补阳还五汤加细辛、白芍、葛根、鸡血藤、蜈蚣等。

（三）验案举隅

【病案一】

陈某，男性，59 岁，于 1993 年 9 月 5 日就诊。

2 个月前突然昏倒于地，急送某医院救治，经脑 CT 检查确诊为脑出血（左侧内囊部位）。就诊时右侧半身不遂，语言謇涩，气短，周身乏力，口角时有流涎，饮食二便正常，脉细弱，舌质暗，苔滑腻，血压 150/90mmHg，心肺无异常，腹软，肝脾未扪及，无病理反射引出。治以益气健脾化痰通络。

处方：生黄芪 15g，茯苓 13g，当归 9g，红花 9g，川芎 9g，地龙 9g，桃仁 9g，石菖蒲 9g，郁金 9g，远志 9g，牛膝 9g，络石藤 9g，橘红 6g。另予补气通络片 6 片/次，3 次/日，口服。

上法治疗半月余，患者能扶杖而行，身困乏力明显减轻，已无口角流涎，苔薄，脉仍细弱。上方生黄芪剂量加大到 20g，去橘红，加白术 9g。嘱患者服药同时加强语言和肢体功能锻炼。又经月余，患者语言已较清晰，能弃杖自行走动，血压稳定，脉仍弱。上方黄芪改为 30g，去石菖蒲、远志，加丹参 10g，连续服用 2 周巩固调治，嘱患者长期服用补气脉通片，注意调摄以防复中。

按：补阳还五汤中重用黄芪为君药，取其力专性走、大补元气之功效，佐以少量补血活血化瘀药，使气旺血行，"补阳还五"是取其补还亏虚之五成阳气以恢复其半身不遂之义。本例因气虚血瘀衍生痰凝湿遏之变，故在补阳还五汤中选加茯苓、白术、石菖蒲、郁金、远志、橘红等健脾燥湿化痰药。在益气养血时无忘痰瘀同病，取痰瘀同治法而获显效。

【病案二】

赵某，男性，56 岁，2007 年 9 月 25 日就诊。

1 个月前突发心前区闷痛，持续 1 小时未见改善，伴见大汗淋漓，心悸气短，手足冰凉，于急诊入院，测血压 80/50mmHg，经心电图及心肌酶相关检查诊断为急性前壁心肌梗死并发心源性休克。经治月余，诸症明显改善出院。然时有心前区隐痛，活动及劳累时易诱发，伴身乏气短，心悸，动则汗出，睡眠欠佳，纳食尚佳，二便正常，舌质暗淡，舌体胖大，脉细弱。证属气虚心脉痹阻，取补阳还五汤加减治之。

处方：黄芪 15g，当归 10g，丹参 13g，红花 10g，川芎 10g，赤芍 10g，白芍 10g，延胡索 10g，瓜蒌皮 13g，首乌藤 13g，酸枣仁 10g，茯苓 13g，陈皮 6g，龙骨 30g，牡蛎 30g，炙甘草 6g。7 剂，水煎服，每日 1 剂。

服上药 7 剂后心前区隐痛明显减轻，仅在剧烈活动时偶作，睡眠改善，上方去延胡索、瓜蒌皮、茯苓，黄芪改为 20g，14 剂，水煎服，每日 1 剂。经治月余，心痛未作，精神睡眠诸症明显改善。按原法适加补气养心通络药改作膏方调治。

按：急性心梗患者救治后病情转危为安，然心前区时有隐痛，伴有气虚血瘀痹阻心脉诸症，取补阳还五汤加用养心安神诸药调治月余，症状改善明显。据《本草正》记载，大剂量黄芪具有"补元阳，充腠理，治劳伤，长肌肉"之功效。故本例重用黄芪，取其大补脾胃元气使气旺而血行之功能，以助消除心脉之瘀阻，又黄芪为益气生肌之药，心肌梗死患者用之有助于促进坏死之心肌修复，从而增强心肌收缩力，改善心功能。

【病案三】

孙某，男性，60 岁，2006 年 10 月 4 日就诊。

多年来两下肢静脉曲张，左侧较右侧明显。现两下肢困重，午后较肿胀，翌日左下肢胀痛灼热，局部皮色暗红，触之皮肤温度较高，浮肿，按之凹陷，神疲，气短，身困乏力，大便干结已 3 日未行，舌暗淡，脉细弱。证属气虚血瘀，瘀积日久，郁而化热，治以益气活血，清热通络。应用补阳还五汤适加清热凉血通络之品。

处方：黄芪 15g，当归 13g，赤芍 13g，丹皮 13g，丹参 13g，鸡血藤 15g，地龙 10g，穿山甲 10g，泽兰 10g，连翘 13g，川牛膝 12g，忍冬藤 13g，酒军 10g，生甘草 6g。7 剂，水煎服，每日 1 剂。

服药 1 周后，大便已通顺，患肢肿胀疼痛消失，局部皮色转为暗紫色，然纳食欠佳，原方去酒军、忍冬藤、连翘，加陈皮 6g，山楂 15g。14 剂，水煎服，每日 1 剂。嘱今后若肿痛发作频繁，可考虑手术治疗双下肢静脉曲张。

按：该患者因静脉曲张导致静脉血栓形成，中医辨证乃年老气血亏虚，气虚则血行不畅，营血回流受阻，致局部肿胀，瘀血阻滞，不通则痛。瘀积日久，呈现瘀阻化热之证，故取补阳还五汤补气活血通络，再加用丹皮、泽兰、酒军、忍冬藤等清热凉血，通络消肿，又取善窜专能行散消肿、通经络而达病所之穿山甲治疗，而获显效。

【病案四】

任某，女性，50 岁，2007 年 12 月 25 日就诊。

患者于 3 个月前吹风受凉之后出现口眼歪斜，左眼不能闭合伴恶风发热，经治疗后恶风发热已除，然颜面麻木作胀，仍口眼歪斜，眼睑闭合不全，面部肌肉时有抽动，畏寒肢冷，身乏气短，舌暗淡，脉细弱。证属气虚血瘀风动，治当益气养血，活血止痉。

处方：黄芪 15g，桂枝 10g，葛根 13g，当归 13g，红花 10g，川芎 10g，赤芍 10g，白芍 10g，鸡血藤 13g，地龙 10g，

全蝎6g，蜈蚣1条，陈皮6g。7剂，水煎服，每日1剂。

服药1周后，畏寒、肢冷、身乏、气短有减，他症和舌脉同前，原方黄芪改为20g，去桂枝，继服7剂。服药2周后，面部已无抽动，舌淡暗，苔薄，脉细弱，上方黄芪加量为30g，去地龙、蜈蚣，继服14剂。经治月余，口眼歪斜已大部分纠正，眼睑也能闭合。

按：面瘫已3月余，为风邪入中而得，病患迁延日久，必耗气伤血，肌肉失去濡养且萎缩失用。临证初期，多取用温燥辛散之品，耗气动血，又处方加用地龙、蜈蚣等虫类药，虽获搜风止痉之功效，然久用此类药物却有耗气血之弊，故本例后期取用方药的重点以补气养血活血为主，气血旺盛则面肌得以营养，抗邪有力，面瘫向愈。

【病案五】

陈某，女性，25岁，2007年12月15日就诊。

患者双侧对称性指和趾端发凉、胀痛，有时累及手背及足背，皮色青紫已3年余。现冬季或平素受寒后加重，畏寒，身乏，腰膝酸软，月经量少，行经时少腹作痛。查体：患肢能扪及桡动脉和足背动脉跳动，苔薄舌暗淡，脉沉细。证属气阳虚寒凝痹证，取补阳还五汤加减治之。

处方：黄芪20g，附子（先煎）10g，桂枝10g，当归13g，红花10g，川芎10g，鸡血藤15g，益母草10g，川牛膝10g，桑枝15g，地龙10g，陈皮6g，炙甘草6g。7剂，水煎服，每日1剂。

服上药期间，适逢月经来潮，症状改善不明显且胀痛加剧，上方将黄芪改为30g，加制乳香10g，制没药10g。上药共服 14 剂后，胀痛明显减轻，然时有腹痛，胃脘不适。治以二诊方去制乳没，加苏梗 10g，延胡索 10g。上方经治 2 个月后，肢端皮色由青紫变为红润，胀痛明显减轻，月经来潮也无腹痛。

按：雷诺病属于祖国医学"四肢逆冷"的证候范畴，四肢末端为诸阳之末，肢体得阳气而温，当阳气虚衰不能温煦四末时，则肢冷苍白，病久脉络瘀阻尤甚，故取补阳还五汤大补元阳之气，温经活血通络；若属寒凝瘀阻为甚，则于补阳还五汤中加附子、桂枝、制乳没等温经散寒之药方能奏效。

【病案六】

曹某，女性，36 岁，2005 年 5 月 7 日就诊。

头痛反复发作 5 年余，常因失眠、劳累、生气后诱发。曾多次去医院检查脑 CT 及颈椎 X 线、血液生化、血流变学等，均无异常发现，诊断为血管神经性头痛。一周来工作繁忙，睡眠不实，头顶胀痛，每日发作多次，每次 3～5 分钟。平时月经来潮常提前一周左右，经血量少，常感胸闷气短乏力，饮食二便均正常，舌淡苔薄，脉细弱。证属气血亏虚之头痛，当补气养血通络。

处方：黄芪 15g，当归 13g，熟地黄 13g，赤芍 13g，白芍 13g，红花 10g，川芎 10g，丹参 13g，鸡血藤 15g，葛根 13g，细辛 3g，首乌藤 13g，砂仁 6g，炙甘草 6g。7 剂，水煎服，每日 1 剂。

服药后第 3 天，头痛即止，然他证和舌脉同前。上方去细辛，加太子参 13g。嘱长期服用调养。

按：补阳还五汤为补气活血之名方，该患者为气血两虚，劳累后头痛频繁发作，方中加用细辛，伍白芍、熟地黄养阴血而又宣泄郁结，取其通络止痛而不伤正之用，又取葛根解痉通脉、升举元气而获头痛速止之效，此为适合长期调养的方药。

三、温胆汤

沈师善用痰瘀同治法治疗老年心脑血管疾病，现将其取用温胆汤的临床经验总结如下。

（一）注意方剂出处不同，功效有差异

温胆汤原为唐代孙思邈之《备急千金要方》所载，由半夏、陈皮、枳实、竹茹、甘草、生姜等组成，"治大病虚烦不得眠"，针对胆胃不和，痰热内扰之虚烦不得眠、呕逆、惊悸不宁、癫痫之证而设。当前教科书《方剂学》所载之温胆汤源自《三因极一病证方论》，方中加用利水渗湿、健脾和胃安神之茯苓，并取用大枣和小剂量生姜（5 片），而《备急千金要方》中的生姜剂量甚大（原方中为四两），作为主药，其他的药都是用二两、三两、一两，由此可见《三因极一病证方论》之温胆汤正如罗东逸所言，"和即温也，温之者，实则凉也"，因方中加用了茯苓、大枣，减少了生姜用量，故其功效为清胆和胃，理气化痰，除烦安神。

（二）拓展运用

临床报道温胆汤可用于治疗冠心病、心律失常、高血压、脑梗死、头痛、眩晕、失眠、痴呆、癫痫、胃炎、胆囊炎、神

经官能症等数十种疾病。沈师认为，温胆汤适作加减可用于治疗肝胆脾胃不和而呈现痰证的各种疾病。如肝气郁结伴见胸胁胀闷不适，精神抑郁，失眠，舌苔厚腻，脉弦时，加柴胡、郁金、合欢花、合欢皮；兼有头痛，目眩，易怒，不寐，口苦，苔较腻而黄，脉弦数者，加龙胆草、山栀、黄芩、合欢花、合欢皮；症见胃脘胀满，胁痛，纳少，苔薄腻，脉弦，加砂仁、苏梗、川楝子、麦芽、鸡内金；伴见心气不足，心悸气短，加酸枣仁、人参；如心悸，心烦不寐，口渴，舌尖红，苔较黄腻，加黄连、山栀、远志、酸枣仁；若阴虚火旺，肾虚不固，症见夜寐不安，精神恍惚，腰膝酸软，梦遗滑精，舌质红，脉细数，加知母、黄柏、生地黄、玄参、龙骨、牡蛎等；如痰浊眩晕，头痛，苔白腻滑，脉沉，加大生姜用量，并加用川芎、白芷、细辛、藁本；苔黄腻，舌暗红者加蔓荆子、代赭石、决明子、牡蛎；而血瘀重偏寒者，加红花、川芎、当归，并加大生姜用量；偏于热者加赤芍、丹皮、丹参、郁金等。

（三）加用理气活血通络药提高疗效

温胆汤为善治痰证之方，而因痰致病者病程多长，久病入络，又痰瘀致病互为因果，且痰浊血瘀均属阴邪，易凝滞胶结难化，病难根除，治疗多需痰瘀同治，因此取用温胆汤时，应注意随证适当选用养血通络、温经通络、清热凉血通络之活血通络药；又气为血之帅，气行则血行，而化痰祛瘀、活血通络时当伍行气药，正所谓"治痰不治气，非其治也"，调畅气机有利于祛痰，行气理气才能活血祛瘀，为了加强温胆汤的临床疗效，因此方中还当配伍理气药。

（四）验案举隅

【病案一】

陈某，男性，50 岁，2007 年 9 月 10 日初诊。眩晕反复发作已 3 年，血压不稳定，波动于 140～165/90～105mmHg 之间。患者近日劳累，睡眠不实，心烦口苦，头晕甚，耳鸣，大便干燥，小便较黄，纳食尚可，舌暗红，苔腻稍黄，脉弦，心电图示窦性心律，左室高血压。西医诊断为高血压病 2 级，中医诊断为风眩，证属痰热瘀阻，风阳上扰清窍，治宜清热化痰，息风通络。

处方：枳实 9g，竹茹 9g，半夏 9g，陈皮 6g，茯苓 13g，连翘 13g，炒山栀 10g，郁金 9g，决明子 10g，钩藤 13g，地龙 9g，桃仁 13g，牛膝 9g，络石藤 9g。7 剂，水煎服，每日 1 剂。

患者服上药后眩晕减轻，睡眠见好，大便也较通畅，血压 150/90mmHg，苔薄腻微黄，舌暗不红，脉弦。其痰热之象渐减，守法调治，原方去炒山栀、竹茹，加麦芽 10g，经治疗半月余，眩晕诸症悉平，苔薄舌暗淡，血压仍为 150/90mmHg。嘱患者配服复方罗布麻片每次 1 片，每日 3 次，化痰脉通片每次 6 片，每日 3 次，较长时期调服，巩固疗效。

按：高血压病常见眩晕、失眠等症状，本例患者伴见心烦口苦，大便干燥，舌暗红，苔黄腻，脉弦之证候，此为痰热瘀阻，肝阳风动证，取温胆汤清化痰热，加用连翘、炒山栀、郁金等药清热除湿，宽胸通络；伍决明子、钩藤、地龙、牛膝平肝息风，引血下行通络。诸药合用，紧扣病机，症状改善明显。

【病案二】

张某，男性，49岁，患糖尿病已5年余，平时间断服用西药降糖药，症状时轻时重，空腹测血糖值较高，常波动于8.0~9.8mmol/L，尿糖波动于（＋＋）~（＋＋＋）之间，近日体重渐降，疲乏无力，口渴不甚，然消谷善饥，脘腹痞闷，小便黄赤，大便干结，舌质暗红，苔厚腻而黄，脉弦滑。中医辨证为痰热中阻之消渴证，治当清化痰热，调畅气机。

处方：枳实9g，竹茹9g，黄连9g，天花粉10g，瓜蒌皮13g，郁金10g，半夏6g，茯苓10g，陈皮6g，厚朴6g，麦芽10g，丝瓜络6g。14剂，水煎服，每日1剂。配用消渴丸每项8粒，每日3次。

上方服用14剂后，脘腹痞闷、消谷善饥诸症均减轻（一天进食300g即可），大便通畅，苔转薄腻，舌暗淡，原方去黄连、竹茹，加生薏苡仁30g，佩兰9g。经2周治疗，复查空腹血糖为7.0mmol/L，尿糖转阴，苔转薄净，脉弦细，但时感身困乏力，改用益气健脾和营法。

处方：太子参10g，生白术10g，黄精10g，生山药13g，茯苓10g，当归9g，丹参9g，陈皮6g，炒枳壳6g。配消渴丸每次6粒，每日3次巩固调治。

按：该糖尿病患者初诊时为痰热蕴阻中焦，根据其证而施以温胆汤化裁，加黄连、天花粉、瓜蒌皮、郁金清热化痰通络，配服消渴丸治之，经治1个月后痰热清，脘腹痞闷、消谷善饥诸症均除，血糖渐降，后再用益气健脾和营之法继续巩固疗效。

【病案三】

李某，男性，30岁，2008年11月9日初诊，驾驶员，常因食不定时，饥饱失常，而致胃脘部食后胀满，胃中灼热。曾在外院行胃镜检查诊断为浅表性胃炎。病已2年，伴见食欲不振，胃脘闷胀，灼热不适，恶心，嗳气，肢体困倦，口黏，大便不爽，苔腻微黄。中医诊断为痰浊中阻之胃脘痛，治当燥湿化痰，理气和胃。

处方：半夏9g，陈皮6g，茯苓13g，竹茹9g，枳实9g，厚朴9g，砂仁6g，大腹皮10g，海蛤壳13g，麦芽10g，鸡内金9g，丝瓜络9g。7剂，水煎服，每日1剂。

服药7剂，苔渐薄，饮食增，已无恶心嗳气和胃胀灼热不适，大便通畅，但身困乏力，原方加炒白术9g，炒枳壳6g，去海蛤壳、枳实、竹茹。再服7剂，诸症消失，嘱患者规律饮食，忌生冷，配服健脾丸调治以防复发。

按：本案胃脘痛因痰湿中阻，胃失和降，脾失健运所致，方用温胆汤而去方中大枣，以防味甘而湿浊壅滞，见湿浊有化热之势，故去生姜，加用大腹皮、砂仁理气除湿，舒畅气机，海蛤壳清热化痰，麦芽、鸡内金助消导化积，增食欲。诸药配伍得当而使湿浊化，脾气升，胃气降，气机调畅，则诸症悉平。

【病案四】

詹某，女性，40岁，2007年12月5日初诊。患者平素体弱多病，近日因公务繁忙且家事操劳，常感心悸、乏力，求治于某医院，医生告知要除外冠心病之诊断，几日来奔走于医院，忙于多项检查，体倦神疲加重，又恐惧身患冠心病，日夜思虑不安而失眠，后经各种检查医生告知其心悸并非冠心病所致，但患者已因惊恐而致失眠多梦，有时彻夜不眠，心悸，心烦口苦，纳呆胸闷，身困乏力，近1个月来夜不能寐，服用安定药亦未能有效。初诊见患者神情焦虑不安，舌稍红苔滑腻，脉细弦稍数，此为胆虚神怯，方以加味温胆汤治之。

处方：枳实9g，竹茹6g，茯苓13g，半夏6g，陈皮6g，郁金9g，川芎10g，合欢花10g，合欢皮10g，连翘10g，麦芽10g，山楂10g，丝瓜络9g，7剂，水煎服，每日1剂。

服药1周，不寐之症未见明显改善，但舌已不红，口苦心烦稍减，原方去连翘加远志9g，酸枣仁9g，经治20余天，患者每晚已能安睡3～4个小时，已无口苦、心烦不适之症，饮食增加，脉已不数，效不更法，又经治疗半月余，患者每晚已能安睡6～7个小时。

按：患者平素体弱多病，遇事繁劳，复因惊恐而致心胆两虚，心者，五脏六腑之大主也，精神之所舍也，故取方用温胆汤加养心安神药调治2个月而愈。沈师在治疗长期失眠患者时，除了药物治疗外，还多注意给患者心理治疗，使其心情舒畅，往往可取得事半功倍之效。

【病案五】

徐某，男性，65岁，2006年11月28日初诊。3年来2次脑中风，经脑CT检查，大脑左右两侧先后出现梗死，于去年秋冬之交脑中风复中，现肢体功能活动已基本恢复，然家属发现患者近几月来经常喜怒无常，神呆少言，有时外出散步经常迷途。初诊时患者面色不华，表情呆钝，口唇暗紫，小便失禁，大便秘结，数日一行，必须使用开塞露通便，舌暗红，苔腻，脉弦滑稍数。此为痰浊瘀阻脑窍之老年呆病，治当豁痰开窍通络。

处方：茯苓 13g，陈皮 6g，半夏 9g，竹茹 6g，胆南星 9g，石菖蒲 9g，远志 9g，郁金 9g，当归 13g，桃仁 13g，炒栀子 9g，络石藤 9g。7 剂，水煎服，每日 1 剂。

服药 7 剂，症状改善不大，但无不适反应，舌仍暗红，上方加酒大黄 6g。服 7 剂后大便已能自解但欠爽利，原方去酒大黄，加莱菔子 15g。经治 1 个月后，大便已通顺，夜尿多而有时不能制约，舌转暗淡，苔薄腻，上方去炒栀子，加生白术 9g，乌药 9g。又治 1 月余，患者精神大有改观，每日自己定时练习书法，晨起自行散步，腻苔转净，脉弦细，原方去竹茹、胆南星，加菟丝子 9g，益智仁 10g，枸杞 10g。继续调治 2 个月，小便已能制约，前方去远志、郁金，加鹿角胶（烊化）10g，炒山药 13g，牛膝 10g，以增加脾肾双补通络之力，先后治疗 4 个月余，诸症全除。

按：脑血管性痴呆属中医"老年呆病""痴呆"范畴，为脑中风常见之并发症，一般为肾虚痰瘀互结所致。初发时因痰浊瘀阻而致元神之府受损，多见窍闭痰浊瘀阻标实之证，治当先予豁痰开窍，疏通气血。本例患者兼有痰瘀化热之象，故取用温胆汤加石菖蒲、胆南星、远志开窍，伍当归、桃仁、炒栀子等通络之品。经治数月，痰热清，脑络渐通，逐加健脾补肾诸药以固本，标本兼顾调治数月，诸症全消。痴呆之证，虽为难治之证，但患者在发病初期及早治疗，只要辨证得当，是可以逆转的，但是必须长期坚持治疗方能见效，本例经治约半年而获痊愈。

【病案六】

华某，女，79 岁。2006 年 7 月 6 日初诊。阵发性心悸反复发作 10 余年，加重 1 月前来诊治。近日心悸，失眠，心烦，口苦，查体：舌质暗红，苔较腻，脉弦细。血压 120/70mmHg，心电图多次检查偶见窦性心动过速。西医诊断：心脏神经官能症。中医辨证为痰热内蕴，阻滞心脉，治以化痰清热，方拟温胆汤加减。

处方：枳实 10g，竹茹 6g，茯苓 10g，法半夏 6g，远志 10g，龙齿 30g，陈皮 6g，连翘 13g，赤芍 10g，丹参 13g，川芎 10g，酸枣仁 10g，牛膝 10g。7 剂，水煎服，每日 1 剂。

经治两周后，口苦、心悸等症有所缓解，夜寐不安明显改善，已能安眠 5～6 小时，然胃脘部偶有不适，原方加苏梗 13g，麦芽 13g，继续服用 7 剂，心悸未作，睡眠转佳。

按：本案例用温胆汤，主治胆胃不和，痰热内扰所致虚烦不眠、呕吐、呃逆、惊悸不宁等症。为了加大镇心养心安神通络之力度，加用龙齿、酸枣仁、丹参、赤芍而获效。

四、血府逐瘀汤

血府逐瘀汤为临床中常用的活血化瘀方，首载于清代王清任所著的《医林改错》，方药组成为当归 9g，川芎 4.5g，桃仁 12g，赤芍 6g，红花 9g，生地黄 9g，枳壳 6g，柴胡 3g，桔梗 4.5g，牛膝 9g，甘草 3g。原书开列的主治病证为头痛、胸痛、胸不任物、胸任重物天亮出汗、食自胸右下、心里热（名曰灯笼病）、瞀闷、急躁、夜睡梦多、呃逆、饮水即呛、不眠、小儿夜啼、心跳心忙、夜不安、肝气病、干呕、晚发一阵热等十九种病，实为根据血府产生"血瘀"的理论，治疗血瘀气滞留结胸中之证而设。该方用药仅十一味，但立法严谨，组方气血兼顾，升降同用，攻中有补，全方以活血祛瘀药为主，配疏肝理气之品，寓行气于活血之中，使疏泄正常，则气郁得散，气血流畅，瘀去新生。

沈师强调，临证应用血府逐瘀汤当辨清瘀血停积之部位，外伤血瘀所致的眩晕、头痛，可加用升麻、葛根等升提之品直到病所，消除瘀积。病久气血两虚可加用黄芪、丹参、鸡血藤益气养血。慢性肝炎、早期肝硬化所致胸胁胀痛时，选用入肝经之苏梗、郁金、延胡索等疏肝理气通络药，并加用白芍、枸杞等养血柔肝药可获通中寓补之效。血瘀痛经加用制香附、乌药、延胡索、益母草以助通经止痛。还应根据瘀证的病情缓急轻重不同而选用合适的活血祛瘀药，因为活血祛瘀药有化瘀、逐瘀、破瘀之分，也即活血祛瘀药的祛瘀力量有强、中、弱之别，破瘀药药性峻猛，直攻病所，使死血顽结溃解而除，化瘀药为活血力量较弱的药物，起着疏通经脉、畅流血行的作用，而逐瘀药其活血祛瘀的力度则介于两者之间。一般说来病缓证轻，瘀在经络体表而属血行不畅者，当活血化之，取用一般活血化瘀药即可；若病久证重或病在脏腑或有死血瘀块者当逐之破之。血府逐瘀汤方中桃仁为破血逐瘀药，为最强的活血化瘀药，川芎、赤芍、红花则祛瘀力量中等，当归活血力度更次之，以养血和血为主。药理药效实验证实，破血祛瘀药对血管的扩张作用比一般活血化瘀药要强。瘀血证皆为血脉不通，治疗方法当疏其血气,令其条达。还要注意瘀血证有寒、热、虚、实之分,因此应用活血药也应按证选用养血化瘀通络药、活血祛瘀通络药、破血逐血通络药、温经通络药、清热凉血通络药等。证药相符才能促进疗效的提高。

运用血府逐瘀汤当注意痰瘀同治。因为津血之间存在着互生互化关系,所以,一旦气机失常或其他原因导致津液输布失调成痰或血液运行障碍成瘀,痰瘀之间又相互影响,易致痰瘀同病。痰病致瘀可因痰在经络,滞于血中,直接阻滞脉中气血的运行,致使局部血滞为瘀;痰浊停聚于脉之内外,致使血行障碍产生瘀血。而瘀病致痰则因瘀血阻滞络道致使络中之津不能渗出脉外,络外之津也不能还于脉中,从而津液聚积化生痰浊;瘀血积聚日久,也可化生痰浊。正如唐容川谓:"血积既久,亦能化为痰水。"现代名医关幼波也言明:"气属阳,痰与血同属阴,易于胶结凝固,气血流畅则津液并行,无痰以生,气滞则血瘀痰结,气虚则血涩而痰凝。"当痰瘀同病时,因为痰瘀阴性凝滞,胶结难化,互为因果,仅去其一病难根除,故运用活血化瘀方剂如见痰瘀同病时,则应根据不同证情在活血祛瘀方中加用涤痰开窍、清热化痰、温化寒痰、润燥化痰、健脾化痰等药,增强活血化瘀通络之药效。血府逐瘀汤原为王清任专治"血府"的血瘀证,一般多用于治疗胸部病变,常用于治疗血瘀气滞之实证。有关药理药效实验证实血府逐瘀汤口服液能明显降低全血黏度和血浆黏度,对血小板聚集有抑制作用,能对抗肾上腺素引起的血管收缩,从而改善微循环障碍,还有明显的延长凝血时间的作用。这些为血府逐瘀汤治疗血瘀证提供了实验依据,在临床实践中我们也能观察到,凡具有血瘀证候各类疾病的患者，其血液流变学也都显示血液具有浓、黏、聚、凝的情况，因此，按"异病同治"的观点，我们在临床中如见有血瘀证型的内、外、妇、儿科各类疾病时，都可运用血府逐瘀汤按病性病位的不同适作加减进行治疗。

兹举 5 例验案以示运用之法。

【病案一】

王某，男性，26 岁，2007 年 10 月 5 日就诊。

1 年前因车祸而致昏迷，2 小时后苏醒，经住院治疗 3 周后出院，出院后感头晕、头痛，天气寒冷或劳累时加重，头痛甚时如锥刺状，平素睡眠差，身困乏力，饮食尚可，舌边见瘀点，舌暗苔薄，脉沉细。此为脑外伤招致血瘀清窍，治当活血行瘀通窍，血府逐瘀汤加减治之。

处方：当归 10g，赤芍 10g，红花 10g，川芎 10g，丹参 13g，升麻 6g，柴胡 6g，桔梗 10g，首乌藤 13g，陈皮 6g，麦芽 13g。7 剂，水煎服，每日 1 剂。

二诊：经治两周后，患者头目清醒，头痛未作，但身困乏力，睡眠仍欠佳。上方加酸枣仁 10g，黄芪 13g，去升麻。14 剂，水煎服，每日 1 剂。

随访：数月来头痛未再发作，睡眠改善。

按：脑震荡患者常遗留不同程度的头晕、头痛症状，实因外伤致脑络破损，瘀阻脑窍所致，取血府逐瘀汤行气活血化瘀，因瘀血积于脑窍，故原方中桔梗、柴胡升提之药必当留用并加用升麻，弃用下行之药牛膝，使活血行气诸药直达病所，瘀除而血脉通畅，脑络得养，头痛头晕诸症痊愈。

【病案二】

葛某，女性，32 岁，2005 年 4 月 26 日就诊。

患者两年前因丈夫工伤而亡，又带有幼子，生活拮据，常忧思悲哀，睡眠不实，心烦口苦，大便干燥，经行不畅，经血量少，面颊两侧色素沉着，呈现似蝴蝶状黄褐斑，舌暗淡，苔薄，脉弦细。证属肝气郁结，气滞血瘀，取血府逐瘀汤合丹栀逍遥散化裁治之。

处方：当归 10g，赤芍 10g，红花 10g，川芎 10g，桃仁 10g，生地黄 10g，丹皮 10g，炒山栀 6g，薄荷 6g，郁金 10g，柴胡 6g，桔梗 10g，麦芽 13g，炒枳壳 6g，益母草 10g。7 剂，水煎服，每日 1 剂。

二诊：心烦口苦减，大便已不干燥，本次月经来潮经量稍增多。效勿更方，上方加丹参 13g，去炒山栀。14 剂，水煎服，每日 1 剂。

三诊：黄褐斑消除大半，治以二诊方去薄荷、丹皮、益母草，加养血荣华之白芍 10g，熟地黄 10g，嘱注意调畅情志，长期服用调治。

按：黄褐斑多发病于中青年女性，患者因年轻丧夫，忧思抑郁，气滞血瘀，血热内郁，血弱不华而发黄褐斑，故采用疏肝解郁、清热凉血活血化瘀之法治疗，取丹栀逍遥散合血府逐瘀汤化裁治之。经治郁解热清，络脉气血通畅，气血上达滋荣于面部，黄褐斑渐消。

【病案三】

战某，女性，49 岁，2001 年 11 月 5 日就诊。

左胸部憋闷胀痛反复发作 4 年余，常于生气后发作，向肩背放射，伴有嗳气。外院经心血管系统相关各项检查，诊断为"冠心病心绞痛"，几年来间断服用"潘生丁""复方丹参片""硝酸甘油片"等，疼痛时发时止，情绪波动尤其生气时常诱发。当日上午与人争吵后上症又发，前来诊治。心电图示Ⅱ、Ⅲ、avF 导联 ST－T 呈缺血改变，脉弦细，苔薄腻。中医诊断：胸痹，证属肝气郁滞，心脉瘀阻。

处方：柴胡 10g，苏梗 10g，郁金 10g，厚朴 10g，当归 10g，赤芍 10g，红花 10g，丹参 13g，川芎 10g，延胡索 10g，桔梗 10g，甘草 6g。7 剂，水煎服，每日 1 剂。

二诊：服药后胸闷胀痛明显减轻，但仍有胸闷，嗳气，睡眠欠佳，舌脉同前。原方加合欢花皮各 13g，首乌藤 13g，白芍 10g，去厚朴。

三诊：服药后半月诸症悉除，心电图复查已正常，嘱服逍遥丸合血府逐瘀口服液 2 周巩固调治，并注意调畅情志。

按：心主血脉，肝藏血，肝气舒畅则心气和，肝气郁滞则心气郁，心血不畅。患者常因生气而伤肝，气机失畅，气滞血瘀，瘀阻心脉，故胸前胀痛频发，取血府逐瘀汤加减治之。该方含有四逆散疏肝行气、桃仁四物汤活血化瘀，共奏行气通络之效，后期加用合欢花皮、首乌藤、白芍以助血府逐瘀汤疏肝柔肝，养心血安神通络。血府逐瘀汤中牛膝，沈师在治疗上焦之血瘀病证时常弃用。

【病案四】

张某，男性，70 岁，2004 年 5 月 6 日就诊。

3 个月前右侧胸胁部沿神经分布暗红色米粒状丘疹和绿豆大小成簇水疱疹，排列成带状且有刺痛灼热感，经治 2 周后皮损处丘疱疹消失，然每日刺痛频繁阵发，影响睡眠。曾应用封闭疗法并服用镇痛药，止痛效果不佳。平时大便较干结，查体：右侧胸胁部有约 1cm×6cm 大小的带状褐色斑，触之不疼痛，舌暗红苔薄，脉弦细。治宜活血化瘀，理气止痛，取血府逐瘀汤加减。

处方：当归 13g，丹参 10g，红花 10g，川芎 10g，赤芍 13g，丹皮 10g，桃仁 13g，生地黄 13g，延胡索 10g，九香虫 10g，郁金 10g，柴胡 10g，黄芪 13g，陈皮 6g，炒枳壳 6g，酒军 10g。7 剂，水煎服，每日 1 剂。

二诊：大便已通畅，疼痛发作次数减少，2～3 日发作 1 次，其程度也有所减轻，且能忍受。原方去酒军，加鸡血藤 13g。14 剂，水煎服，每日 1 剂。

经治两周痊愈。

按：老年带状疱疹患者，经治疗丘疹消退后，仍见剧痛频发，实因年老气血亏损，致邪毒遗留患处，经脉气滞血瘀，故取血府逐瘀汤加用益气养血、凉血清热解毒、活血通络药物黄芪、丹参、丹皮、郁金、酒军之类治疗，为了加速止痛之效，更加用气香走窜、温通利膈及行气止痛之效的九香虫。沈师常用九香虫配延胡索、郁金、赤白芍治疗气滞血瘀之胸胁部顽痛等诸类病证。

【病案五】

程某，男性，67 岁，2005 年 6 月 4 日就诊。

小便滴沥不畅 3 年，有时伴有少腹坠胀、腰部困重。于他院检查：前列腺Ⅱ度肿大，活动度小，表面尚光滑，前列腺液检查白细胞（＋），卵磷脂小体 30%，诊断为慢性前列腺炎。

昨日外出，旅途中劳累，又淋雨而归，晨起小便频急不畅，小腹坠胀，腰困重，苔薄腻，舌暗稍红，脉弦稍数，小便常规检查未见明显异常。中医辨证为下焦湿热瘀阻，气血瘀滞，治宜清利湿热，活血祛瘀，取四妙散合血府逐瘀汤化裁治之。

处方：苍术 10g，黄柏 10g，川牛膝 10g，生薏苡仁 30g，车前草 13g，泽泻 13g，连翘 13g，当归 10g，赤芍 13g，泽兰 10g，益母草 10g，炒枳壳 6g，生甘草 6g。7 剂，水煎服，每日 1 剂。

二诊：小便已无不适，少腹坠胀感也消失，但腰困重时见，舌暗，脉弦。上方去连翘、泽兰、车前草，黄柏改为 6g，加桑寄生 10g，杜仲 10g。14 剂，水煎服，每日 1 剂。

三诊：不适诸症悉除，复查前列腺仍肿大，但前列腺液检查明显改善，仅见 2～3 个白细胞，卵磷脂小体明显改善，已达 65%。嘱常服金匮肾气丸与血府逐瘀口服液调治。

按：慢性前列腺炎、前列腺增生为老年常见病，属于中医之淋证、淋浊范畴。发病因年老体虚，肾气亏虚，精道气血瘀滞所致。本次急性发作实因劳累和淋雨而诱发，故取四妙散合血府逐瘀汤化裁治疗，病位在下焦，故弃用血府逐瘀汤中之上行诸类升提药，加大清利下焦湿热之凉血通络之力度，诸药合用以达清利湿热、活血通络之效。经治后湿热清，瘀痛诸症也除，后期取用标本兼治之法，嘱长期服用金匮肾气丸和血府逐瘀口服液。半年后因急性肠炎前来就诊时获悉，原慢性前列腺炎诸症再未发作。

五、半夏白术天麻汤

半夏白术天麻汤其同名之方有三，现临床多用《医学心悟》所载之方，也即全国高等中医药院校规划教材《方剂学》选列之方，由半夏、天麻、茯苓、橘红、白术、生姜、大枣组成，具有化痰息风、健脾祛湿之功效，主治风痰上扰，眩晕，呕恶，舌苔白腻，脉弦滑诸症。而《医学心悟》的卷三篇中，又载有同名之半夏白术天麻汤，将上方之白术由9g改为3g，加蔓荆子3g，功能化痰息风，止痛定眩，主治痰厥头痛，眩晕，恶心，呕吐或咳吐痰涎，胸脘痞闷，舌苔白腻，脉弦滑诸症。《脾胃论》载半夏白术天麻汤由黄柏、干姜、天麻、苍术、茯苓、黄芪、泽泻、人参、白术、炒神曲、半夏、大麦、陈皮组成，为温凉并举、补泻兼施之方，具有化痰息风、益气和胃之功效，主治气虚、风痰上扰兼有下焦湿热之证，症见头痛，眩晕欲吐，烦闷不欲言，四肢不温，不得安卧，舌淡苔白腻，脉弦滑等。现将沈师运用教材《方剂学》所载之半夏白术天麻汤的证治经验总结如下。

脑卒中证候如见半身不遂，偏身麻木，头晕沉，身困重，胸脘满闷，纳食不香，便溏，苔白腻，脉弦滑之风痰瘀血痹阻脉络证，可用半夏白术天麻汤治疗，但应加强活血祛瘀通络之力度，即应适当加用活血通络药，如当归、红花、川芎、三七等。如痰湿较重，可选加制南星、石菖蒲、远志、苍术、炒薏苡仁等燥湿化痰、健脾利湿之药。原方中甘草、大枣当弃用，以防助湿壅气生热，令人中满。如见痰湿瘀阻，蒙蔽心神之脑中风阴闭证，半夏白术天麻汤缓不济急，必须配用苏合香丸并加用涤痰开窍汤药灌服。

高血压病主要症状为眩晕、头痛，祖国医学把本病归属于风眩或头痛范畴，本病的发生常与情志失调、饮食失节、内伤虚损等因素有关。患者常因恣食肥甘、酗酒、饮食不节而损伤脾胃，脾失健运，水湿代谢失调，湿浊壅遏，痰浊内蕴，痰生热，热生风，风痰上扰清窍而发病。故高血压病多见痰湿壅盛、肝风内动诸症，沈师常用半夏白术天麻汤加减治疗。沈师认为：高血压患者病程长，久病入络，舌象多见暗红或暗淡，或见瘀点，其病理改变多见动脉血管狭窄，因而外周血管阻力增加，气血运行受阻，故与中医血瘀证关系密切，为此强调，诊治高血压病时应注意到血瘀化风为患，在运用半夏白术天麻汤治疗痰湿壅盛风动证之高血压病时，应加用活血祛瘀之药。如眩晕较甚，加白蒺藜、钩藤、僵蚕；头痛甚者加全蝎、蜈蚣、僵蚕、地龙；痰湿重者加石菖蒲、远志、制南星；痰多黏稠苔黄者加象贝母、天竺黄、胆南星、郁金；大便干结者加枳实、莱菔子、厚朴、桃仁。

血管性痴呆病位在脑，其病因不外虚、瘀、痰、风，多见于脑卒中病后。年老肾气亏虚，肾精失充，脑髓失养，脑卒中发病招致气血痰瘀互阻，风痰上扰清窍，沈师对该病证的治疗大法为补肾健脑治本虚，祛瘀化痰息风治邪实。如见风痰上扰，瘀阻清窍，可用半夏白术天麻汤加味治之，加用养血活血、温经通络药，适加填精补髓启智药，当风平痰化瘀消，则以补肾填精启智为主，养血活血健脾化痰为辅治之。

梅尼埃病为内耳一种非炎症性疾病，主要症状为阵发性眩晕、耳鸣、恶心、呕吐等，属中医"眩晕"范畴，是眩晕的一种特殊证候。有人根据本病特点，认为其发病与耳窍有关，称为"耳眩晕"，以示与一般眩晕的区别。本病反复发作，多因先天禀赋虚弱、房劳过度、饮食不节或病后失养，耗精伤髓。病性属本虚标实证，虽以虚证居多，然发病时常见风、火、痰、虚等不同因素兼杂，前来求诊者多以突发眩晕为主症。眩晕总不离肝、肾两脏，其病在肝，本在肾。"诸风掉眩，皆属于肝""无风不作眩"，病之症状虽然在头部，然其病机分析均与三焦密切相关，在上多属风痰，在中多为清阳不升，浊阴不降，在下则为肾虚。患者眩晕发作的同时，常伴见腹满闷、恶心呕吐、痰涎甚多等症，此为中焦痰浊内停，痰阻经络，诸阳不升，浊阴不降，风痰上扰，脑窍失利，故发为眩晕，正如朱丹溪所言"无痰不作眩"。故治疗时以息风祛痰通络为主要大法，可用半夏白术天麻汤加减治疗，一般方中适加川芎、当归等温经通络药。若见口苦，呕吐甚，大便干结，苔腻而黄，脉弦滑数兼有痰火证候者，加竹茹 10g，黄连 6g，枳实 10g，莱菔子 15g。

【病案一】

孟某，男性，63 岁，2006 年 3 月 23 日初诊。

主诉为头晕，左半身麻木无力，言语不利 1 月余。患者就诊时感头晕沉重，喉中痰鸣时作，左半身麻木无力，语言不利，纳差，大便如常。曾在外院检查头颅 CT 示脑梗死。查体：血压 150/90mmHg，舌质暗红，舌苔厚腻，脉弦细。诊断为缺血性中风（脑梗死，高血压病 2 级）。此为风痰阻络，窍闭不通，经脉不利，筋骨不养，治宜息风化痰，开窍通络。方拟半夏白术天麻汤化裁。

处方：天麻 10g，白术 10g，茯苓 13g，法半夏 10g，石菖蒲 10g，远志 10g，陈皮 6g，僵蚕 10g，郁金 10g，红花 10g，川芎 10g，丹参 13g，牛膝 10g，麦芽 13g，丝瓜络 10g。7 剂，水煎服，每日 1 剂。嘱继续服用降压药卡托普利。

二诊：服药 7 剂，血压 140/86mmHg。头晕症状减轻，效不更方。期间外感风寒，流涕，鼻塞不适，胃部不适，方中加入防风 10g，白芷 10g，川断 10g，去丹参、郁金。服用数日后，表证除，仍用初诊之方，适作加减。服 30 余剂后，肢体麻木消失，语言渐清晰，诸症明显好转。

按：本案取半夏白术天麻汤化痰息风，加石菖蒲、远志、僵蚕以加强化痰散结开窍之力，红花、川芎、丹参、郁金、牛膝活血通络。但在治疗过程中，偶感风寒之邪，出现流涕、鼻塞不适、胃不适，故再加入白芷、防风。白芷为阳明之药，又可引药上行达面部助化痰祛风，防风加强祛头面部风痰之功效，加川断治疗下肢困痛无力不适。《本草备要》曰："川断苦温补肾，能宣通血脉而理经脉。"诸药相伍，使痰浊得祛，肝风平息，瘀血得消，肾脾气化得助，诸症得除。

【病案二】

李某，男性，72 岁，2006 年 2 月 27 日初诊。

主诉为头晕沉、身困重十余年，伴胸闷，下肢肿，大便干结。患者有高血压病史十余年，断续服用卡托普利片、北京降压 0 号片治疗，血压控制不理想。曾在外院 CT 检查示腔隙性脑梗死。查体：血压 160/100mmHg，舌质暗，苔白腻滑，脉弦。诊为痰瘀闭阻，风痰上扰，清阳不升，浊阴不降，胸阳不振，故见头晕、头沉加重，嗜睡，胸闷，下肢肿，大便干结，当标本兼治，息风化痰，利湿通络。

处方：天麻 10g，生白术 10g，茯苓 13g，法半夏 10g，枳实 10g，莱菔子 15g，当归 13g，桃仁 13g，川芎 10g，红花 10g，益母草 10g，牛膝 10g，郁李仁 15g，泽泻 13g，陈皮 6g。7 剂，水煎服，每日 1 剂。嘱服北京降压 0 号片，每日 1 次，每次 1 片。

二诊：服药 7 剂，血压降至 140/90mmHg，头晕、头沉减轻，大便已不干结，下肢肿减，效不更方。上方略作加减，服药 1 月余，下肢肿全消，血压稳定在 140～130/90～86mmHg之间，但仍夜尿频，每晚起夜 3～4 次，原方去泽泻、郁李仁、益母草，加乌药、肉苁蓉、菟丝子，又服用半月余，诸症明显改善。

按：半夏白术天麻汤化痰祛湿之力较强，并能平肝息风，然原方活血通络之力较弱。高血压病证见风痰上扰，瘀阻清窍，常表现为眩晕、头痛，沈师运用该方通常加大温经活血通络之力度，故本案例治疗取半夏白术天麻汤加当归、桃仁、红花、川芎、牛膝温经活血，痰瘀同治，使痰浊去而瘀血除，血脉畅而痰浊消。加枳实、莱菔子加强行气降浊之力，益母草活血而利水，郁李仁润肠通便而利水，泽泻利水降浊。益母草因有报道使用过久有损肾功能的情况，故肿消即停用。经上方治疗后头晕沉、大便干结、嗜睡三症消失，血压平稳，后期出现尿频，尤以夜尿多，无尿急、尿痛，说明邪去十之七八，表现为肾阳气虚，膀胱固摄无权，故取乌药治膀胱冷气，小便频数；菟丝子强阴益精，温而不燥，治五劳七伤、精寒淋沥；肉苁蓉补肾门相火而滑肠通便，使便通而气之元阳得充，更助气化水行。药证相符，疗效甚佳。

【病案三】

托某，男性，61岁，2001年1月7日初诊。

家属代诉患者1周来语无伦次，思维反应异常。患者于1996年患脑梗死，发病时无昏迷，然半身不遂，经治疗后肢体活动已恢复，然血压仍偏高（未能长期坚持服用西药降压药物）。于2001年初见患者时有胡言乱语，定向障碍，不能识别家门和房内卫生间，两手不自主抖动。就诊时见表情淡漠，反应迟钝，嗜睡，语无伦次，手抖动，时有咳痰色白，纳差，大便不畅，小便数。查体：血压150/100mmHg，舌体胖大，舌质暗淡，苔白腻，脉弦滑。此为呆证，证属痰瘀互阻，风痰上扰清窍，脑脉不通，脑窍失于滋养。先予化痰息风，开窍通络，方用半夏白术天麻汤加味。

处方：天麻10g，炒白术10g，茯苓13g，法半夏10g，橘红10g，远志10g，石菖蒲10g，郁金10g，制南星6g，贝母10g，红花10g，当归10g，川芎10g，桔梗10g，地龙10g。7剂，水煎服，每日1剂。嘱每日定时服用北京降压0号1片，化痰脉通片每日3次，每次5片。

复诊：上法治疗2个月后，血压正常，已能识别住处，自行去卫生间，语言对答大致切题，原方去制南星、郁金，加益智仁、菟丝子、乌药温肾益智，巩固治疗。

按：该患者呆病因脑中风而得，属血管性痴呆，中医辨证属风痰瘀血上扰痹阻脑窍，方用半夏白术天麻汤加用石菖蒲、制南星、远志、郁金等开窍药，合以养血温经活血通络药当归、红花、川芎，再加用虫类药物搜风通络，配用自制化痰脉通片（含天麻、半夏、石菖蒲、贝母、远志、地龙、水蛭等息风化痰、活血通络药）提高疗效。原法治疗2个月后，患者语言对答已切题，定向识别也已恢复，生活基本自理，仅夜尿频。原方去胆南星、郁金，加温肾阳益智之菟丝子、益智仁、乌药，并嘱坚持服用降压药物，保持血压平稳，随访4年，已渐康复。

【病案四】

陈某，女性，38岁，2007年11月4日初诊。

近两年来曾两次因劳累或饮食不节而致突然眩晕，伴恶心、呕吐，外院查颈椎X片、头颅CT均无异常发现，服用"奋乃静"及休息数日即愈。昨晚途中冒雨而归，睡眠不实，晨起眩晕甚，头闷胀，感房屋旋转，恶心，脘腹胀闷，身恶风，不发热，前来诊治。查血压120/70mmHg，四肢活动正常，脉弦滑，苔白腻较厚。此因外感风寒又饮食肥甘，劳倦失眠，伤及于脾，脾失健运，湿浊内停，清阳不升，浊阴不降，风痰上扰，脑窍失利而致病。

处方：苏叶10g，防风10g，白芷10g，天麻10g，炒白术10g，茯苓13g，法半夏10g，生姜3片，泽泻13g，川芎10g，丝瓜络10g。3剂，水煎服，每日1剂。

二诊：头晕、头闷胀减，已无恶风不适，脘腹稍有闷胀，脉弦，苔较腻。上方去苏叶、防风、白芷，加厚朴10g，续服3剂调治，诸症全消。

按：本案例为外风引动内风，脾失健运，风痰上扰，脑窍失利，发为眩晕。患者就诊时恶心、呕吐，故初诊取用半夏白术天麻汤加苏叶、防风、白芷祛风燥湿，服药 3 剂，疗效甚佳，减祛风解表药，加厚朴加大行气燥湿之力度。先后服药 6 剂，诸症全消。沈师在治疗脑动脉硬化、耳源性眩晕、脑震荡引起的眩晕等病时，辨证见有痰浊壅阻者，常以半夏白术天麻汤加用川芎、泽泻。川芎辛窜走上，通达脑窍。泽泻降浊阴，张仲景的泽泻汤有治眩晕的记载，《本草备要》曰："泽泻……养五脏，益气力，起阴气，补虚损，止头旋。"现代药理研究证实泽泻具有降低内耳迷路水肿和降血脂的功效。

六、天麻钩藤饮

（一）拓展运用方

天麻钩藤饮出自《杂病证治新义》，其原方为：天麻 9g，钩藤 12g，生石决明 18g，山栀 9g，黄芩 9g，川牛膝 12g，杜仲 9g，益母草 9g，桑寄生 9g，夜交藤 9g，朱茯神 9g。具有平肝息风，清热活血，补益肝肾之功效。主治肝肾阴虚，肝阳上亢，肝风内动，络脉瘀阻所致头晕、头痛、心悸心痛、肢体抖动、失眠多梦，症见口苦面红，舌暗红苔黄，脉弦细或数等。

沈师临证应用若见肝肾不足，阴虚阳亢风动所致眩晕、头痛者，减黄芩、山栀，选加生地黄、玄参、女贞子，或加龟甲、鳖甲、龙骨、牡蛎等重镇潜阳，再加赤芍、丹参、少量川芎以助通络，加强镇痛止晕之效；心烦，失眠，夜尿频数者加炙远志、酸枣仁、五味子、知母、天冬、乌药、益智仁以养心安神；营阴亏虚阳亢风动并见胸痛者加用丹参、郁金、延胡索、瓜蒌皮、红花、川芎以宽胸理气，通络止痛，去黄芩、山栀；两目干涩，大便干结者加用决明子、生地黄，适加少量菊花、酒军以清肝明目通便；震颤为肝肾阴虚，阳亢风动所致者去山栀、黄芩，选加生地黄、熟地黄、玄参、山茱萸、白蒺藜、龙骨、牡蛎、全蝎、地龙、鳖甲、龟甲等滋阴息风，再加丹参、赤芍、白芍、鸡血藤等养血活血通络；中风半身不遂为阴虚阳亢风动所致者，加玄参、天冬、白芍等滋阴，助柔肝息风，加龙骨、牡蛎、代赭石等镇肝潜阳，再加丹参、红花、赤芍、川芎、地龙增强养血活血通络之力度，减黄芩、炒山栀，重用牛膝引血下行助活血通络；当痰热风火内闭清窍时取用天麻钩藤饮则缓不济急，必须加用羚羊角粉、三七粉及胆南星、郁金、竹茹、夏枯草、丹皮、赤芍等清肝息风祛痰通络诸药，必要时加用安宫牛黄丸口服，清开灵注射液静脉滴注以助辛凉开窍。

（二）验案举隅

【病案一】

陈某，女性，55 岁，于 2007 年 8 月 15 日初诊。

患者有高血压病史 5 年余，平时血压波动在 150～160/90～100mmHg 之间，间断服用卡托普利和牛黄降压丸等降压药。近半个月因操劳女儿婚事，出现头晕、头痛、耳鸣、失眠、心烦、口渴、大便较干等症。测血压 170/100mmHg，服用卡托普利每日 3 次，每次 25mg，血压控制不理想，诸症改善不明显，查舌质暗红，苔薄欠津，脉弦细。证属肝阳上亢，肝风内动，络脉瘀阻，取平肝潜阳佐养心安神通络法，予天麻钩藤饮加减。

处方：天麻 10g，钩藤 15g，生石决明 30g，决明子 15g，玄参 13g，生地黄 13g，赤芍 13g，白芍 13g，丹参 13，川芎 6g，首乌藤 13g，朱茯苓 13g，陈皮 6g，怀牛膝 10g。7 剂，水煎服，每日 1 剂。

二诊：血压 150/90mmHg。头晕、头痛减轻，已无口渴，大便通畅，时有耳鸣，睡眠欠佳。舌质稍红，脉弦细。原方加磁石 30g，酸枣仁 10g，去生地黄。7 剂，水煎服，每日 1 剂。

三诊：上周血压波动在 130 ~ 140/80 ~ 90mmHg。头晕、头痛缓解，睡眠较前改善，偶有耳鸣，舌脉同前。效勿更方，初诊方加磁石 30g，代赭石 15g，再服 7 剂，巩固调治。

按：患者证属肝阳上亢，肝风内动，络脉瘀阻，取天麻钩藤饮加减治疗而获显效，方中天麻、生石决明具有平肝息风之效；玄参、生地黄、白芍以滋水涵木，养阴息风；牛膝引血下行；佐以首乌藤、朱茯苓安神定志；川芎、赤芍、丹参活血通络。诸药合用，共奏平肝息风、活血通络、清热凉血通络之功效。现代研究证实天麻、钩藤、石决明对冠脉血管及外周血管有一定程度扩张作用并能降压，又经多方研究证实杜仲、牛膝、桑寄生三味药相合的煎剂能明显降低动脉血压。

因高血压病的病理特点是血管弹性降低，血管紧张度较高，血流外周阻力增高，导致血流不畅，和中医瘀证相似，因此沈师常用该方治疗高血压病之肝阳上亢证，并加用活血化瘀之丹参、赤芍、丹皮、川芎等通络药而获降压之效。沈师认为，应弃用原方中苦寒直折伤阴之黄芩、山栀，因为该病所见热象和风动证候常为阴虚生热，阴虚阳亢生风，故方中应多配伍生地黄、玄参、鳖甲、龟甲之类滋阴清热、潜阳息风之品，当肝热较重时可选加夏枯草。如见肝热导致眼目干涩，大便干结者，可取用甘苦微寒之决明子、菊花等药，既能清肝明目，润肠通便，又能降血脂。

【病案二】

陈某，男性，62 岁，2000 年 9 月 1 日初诊。

患者有高血压病史已多年。经常头晕，耳鸣，腰困，眼目干涩，长期服用复方降压片。因近日劳累，又与家人争吵，致猝然昏仆 2 小时急诊入院。症见右侧偏瘫，喉中痰鸣，面赤气促，时而四肢抽搐，大便 3 日未解，舌质暗红，苔黄而燥，脉弦滑数。血压 180/110mmHg，颅脑 CT 示左侧内囊出血。证属痰热风火内闭清窍，治以清肝息风，涤痰开窍，通腑泻热。

处方：羚羊角粉2g，三七粉（冲服）4g，天麻10g，钩藤15g，生石决明30g，决明子15g，胆南星6g，郁金10g，贝母10g，枳实10g，僵蚕10g，丹皮10g，赤芍10g，夏枯草10g，牛膝10g，大黄粉（冲服）3g。水煎服，每日 1 剂，分 2 次灌服。安宫牛黄丸每次 1 丸，每日 3 次灌服；清开灵注射液40ml，每日 2 次静滴。

药后当日即解大便两次，抽搐止，但仍有躁动，原方去大黄粉继服。第 3 天患者苏醒，舌质暗红，苔黄腻。原方去胆南星、僵蚕、贝母，加地龙 10g，丹参 13g，停用安宫牛黄丸，按病情演变加减调治。三周后患侧下肢已能活动，但语言欠清晰，血压尚平稳，130～140/80～90mmHg。嘱回家常服平肝脉通片（院内制剂，此片剂取天麻钩藤饮为主方，适当加用清热凉血通络和清热润燥化痰药制成），卡托普利25mg，每日 3 次口服。嘱调畅情志，饮食清淡，2 个月后随访基本痊愈。

按：脑中风为本虚标实之病证。其本在阴阳气血亏虚及脏腑虚损，病之标为风火痰瘀。沈师强调，脑卒中虽然有多种发病诱因，但均有共同的发病机理，即痰瘀互结。因此，沈师治疗脑卒中，只要不是脱证，在采用活血通络法的同时还兼顾祛痰，使瘀祛痰化，经隧畅达，气血流畅，正气盎然，而获诸症祛除之效。本案患者发病前有高血压多年，年过花甲，肝肾渐见亏损，阴精渐亏，发病时怒气伤肝，导致痰热风火上扰而内闭清窍。方取天麻钩藤饮和羚角钩藤汤化裁，取羚羊角粉清肝镇痉息风；三七粉化瘀止血；大黄粉清热泻实通腑，助痰化热清瘀消；贝母、郁金、胆南星清热化痰开窍；丹皮、赤芍、夏枯草清热凉血通络。又取用安宫牛黄丸、清开灵注射液以清热解毒，化痰活血，醒脑开窍。药证相符，抢救及时而助患者苏醒，恢复期用平肝脉通片调治两月余，疗效显著。

【病案三】

赵某，男性，48 岁，2005 年 3 月 20 日初诊。

患者两年来阵发胸闷心痛，曾做心电图等检查确诊为冠心病心绞痛，既往血压时有波动，伴头晕，右侧肢体麻木，服用尼群地平治疗后血压维持正常。近日公务繁忙，感头晕口渴，睡眠不安，大便较硬，今晨上班途中突发心痛，历时 2～3 分钟，休息后缓解，但伴有头晕，肢体麻木，胸闷气短，故前来求治。查血压 160/100mmHg，心电图示 Ⅱ、Ⅲ、avF 导联 ST 段水平型压低。脉细，舌暗红，苔薄腻。西医诊断：冠心病心绞痛，高血压病 2 级；中医诊断：胸痹，证属营阴亏虚，心脉瘀阻，阳亢风动。治以柔肝息风，养心活血通络，方取天麻钩藤饮合心痛宁方化裁治之。

处方：天麻10g，钩藤13g，珍珠母30g，决明子15g，首乌藤10g，牛膝10g，杜仲10g，当归10g，丹参13g，瓜蒌皮13g，延胡索10g，郁金10g，桔梗10g，陈皮6g。7剂，水煎服，每日1剂。同时口服尼群地平每日3次，每次10mg。

二诊：血压140/90mmHg，睡眠好，头晕、胸闷痛、气短等症明显减轻，心痛未作，舌苔薄腻，脉弦细，原方去延胡索、珍珠母，加生地黄13g。7剂，水煎服，每日1剂。

三诊：血压130/86mmHg，心痛未作，无明显不适症状，心电图复查改善不明显。嘱中药原方继续服用。

按：本案例中医辨证认为心为本病之根，肝肾不足为该病之源，肝肾阴虚，肾水不能上济于心，心之营阴不足，脉道空虚，运行不畅，心血痹阻，壅塞不通而致胸闷心痛时作。心主血，肝藏血，阴血不足，肝失所养，水不涵木，阳亢风动，症见头晕、肢体麻木，故取天麻钩藤饮合心痛宁方化裁，获平肝息风、养心通络之效。

心痛宁方（组成：当归、丹参、红花、川芎、瓜蒌、薤白、延胡索、厚朴、桔梗）为沈师治疗冠心病心绞痛的经验方，因患者营阴亏虚，故治方中减去厚朴、川芎，加生地黄、郁金等养阴清热凉血通络药。全方诸药相伍而取养心血、补肝肾、息风宁神、活血通络之效。

【病案四】

郑某，女性，72岁，2002年7月10日初诊。

患者两上肢进行性拘紧、颤动，持物时加重，活动强硬，行走不稳已 4 年，曾多处诊治，诊断为帕金森病，予美多巴等药物治疗，症状有所减轻，但服药后常感口渴，肠胃不适，恶心或便秘，故前来求治。平素头晕耳鸣，腰困腿软，苔薄，舌暗稍红，脉弦。证属肝肾精亏虚，络脉瘀阻，筋脉失养，虚风内动，治以重镇息风，滋养肝肾通络，应用天麻钩藤饮治之。

处方：天麻 10g，珍珠母 30g，钩藤 15g，决明子 15g，生龙骨 30g，生牡蛎 30g，鳖甲 13g，生地黄 30g，熟地黄 30g，赤芍 13g，白芍 13g，丹参 13g，鸡血藤 13g，砂仁 6g，杜仲 10g，牛膝 10g。7 剂，水煎服，每日 1 剂。美多巴继服。

二诊：上方服 30 剂后，肢体颤动有所减轻，已无口渴，大便仍不畅，然肢体仍感拘紧，身重口苦，苔较腻，舌暗红，脉弦细。上方加僵蚕 10g，地龙 10g，桃仁 13g，丹皮 10g，去龙骨、牡蛎、钩藤、鸡血藤。

三诊：上方服用月余，肢体拘紧大减，大便通畅，已无口苦，苔薄腻，舌暗稍红，脉弦细。效勿更方，故运用上法续治。一年后随访，肢体拘紧、颤动诸症无明显加重，活动较灵活，能操持简单家务。

按：帕金森病属中医颤病范畴，老年人多因肝肾气血亏损，痰瘀互阻，肝风内动，筋脉失养而致头颤动或肢体拘紧颤抖等症，本案取用具有平肝息风、清热凉血、补益肝肾之天麻钩藤饮治疗。为了加强镇肝息风、滋养肝肾之力度，加用龙骨、牡蛎、鳖甲、生熟地黄，去苦寒伤阴之黄芩、山栀。颤证的治疗，因为病程长，除要注意平肝息风外，还应考虑久病入络，故在治程中加用丹参、鸡血藤、桃仁、丹皮、地龙等活血化瘀药。又气血失畅易导致水液输布失调，尤其病久多见顽痰、凝痰为患，导致痰瘀同病，故本例加用僵蚕、地龙以息风化痰，利湿通络，治程中注意应用平肝息风、祛瘀化痰通络法而获良效。

七、止嗽散

止嗽散载于程钟龄《医学心悟》，由桔梗、荆芥、紫菀、百部、前胡、甘草、陈皮组成，常用于治疗风寒犯肺，肺失宣肃，津凝为痰所致的咳嗽，沈师常用此方适作加减，治疗外感所致的新久咳嗽，其用方经验如下。

（一）按证灵活加减用药

沈师认为，止嗽散为止咳化痰兼解表邪之方剂，按该方的药物组成可知此方应用于外邪基本已除而咳仍不止者，因此方中疏风解表药仅荆芥一味。当见风邪盛而又兼夹他邪而引起咳嗽时，需要适作加减。

风寒初起，咳嗽见头痛，鼻塞，恶寒重，发热者，加防风、苏叶、生姜、葱白等。风热袭肺，头胀痛，身热，恶风，咽痛者，加牛蒡子、蔓荆子、蝉蜕、象贝母、连翘。秋令季节感受燥邪致咳属凉燥者，去荆芥、前胡，加苏叶、杏仁、款冬花、瓜蒌皮。温燥者，去荆芥、陈皮，加桑叶、杏仁、贝母、瓜蒌皮、芦根、枇杷叶。外感风寒表邪虽去大半，然咳嗽痰多，气喘，口淡，饮食减少，胸闷，呕恶，舌苔白腻，脉弦滑者，去紫菀、百部，加苏子、白芥子、莱菔子、法半夏、茯苓；有痰饮者去荆芥、紫菀、百部，加桂枝、炒白术、茯苓、干姜。

（二）治疗外感咳嗽用药应当轻灵

肺为娇脏，清虚而处高位，故选方用药宜轻清不宜重浊，这就是"上焦如羽，非轻不举"之道理。因此，风热咳嗽不宜过用苦寒、寒凉之品，否则外邪不易透散。如寒包火所致咳嗽，治疗时也应注意宣肺和清肺之品结合运用，不可用一派苦寒直折之药，使邪入里而见咯痰不爽，咳嗽不宁。当见痰黏稠或口渴、便干有燥象时，可取润肺轻清之品，如瓜蒌皮、芦根之类的药物。外感咳嗽初期不宜过早使用远志、枇杷叶之类肃肺药物，即使伴见肺气上逆之喘症也当宣肃同用，使外邪有宣透之途，否则易郁积于里，使肺气郁闭更甚，导致咳痰不爽，欲止咳而咳不宁。

（三）病程中注意证型演变，及时调整方药

应用止嗽散当注意随病程中证情的演变而调整原基本方的药味、药量。因为外感咳嗽邪多有余，治疗用药当以辛散为主。若外感咳嗽迁延日久，邪已伤肺气，病证由实证转为虚实夹杂时，如再一味辛散祛邪则耗伤气阴，咳嗽不易治愈，治当辛散与补益兼顾。因此必须扶正祛邪兼顾治之，方能见效。

（四）中西医合参，辨证和辨病相结合，提高临床疗效

外感咳嗽多因肺的卫外功能减弱，在气候寒暖失常、气温突变的情况下，外邪侵袭肺系，肺气失宣而致。此病证相当于西医学的上呼吸道感染、急性支气管炎、肺炎早期疾病等。临

证中可借助 X 线、血象检查等现代医学诊断手段，辨病和辨证相结合，选用具有抗感染作用的中药，协助疗效的提高。这类中药有抗病毒作用的有：麻黄、桂枝、荆芥、防风、苏叶、香薷、大青叶、板蓝根、金银花、连翘、牛蒡子、胖大海、紫菀、佩兰、野菊花、柴胡、薄荷、浮萍、黄芩、射干、百部、蔓荆子、穿心莲、紫草等。有抗菌作用的药物有：葱白、苏叶、桔梗、牛蒡子、金银花、连翘、大青叶、板蓝根、黄芩、鱼腥草、蒲公英、瓜蒌、大蒜、山豆根、厚朴、侧柏叶、野菊花、玄参等。

（五）验案举隅

【病案一】

陈某，女性，28 岁，2007 年 10 月 6 日初诊。

患者 10 天前因天气骤冷而感冒，症见恶寒发热，咽痒咳嗽，痰白稀，经中、西药治疗 3 天后，恶寒、发热已除，然咽痒、咳嗽频作。曾服用止咳糖浆等镇咳药，咳嗽未见减轻，现咽痒甚，痰多而黏不易咯出，胸闷，气急，身困重，纳食不香，苔滑腻，脉弦滑。查血常规无异常，X 光胸部摄片示两侧肺纹理较粗。西医诊断：急性支气管炎；中医诊断：外感咳嗽。此因表邪尚未全除，过早应用敛肺镇咳药，而致肺气宣肃失常，致痰湿郁阻于咽喉，喉痒而咳，故取止嗽散合二陈汤化裁治之。

处方：苏叶 10g，杏仁 10g，桔梗 10g，茯苓 13g，厚朴 10g，法半夏 10g，白前 10g，前胡 10g，陈皮 6g，炒枳壳 6g，生甘草 6g。5 剂，水煎服，每日 1 剂。

二诊：咳嗽显减，已无胸闷气急，咯痰爽利，苔较腻，脉弦细。上方去前胡，法半夏改为6g。5剂，巩固调治。

按："无风不咳，无痰不嗽"，本案例因外感风寒，肺气失宣而致发热恶寒，咳嗽。发热恶寒虽已除，然咳嗽仍甚，表证尚未全解。欲求速效止咳，过多服用镇咳止咳闭肺敛肺之药，致留邪在肺，痰湿瘀阻，咳嗽久久不愈，气逆作喘，取用止嗽散合二陈汤化裁治疗。程钟龄云："本方（止嗽散）温润和平，不寒不热，既无攻击过当之虞，大有启门驱贼之势，是以客邪易散，肺气安宁，宜其投之有效欤？"该方中有明显祛痰作用的是桔梗，经实验证实其祛痰机理似同氯化铵，白前、前胡善治痰壅气逆之咳喘，又取二陈汤加强祛痰之力度，且半夏具有明显的止咳作用。本例治疗效果甚佳，功在注意宣肺豁痰。

【病案二】

王某，男性，10岁，2006年9月15日初诊。

低热，干咳1个月，经治疗后体温正常，然咳嗽已月余不愈，为阵发性痉挛性干咳，经多方诊治，诊断为"百日咳"，曾应用红霉素治疗两周，未见好转，咳嗽夜间尤甚，口渴，大便干结，舌淡红稍欠津，脉细稍数。此乃外感咳嗽失治，迁移反复，肺阴已亏损，治当标本兼顾，取止嗽散合二母散加减。

处方：知母10g，贝母10g，紫菀10g，款冬花10g，百部10g，白芍10g，桔梗10g，沙参10g，前胡10g，瓜蒌皮13g，芦根13g，枇杷叶13g，陈皮6g，炒枳壳6g，生甘草6g。7剂，水煎服，每日1剂。

上方按证情适作加减，经治约2周，咳嗽痊愈。

按：沈师治疗外感咳嗽，一般取止嗽散为基本方化裁，患儿病情迁移日久，肺阴已亏损，故方中加用益肺润肺止咳之药，标本兼治。处方中百部，中医认为不仅可润肺止咳，又可杀百虫（月华丸中取之杀痨虫），据现代药理药效证实具有抗百日咳嗜血杆菌作用和抗结核杆菌作用。白芍可解痉而止咳，也具有抗百日咳杆菌作用。知母、贝母、紫菀、瓜蒌皮、沙参等药不仅具有养阴润肺之功效，且有较强的镇咳作用。药证相符，病愈甚速。

【病案三】

张某，男性，25 岁，2008 年 10 月 15 日初诊。

低热、咳嗽反复发作月余，经多方诊治，胸部 X 光片与有关抗体及抗原检测，确诊为支原体肺炎，曾用阿奇霉素治疗未见效。查体温 37.3℃，脉细弱，苔薄，舌暗稍红，咳嗽，少量黏痰，色黄，身乏，动则汗出，纳食不香。中医辨证病起外感致咳，但咳已损伤肺气，久病不愈，肺病及脾，耗伤脾气，证属虚实夹杂，当祛邪扶正兼顾，取玉屏风散合止嗽散化裁治之。

处方：炙黄芪 13g，生白术 10g，防风 6g，紫菀 10g，百部 10g，桔梗 10g，枇杷叶 10g，黄芩 6g，山楂 13g，麦芽 13g，生甘草 6g。7 剂，水煎服，每日 1 剂。

复诊：体温正常，咳嗽显减，已无黄痰，脉细弱，苔薄。原方去黄芩，加百合 13g，炒山药 13g。14 剂，水煎服，每日 1 剂。经治二十余天，咳嗽宁，纳食增加，身乏汗出诸症均已消失，胸部 X 光摄片炎症病灶已吸收，有关抗体及抗原检测已恢复正常。

按：支原体肺炎后期久病未愈，损及肺脾，治以扶正祛邪，标本兼顾，取补中兼疏之玉屏风散合温润平和止嗽化痰之止嗽散加减调治，药证相合，遂使热退咳除而病愈。

八、痛泻要方

痛泻要方一般方书均载为《景岳全书》引刘草窗方。而元代朱震亨《丹溪心法·泄泻门》中列方所载药味与痛泻要方完全一致，并标明"治痛泻"，然未出方名。痛泻要方的异名较多，《不知医必要》称防风白芍汤，《叶氏女科》称白术防风汤，《医统》称白术芍药散，《医方考》称痛泻要方，《医林纂要》称痛泻丸。该方异名虽多，但对方药组成功效及其主治各医家见解颇为一致。现将沈师应用此方的经验小结如下。

（一）痛泻要方治疗以痛泻为主症的慢性泄泻

本方治疗的慢性泄泻多因脾虚肝旺，肝木克脾土，脾气虚弱所致，故本方药物组成的特点是：白术健脾为主药，辅以白芍平肝柔肝，缓急止痛，佐以陈皮理气和中，防风为使药，疏肝健脾。诸药相伍，健脾泻肝，调和气机，治疗痛泻。沈师认为慢性泄泻只要具有痛泻主症者即可应用，即在临床应用此方的客观指征系"痛""泻"二字。沈师常应用此方治疗肝旺脾弱，肝脾不和之慢性肠炎、结肠炎、慢性肠胃炎、肠功能紊乱等各类疾病。沈师强调，湿热蕴结肠腑所致的痢下赤白不宜使用本方。

（二）加减方法

腹痛甚则白芍剂量加倍，并加炙甘草；腹中冷痛加吴茱萸、干姜；泄泻稀水便甚者加白芷、泽泻、大腹皮；久泻不止者加升麻；脾阳虚者合理中汤；肾阳虚伴五更泻者合四神丸；久泻伴有虚滑证加米壳、诃子、芡实；脘腹胀痛甚者加厚朴、木香、延胡索；饮食积滞者加山楂、麦芽、内金、神曲；伴见恶风表证加葛根，兼见热象者加柴胡、黄芩；黏液血便者加黄连、槐花、木香。

（三）验案举隅

【病案一】

王某，男性，28岁，2007年8月13日初诊。

三年来，每当劳累或饮食不慎时则见腹痛腹泻，反复发作，腹痛尤以左侧为甚，大便稀溏，有时伴有较多黏液，在外院曾作结肠镜及其他实验室理化检查，诊断为"溃疡性结肠炎"。近日常在单位加班，又遇事不顺，3天前饮酒过量后，感腹痛、腹泻，大便中黏液多，便解后腹部疼痛稍有缓解。伴脘腹胀满，不思饮食，身困乏力，体型较消瘦，左下腹轻度压痛，无包块，脉弦细，苔较腻，舌体胖大。辨证分析：患者素体虚弱，因劳倦饮食不节，情志不畅致脾虚肝郁乘脾犯胃，升降失常，取痛泻要方加味治之。

处方：苍术10g，炒白术10g，炒防风10g，炒白芍13g，茯苓13g，炒薏苡仁30g，苏梗10g，陈皮6g，山楂15g，麦芽13g。5剂，水煎服，每日1剂。

二诊：痛泻诸症全除，然身乏，嘱常服参苓白术丸，注意饮食，忌生冷，宜清淡，调畅情志。

按：慢性结肠炎又称慢性非特异性溃疡性结肠炎，是一种原因不明的直肠和结肠慢性炎性疾病。临床主要表现为腹泻腹痛及黏液便、血便，病程缓慢，多属中医的"肠癖""泄泻""久痢""脏毒"等范畴。本案例为肝脾不和，脾虚肝旺，故用痛泻要方加茯苓、炒薏苡仁、苍术来加强燥湿利湿健脾力度，伍以苏梗疏肝理气，重用白芍柔肝平肝止痛，方药对证而显效。

【病案二】

赵某，女性，40 岁，2008 年 7 月 15 日初诊。

患者 5 年来经常胃脘闷胀或胀痛不适，当饮食生冷或过食油腻后，胃部不适，胀痛，引向两胁和脐腹，大便稀溏，每日 3 ~ 4 次，甚则伴见黏液，曾做胃镜检查，诊为"浅表性胃炎"，腹部 B 超示胆囊壁粗糙，结肠镜检查未见溃疡病灶，仅见肠黏膜水肿。本次发病适逢炎夏暑热，患者中午食冷面又饮冰镇饮料后，下午胃脘胸胁胀痛，欲呕，腹痛即泻，为水样便，无发热。查体：胃脘处和脐下轻度压痛，苔滑腻，脉沉细。实验室检查示白细胞分类计数正常。故取痛泻要方合平胃散加减治之。

处方：苍术 10g，白术 10g，厚朴 10g，苏梗 10g，陈皮 6g，炒防风 10g，炒白芍 10g，茯苓 13g，法半夏 10g，干姜 6g，高良姜 10g，大腹皮 13g。3 剂，水煎服，每日 1 剂。

服药 2 剂后即愈。

按：本案例患者平素脾胃虚弱，多年来每当饮食不慎时则见腹泻、脘腹胸胁胀痛，多次检查腹部 B 超、胃镜检查诊为"慢性胆囊炎""浅表性胃炎"，肠镜检查未见明显溃疡等病灶。按症以"痛""泻"二字作为客观临床指征，结合患者素有脾胃虚寒证之胃炎和胆囊疾患，本次发病又因生冷饮食所伤，故治疗用痛泻要方加温中祛寒燥湿药干姜、高良姜、苍术、厚朴等，再加用茯苓、大腹皮渗湿利湿健脾，苏梗既能行气和胃，又具有疏肝理气之效，方药恰合病机，服用 2 剂即愈。

【病案三】

刘某，男性，65 岁，2005 年 3 月 6 日初诊。

患者于一月前经检查确诊患"肝癌"，已无手术机会，现行放射治疗中。目前放射治疗行至第 3 次，现肝区胀痛，腹痛即欲便，每日 7～8 次，大便量不多，为稀便，便后少腹仍不适，身乏，纳少，口渴，焦虑不安，失眠，前来就诊。查体：患者体型消瘦，肝大，肋下 4cm，质硬，表面高低不平，触痛，腹部叩之少量移动性浊音，脉弦细稍数，舌暗红，欠津，体胖大。中医辨证：气阴两虚，肝郁乘脾，脾虚不适。治当益气健脾，柔肝养血通络。

处方：太子参 13g，炒白芍 15g，鳖甲 13g，白术 10g，茯苓 13g，炒山药 13g，炒升麻 6g，赤芍 13g，丹参 10g，鸡血藤 10g，郁金 10g，延胡索 12g，山楂 15g，麦芽 13g，络石藤 13g，龙骨 30g，牡蛎 30g。7 剂，水煎服，每日 1 剂。

复诊：痛泻愈，每日大便 2 次，仍坚持放射治疗，饮食增加，口渴减轻，舌脉同前，肝区疼痛时作，效勿更方。原方加黄精 13g，续服。

按：晚期肝癌运用中西药物姑息疗法调治，病痛虽难根除，然取用痛泻要方，加用益气养阴柔肝软坚之品，又配用升麻以助升脾止泻，腹痛泄泻缓解，有助于患者坚持完成放疗疗程。

【病案四】

陈某，女性，29 岁，2007 年 10 月 5 日初诊。

患者因丈夫去年病亡而致情志忧郁不畅，常心烦易怒，睡眠不实，胸胁闷胀，不思饮食，身乏，近 1 个月来少腹胀闷不适，大便每日 2～3 次，稀溏而不爽，泻后腹部舒畅，曾多方求医并做肠镜检查无异常，服黄连素片等药亦未见效，故前来诊治。查大便常规仅见食物残渣，脉弦细，苔薄腻。证属肝失疏泄，肝木乘脾，肝脾不和，取四逆散合痛泻要方加减治之。

处方：炒白芍 13g，炒白术 10g，防风 10g，陈皮 6g，茯苓 13g，炒薏苡仁 30g，枳实 10g，柴胡 10g，薄荷 3g，麦芽 13g，炙甘草 6g。7 剂，水煎服，每日 1 剂。

复诊：痛泻已除，睡眠饮食仍差。上方加山楂 15g，酸枣仁 10g，合欢花 13g，合欢皮 13g。7 剂，水煎服，每日 1 剂。

按：本案例取用四逆散疏肝解郁，调和肝脾，合痛泻要方泻肝补脾，加用薄荷、麦芽助调畅肝气，茯苓、炒薏苡仁健脾止泻，用之痛泻虽除，然睡眠不实，饮食不香，乃情志所伤，决非即时可愈，当注意配合心理、气功等疗法综合治之。

第六章

薪火传承

第一节　沈宝藩教授治疗病态
窦房结综合征经验

　　病态窦房结综合征（简称病窦综合征）是由于冠心病、心肌病、风湿性心脏病或其他原因的心肌炎症等造成窦房结起搏功能障碍或衰竭而导致的心律失常和一些临床证候。一般临床常见心悸、胸闷、气短、头晕、乏力、四肢不温等症状，当心动过速严重时可并发休克、神志模糊、肺水肿等急性循环障碍表现，心脏停搏可致晕厥，脉象常呈现迟脉，也可见结脉、涩脉、数脉及疾脉。对于本病，西医除了针对病因治疗外，一般对缓慢型心律失常采用阿托品、麻黄素等药品来维持心率和血压，如果无明显效果，经常出现晕厥或有心脏停搏的患者应安置人工心脏起搏器，但限于患者个体条件不能普遍应用。因此，寻找有效的中西医结合治疗措施对治疗本病具有一定的现实意义。沈师对该病的诊治颇有独见，兹介绍如下。

一、病因病机

　　关于本病的发生，沈师认为内因为正气虚损，外因为邪侵。患者年龄阶段不同，本病的发生机理也有差异。一般来说老年人发病多见于冠心病，年老肾气渐见虚衰，加上劳累思虑过度，耗伤心血，心气虚弱，导致心肾亏虚。若外邪乘虚犯心，影响心脉气血运行，血津瘀阻，痰瘀互结，心失所养则发为心悸。可见老年人得此病的病因病机是虚损为本，因虚致实，本虚为心肾阳虚，邪实为瘀血、痰浊。青少年发病多见于病毒性心肌炎、风湿性心脏病，因感受外邪而生，外邪循经入里，入脏犯心，邪留于心，扰乱心气而致病，病久耗伤气血。本病对于年轻人虽然临床表现也多见虚实夹杂，但发病过程是由实致虚，和老年人的发病机理是有所不同的。

二、益气通阳、痰瘀并治提高疗效

本病在老年人常见的临床表现除了有心肾阳虚的心悸、气短、眩晕、畏寒、肢冷证候外，往往夹有痰瘀阻滞之证候，可呈现胸闷痛或肢体麻木，舌质紫暗或有瘀斑，苔白腻，脉弦滑或结代。沈师认为在治疗时不仅要注意心肾互根，从"心肾同一治"着眼以温补心肾之阳，还要注意配用祛痰化瘀之品。治疗基本方为：黄芪、丹参各15g，桂枝13g，细辛3g，制附片（先煎1小时）、红花、川芎各9g，郁金10g。加减用药：气阳虚甚，加红人参6g（另煎兑服），仙灵脾、补骨脂各10g；痰浊瘀阻甚，加法半夏、菖蒲各9g，三七粉3g（分2次冲服）；心烦失眠，加柏子仁、枣仁、首乌藤各10g，远志、炙甘草各9g；腹胀纳差，去黄芪，加砂仁、炒枳壳各6g，厚朴9g，山楂13g，茯苓12g。

三、遣方用药注意辨证和辨病相结合

老年人病态窦房结综合征大多为冠心病所致，而中医辨证多见心肾阳虚、痰瘀交阻。沈师治疗该病的基本方以益气通阳、化痰祛瘀并治为主要大法，使患者阳气恢复，痰化血畅，心脉复振，全身气血健旺，所用药物一般都具有扩冠、增加冠脉流量和强心的作用。沈师强调治疗本病，遣方用药应注意辨证和辨病相结合，现将方中药物作简单介绍。黄芪：补气升阳，健脾利湿，配附子能补气助阳，和人参同用补气升阳，有强心作用，具有明显的扩张外周血管、冠脉血管、脑血管，改善微循环的作用，沈师常用于治疗气阳虚衰之冠心病、心衰、高血压病。红参大补元气，安神益智，其性偏温，适用于本病气弱阳虚之证。桂枝温经通络，通阳化气，《伤寒论》桂枝与甘草相伍辛甘化阳，用于阳虚心悸，对因寒邪、痰浊、瘀血等困阻而阳气不得畅通之证，用之有显著效果，因为桂枝辛能通、温能散，故可使寒邪解、痰浊消、瘀血散、阳气通。桂枝用于治疗本病起始量可用13g，并逐步加至15～20g，量不足则其效不显。附子辛甘大热，归心、肾、脾经，有温阳利水、强心利尿之功，沈师用其治疗缓慢型心律失常，可改善房室传导，加快心率，恢复窦性心律。细辛为手少阴引经药，对阳虚型心绞痛和病态窦房结综合征有显著疗效。临床研究表明，细辛可改善窦房结起搏功能，并有加速房室结及希氏束传导的作用，是沈师治疗缓慢型心律失常常用的药物，沈师用以治疗病态窦房结综合征一般起始用量均较大，个案报告可用至15g，但应逐渐加大量，并注意观察。红花、丹参均为活血化瘀药，而丹参不仅祛瘀，更有养血之功效，目前此二药广泛用于冠心病的治疗，它们都能扩张冠脉，增加冠脉流量，改善微循环和降低血脂。郁金为活血化瘀药，也为痰瘀同治的药物。《本草汇言》谓其为"清气化痰，散瘀血之药"，具有降低血液黏度、降低胆固醇及抗动脉粥样硬化的作用，沈师常用于治疗冠心病。茯苓味甘、淡，性平，入心、脾、肾经，利水渗湿，健脾安神，用于治疗心神不宁，惊悸失眠。《世补斋医书》云："茯苓一味，为治痰之主药。痰之本，水也，茯苓可以行水，痰之动，湿也，茯苓又可行湿。"总之，老年人病态窦房结综合征常见于冠心病，以心肾阳虚、痰瘀痹阻为多见，故治以益气温阳，化痰祛瘀。治疗后患者症状和心电图可同时得到改善，部分患者心电图虽未改善，但患者心悸、气短、畏寒、肢冷诸症也有明显改善。

四、验案举隅

患者张某，男性，51 岁，汉族，于 1999 年 2 月入院。自 1997 年以来常有心慌、气短、头晕（未发生晕厥），心电图示窦性心动过缓，ST－T 异常，经食道调搏确诊为病态窦房结综合征。因经济条件有限，未能安装永久人工心脏起搏器。近 1 周症状加重，心慌，气短，头晕，甚则欲仆，舌质暗红，舌体胖大，苔白腻，脉沉缓，经人介绍求治于沈师。急则治标，先予温补心阳，祛痰化瘀，以基本方加味治之。处方：红参 6g（另煎兑服），丹参、黄芪各 15g，茯苓、桂枝各 13g，细辛

3g，制附片9g（先煎1小时），半夏、远志、炙甘草、红花、川芎各9g，郁金10g。每日1剂，水煎，早、晚饭后服。服用15剂后诸症大减，偶有心慌，无头晕、气短，腻苔转净，舌仍暗红。上方去红参、半夏、制附片、细辛，加炒白术、首乌藤，健脾养血，调服月余，已无心慌。复查心电图示窦性心律，ST－T未见异常。

第二节　沈宝藩教授诊治腔隙性梗死经验探微

沈师认为腔隙性梗死的发生其本为五藏亏虚，气血不足，标为痰浊瘀阻，并且脑络为病，久病缠绵。临床中沈师将其分为风痰瘀血痹阻脉络，肝阳风动痰火瘀阻，气虚血瘀痰阻脉络，阴虚火动或夹瘀、夹痰等各型进行治疗，体现了"百病兼痰""百病兼瘀""痰瘀同源"的思想。因此，沈师在治疗中强调以下几个方面：①痰瘀致病互为因果，治疗过程中治瘀勿忘治痰，治痰应当活血。②分清寒热虚实，辨证选用活血药和祛痰药。③注意配伍理气药：气行血行，活血化瘀药与理气药配伍选用，可加强血液的流通而助于痰散血行。④按证情的标本缓急而灵活加减应用。⑤治疗中注意患者的饮食宜忌。

一、病因病机

1. 五脏亏虚、气血不足为本，痰瘀为标

"五十岁，肝气始衰，肝叶始薄，胆汁始减，目始不明；

294

六十岁，心气始衰，苦忧悲，血气懈惰，故好卧；七十岁，脾气虚，皮肤枯；八十岁，肺气衰，魄离，故言善误；九十岁，肾气焦，四脏经脉空虚。""气为血帅，血为气母。"如气虚不足以推动血液运行，则血凝而瘀血生，出现全身性的血瘀病证，同时，瘀血也可致气机不畅或气机不调。可见瘀血一旦发生，也是痰浊形成的过程，而痰凝不散，也可继发血瘀病证。唐容川《血证论》曰："盖人身气道，不可有塞滞，内有瘀血，则阻碍气道，不得升降，是以壅而为咳，……即为痰饮，痰饮为瘀血所阻。""须知痰水之壅，由瘀血使然。""血积既久，亦能化为痰水。"《丹溪心法》讲："痰夹瘀血，遂成窠囊。"总之，沈师认为：本病的实质是脏腑内伤，由气累血，也可因虚致瘀，瘀久生痰、生毒，留恋于络脉中，这是病变产生的基础，标志着一种正虚邪实、病势胶着的病理状态。

2. 脑络为病，久病缠绵

沈师继先人之见，将叶氏"久病入络"和"久痛入络"的络病学说应用于腔隙性脑梗死的诊治。他认为：中风病患，引起机体气血变乱于下，逆乱于上。脑位上，脑为神藏，一身之流，上下相召为生理之常。若下气血失和而生逆变，脑为之受扰，则致气血逆乱，因逆而致变，因变受损，因损致病。故脑生病，其病机有二：一是脑之气结为患，气机受阻，气化欲行不运，引起气不顺为风，风动生热，热为火之渐，久而不解，风热伤及脑髓、大经、小络、孙脉；二为"脑中血海"之血脉、络脉、毛脉受损造成血络、血道循环障碍，使血失气煦，血为之凝，凝则为瘀，血瘀痰生、热结，脑之络脉瘀塞，损伤脑之神机，神经失治而发本病。临床常见头晕头痛，肢体麻木，口舌歪斜，语言不清，肢体活动不利，皆因内伤积损，脏腑失调，气血上逆，痰瘀阻闭，脉络不通所致。

二、治疗原则和治程中应注意的几个问题

如前所述，腔隙性梗死病机正如《丹溪心法》所言之"痰中夹瘀"，唐容川《血证论》中曰："痰水之壅，由瘀血使然，但去瘀血，则痰水自消。"沈师根据"百病兼痰""百病兼瘀""痰瘀同源"之说治疗此病，制定了痰瘀同治的治则。

近代药理学研究也证明：中药活血药具有扩张血管，改善心肌射血功能，增加血流量，改善微循环，使血液浓、黏、聚集的状态减轻或恢复，并有调节改善中枢和周围神经系统的作用。而药理实验表明：辛味祛痰药物所含的挥发油、皂苷有利于脏器功能恢复和振奋，因而可改善血液循环，提高心功能，也有利于呼吸消化道炎症分泌物的排出；苦味祛痰药物具有清热化痰功效，多数含有生物碱，具有抗菌、消炎作用；甘味祛痰药物具有润燥功能，有补养和提高免疫机能的作用，可增强血管弹性。这些药理研究结果与传统的中药学不谋而合。说明具有痰瘀同治作用的中药在治疗腔隙性脑梗死中，有改善脑部血流、排出毒性产物等作用。在临床中沈师常将腔隙性脑梗死分为：风痰瘀血痹阻脉络，肝阳风动痰火瘀阻，气虚血瘀痰阻脉络，阴虚火动或夹瘀、夹痰等各型进行治疗。将痰瘀同治之法贯穿治程之始终，获得"痰瘀共治"之效时应当注意几个问题：

1. 痰瘀致病互为因果

治疗过程中治瘀勿忘治痰，治痰应当活血。病证呈现的痰

湿或血瘀的证候有轻有重，因此临证中当注意辨清痰和瘀证候的孰轻孰重或痰瘀并重，按证情所示严谨配伍祛瘀药或祛痰药。

2. 分清寒热虚实

活血药有凉血祛瘀药、破血消瘀药、温经活血药、益气通络药、养血活血药；祛痰药按证情不同可选用涤痰开窍药、清化热痰药，温化寒痰药、润燥化痰药、健脾化痰药等。临证时可辨证选用。

3. 注意配伍理气药

气行血行，活血化瘀药与理气药配伍选用，可加强血液的流通作用而有助于痰散血行。同样，为了加强祛痰药的疗效也需配伍理气药，正如名家所说："善治痰者，不治痰而治气，气顺则痰消。""治痰不治气，非其治也。"

4. 按证情的标本虚实缓急而灵活加减应用

老年性心脑血管疾病按中医辨证为本虚标实证，当病属急性期一般均呈现痰瘀互结证候，治疗时当采用痰瘀同治法，但该法属消法范畴，在急性期应用时注意攻邪勿伤正（或当中病即止），也即在标实之证缓解时即配用扶正固本之品，当病久呈现虚证为甚时，更要注意以扶正为主，不但要益气助阳，养阴补血，而且活血药也应选用益气养血活血之品，化痰药也应按证选用健脾化痰或清润化痰之品。

5. 治疗中注意患者的饮食宜忌

治疗中，辛辣生冷、膏粱厚味等助湿生痰、碍气留瘀之类的食物当禁用。

第三节　沈宝藩教授诊治帕金森病的临床经验

帕金森病至今尚无根治的理想药物，沈师集中西医之长，按中医分型证治方法，采用中药，配合针灸、按摩、磁疗、气功、心理干预、康复训练，采取积极的护理措施，注重合理的生活调摄，综合治疗，降低帕金森病西药治疗的副作用或减少西药的用量，从而提高疗效，达到延缓病程进展的目的。

帕金森病又称震颤麻痹，病因迄今尚未明确，是一种常见于中老年人的黑质和黑质纹体通路变性的神经系统疾病。多发生于脑炎、脑血管病、脑外伤、中毒或长期应用某些药物（如利血平、各种抗精神病药等）过程中，以静止性震颤、运动减少、运动迟缓、肌强直和姿势步态异常为主要临床特征，有的还伴有智能减退、行为情感异常、言语错乱等其他症状。本病多起病缓慢，逐渐加重，病程长，属中医的"颤证""振掉""痉证"等范畴。近年来，本病的发病率呈现了明显的上升势头，50 岁以上为 500/10 万人，60 岁以上的发病率则高达

1000/10万人。迄今，西医学尚无根治帕金森病的药物和治疗方法，中西医多种疗法综合治疗有望延缓疾病进程。现将沈师对此病的中西医结合证治经验介绍如下。

一、本病为虚实夹杂之病证，当按证分型治之

沈师认为，本病的突出症状是震颤，属肝风内动的本虚标实证。肝肾虚损为本虚，气血失衡产生瘀血、痰浊、风动证候为标实，初期多以邪实为主，以痰热内阻、血瘀动风之证较为明显，此时临证当辨清肝风、痰热、血瘀为患的偏盛。病程发展至中晚期，病情渐见加重，气血也已亏虚，震颤强直往往累及双侧肢体，甚至出现智能减退、情志异常等。可见此病在中晚期肝肾不足，气血亏虚，血瘀动风之象日益加重，证治时应注意气血亏虚、肝肾精亏、肝风内动之轻重缓急。现按以上病机分析将此病证分为以下四类证型治疗：

1. 痰热风动

证候特点：肢体震颤，头晕头昏，胸脘痞闷，大便秘结，小便黄赤，舌质暗红，苔薄黄或黄腻，脉弦数或滑数。

治法：清热化痰，息风止痉通络。

代表方：黄连温胆汤加减。药用枳实、竹茹、天麻、牛膝、炒山栀、地龙、郁金各10g，茯苓、赤芍各13g，法半夏、黄连各6g。

加减：热盛风动，加羚羊角、钩藤；大便秘结，加瓜蒌仁、莱菔子、酒军。

针刺处方：①头针：顶颞前斜线，接电针，频率200次/分，强度以患者感觉适宜为度。②体针：百会、风池、合谷、外关、阴陵泉、丰隆、太冲、内庭、公孙，平补平泻，得气后留针30分钟。

2. 痰瘀互阻

证候特点：肢体震颤拘紧，头晕、头痛，身困重，纳少，时有心前区闷痛，心悸，苔较腻，舌暗淡见瘀点或瘀斑，脉弦滑或弦结代。

治法：健脾化痰，息风通络。

代表方：二陈汤合桃红四物汤加减。药用法半夏、白附子、天麻、僵蚕、当归、桃仁、红花、川芎、丝瓜络各10g，茯苓13g，陈皮、制南星各6g。

加减：气虚，身困乏力，加黄芪、炒白术；纳差，脘腹胀闷，痰湿重，加砂仁、菖蒲、苍术、山楂；心前区闷痛，加瓜蒌、薤白、郁金、延胡索、厚朴。

针刺处方：①头针：顶颞前斜线，接电针，频率200次/分，强度以患者感觉适宜为度。②体针：百会、合谷、中脘、丰隆、三阴交、血海、阴陵泉、膈俞，平补平泻，得气后留针30分钟。

3. 肝肾不足

证候特点：肢体颤动麻木，头晕耳鸣，腰膝酸软，舌暗红，脉弦细或滑数。

治法：滋补肝肾，息风通络。

代表方：大补阴丸加减。药用生地黄、熟地黄、山茱萸、龟甲、枸杞、丹参、钩藤、赤芍、白芍各13g，天麻、元参、女贞子、牛膝各 10g。

加减：肢麻震颤，肝肾精亏甚，加鳖甲、鹿角胶、木瓜；五心烦热，口渴甚，加知母、黄柏、丹皮、元参；大便秘结，加何首乌、枳实、酒军。

针刺处方：①头针：顶颞前斜线，接电针，频率 200 次/分，强度以患者感觉适宜为度。②体针：百会、风池、合谷、阳陵泉、三阴交、太冲、太溪、照海、肾俞、肝俞，三阴交、太溪、肾俞、肝俞用补法，余穴平补平泻，得气后留针 30分钟。

4. 气血两虚

证候特点：肢体震颤、拘挛，项背强直，神昏懒言，气短乏力，面色㿠白，自汗，动则尤甚，头晕眼花，舌质暗淡，脉细弱。

治法：益气养血，息风通络。

代表方：八珍汤加减。药用党参、丹参、当归、钩藤、赤芍、白芍各 13g，白术、茯苓、川芎、天麻各 10g，牛膝 12g。

加减：气虚甚，加黄芪、太子参、山药；血虚甚，加何首乌、熟地黄、女贞子；肢体拘挛，加木瓜、鸡血藤、蜈蚣；纳差，加砂仁、山楂、麦芽；神呆，流涎，痰浊重，加菖蒲、远志、制南星；血瘀重，加桃仁、红花、水蛭。

针刺处方：①头针：顶颞前斜线，接电针，频率 200 次/分，强度以患者感觉适宜为度。②体针：百会、合谷、内关、血海、足三里、气海、关元、三阴交、膈俞，足三里、血海、气海、关元、膈俞，三阴交用补法，余用平补平泻法。

二、平息内风，祛瘀通络化痰应贯穿治疗全过程

本病以震颤、肢体拘挛、肌强直为主症，此为风邪内动之象。符合《证治准绳·杂病》所言："颤，摇也；振，动也。筋脉约束不住而莫能任持，风之象也。"故治程中当注意平息内风，按证选用镇肝息风、养血柔肝息风、滋阴潜阳息风、清肝息风等药，如：羚羊角、钩藤、珍珠母、天麻、首乌、熟地黄、龟甲、鳖甲、龙骨、牡蛎等。本病病程较久，常因虚风不息，扰逆窜动，影响气化，水道不畅，经气受阻，气血瘀滞，水凝痰浊滋生，痰瘀交阻，内风暗扇，风动尤甚，瘀阻痰凝愈深，肝风、瘀血、痰浊相互作用，病情加重。尤其当本病与高血压病、冠心病、糖尿病、高脂血症同时存在时，应该对上述疾病采取中医中药辨证治疗。要注意痰瘀为患，因为这些疾病常伴见痰瘀痹阻之诸类证候，故在平肝息风的同时，当注意痰瘀同治。活血祛瘀药可按证型不同，选用养血活血、清热凉血通络、温经通络、养血通络药；同理，祛痰药可选用健脾化痰、清热化痰、润燥化痰、温化寒痰、涤痰开窍药。

当本病迁移日久反复加重，顽痰、瘀血为患，加入一般活血化瘀药而不见效时，必须按证选用全蝎、蜈蚣、水蛭、地龙等虫类疏风通络药。沈师研制的系列脉通片中即含有水蛭、地龙等药。

总之，治疗帕金森病应将息风祛瘀化痰法贯穿治程之始终。

三、集中、西医之长，采用多种疗法综合治疗，提高疗效

本病迄今尚无根治的药物，某些西药可缓解症状，从而改善患者生存质量，但不能改变疾病的进程。在较长的西药治疗过程中，往往剂量需逐渐加大，随之而来的副作用也增多，有的患者因为副作用大而难以坚持治疗。而应用中医中药对症状的缓解虽然不如西药快，但副作用较少。在发病早期，尤其仅仅单侧肢体震颤发病时，当及早采用中药配合针刺治疗，有一定疗效。较重的震颤、肌僵直累及多个肢体，应该采用中西医综合治疗，在应用西药的同时，中医中药参与治疗，可减少西药的副作用。目前，抗胆碱能药物对震颤强直有效，但这类药应用后患者常见有口渴、便干等副作用，此时适加养阴和润肠息风中药，可解除上述副作用，这样有利于患者坚持服用西药，有的在配合中药治疗后还可以逐渐减少西药的治疗剂量。有些药物治疗无效，采用手术治疗可改善症状，但疗效不易巩固，可配合中药辨证调治。经临床研究证实，针灸、推拿、磁疗、气功、康复训练应尽早开始，可减少西药的用量和药物的副作用，延缓病程的进展，增进疗效。

四、注意生活调适，促进证候的改善

1. 合理饮食调摄

帕金森患者宜进食高热量食物，但要少食肥甘厚腻食物，

少食多餐，每天饮水量不少于 2000mL，当吞咽动作迟缓时饮水要用吸管，患者一定要细嚼慢咽以防食物反流。因为本病肌张力明显增高，肢体震颤，能量消耗相对增加，故应给予足够的总热量。膳食中糖、蛋白质、碳水化合物应均衡，减少肥甘厚腻，远离烟酒，提供优质蛋白质和不饱和脂肪酸；多吃新鲜蔬菜和水果，提供多种维生素，促进肠蠕动，防止便秘。研究发现常食蚕豆、多饮咖啡可有效地预防帕金森病。美国学者和日本学者研究发现，老年帕金森患者血中维生素 K 和 D 明显低于同龄正常人群，因此，增加维生素 K 和 D 的摄入，常晒太阳，对于预防帕金森病是非常重要的。

2. 注意情志调畅

对患者进行健康教育、心理干预和护理措施，可以提高患者的自理能力，改善患者的生活质量。健康教育中，注意康复指导、用药指导、功能锻炼，保持适量的活动，可促进血液循环和新陈代谢，功能锻炼要合理、适度、循序渐进，不能过度劳累，持之以恒。心理干预中，要稳定患者的情绪，消除其心理障碍，减少负面情绪对康复的影响。对患者进行有效的健康教育及心理干预，提高其自理能力，有助于改善患者生活质量，延缓病程进展，减少并发症的发生，从而减轻家庭及社会的负担。

五、验案举隅

【病案一】

郑某，男，68 岁，2003 年 9 月 10 日初诊。5 年前患脑梗死，后半身不遂，经治疗右侧肢体活动改善，能自行走动。近两年来四肢颤抖，肌僵直，左侧尤甚，步履艰难，头晕痛，失眠，口角流涎，大便干结。曾服用美多巴和安坦，服药后恶心呕吐甚而停服，前来求治。查体：血压 130/60mmHg，苔厚腻，舌暗红，脉弦细。双手震颤，肌张力增高，左侧较重，脑电图示 α 指数为 26%，诊断为帕金森病。中医辨证：脑中风病久，气阴亏虚，气虚生痰，阴虚生热，痰热内盛风动。治以平肝息风，清热化痰通络。处方：羚羊角粉（冲服）2g，丹参、钩藤各 13g，珍珠母 30g，天麻、菖蒲、郁金、天竺黄、炒山栀、赤芍、枳实、牛膝各 10g，胆南星 6g。7 剂，水煎服，每日 1 剂。

复诊：服药 14 剂，口渴、头痛明显减轻，大便仍干结，颤动诸症改善不明显，舌脉同前。原方加全蝎 6g，僵蚕、酒军各 10g，嘱门诊配合针刺治疗，针药并治，上方随症适作加减。服药 1 月，四肢颤动明显减轻，肌强直改善，走动较灵活，大便通畅，口角已不流涎。复查脑电图 α 波指数增为50%，嘱常服平肝脉通片，每日 3 次，每次 6 片，巩固疗效。1 年后随访，肢体颤动诸症未见加重。

按：患者脑中风病多年，病久气血亏损，血运不畅，痰瘀痹阻，化火化风，经脉失于濡养而致头晕头痛，震颤发作，取铃羊角、天麻、钩藤、珍珠母等镇痉清热息风药，伍以全蝎、僵蚕虫类药搜风剔邪，祛痰镇痉息风，并加用化痰清热通络之菖蒲、胆南星、天竺黄、炒山栀、酒军、枳实、郁金、赤芍、丹参等。诸药共奏平肝镇痉息风、清热化痰、活血通络之效，因而震颤明显改善。后期服用具有息风清热、化痰通络功效的平肝脉通片以巩固疗效。

【病案二】

刘某，男，76 岁，2007 年 11 月 10 日初诊。患高血压病多年，服用卡托普利降压药治疗，血压尚平稳，平素恣食肥甘，喜饮酒，时感头晕，胸脘满闷。近半年来，头晕加重，纳差、颈项及双手震颤，四肢动作笨拙，诊断为帕金森病。曾服安坦、左旋多巴等药物治疗，症状改善不明显。查体：血压 130/80mmHg，面容呆滞，步态慌张而迟钝，口角流涎，痰多，舌暗，苔厚腻，脉弦滑。中医辨证：年老肝肾亏虚，肝病及脾，脾失健运，湿盛生痰，风痰阻络。治以温运中州，化痰息风通络。处方：苍术、厚朴、法半夏、菖蒲、远志、丝瓜络、郁金、天麻、僵蚕、川牛膝各 10g，茯苓、钩藤各 13g，山楂 15g，橘红、制南星各 6g。7 剂，水煎服，每日 1 剂。

复诊：纳食明显增加，胸脘满闷也减，他症同前。嘱配合针刺治疗，原方又经治 2 月，口角已不流涎，咯痰也少，左手和颈项颤动已明显减轻，苔转为薄腻。效勿更法，原方去苍术，加炒白术、当归各 10g，以健脾燥湿，养血通络，巩固调治。3 月后随访，颤动诸症改善甚为明显，肢体活动也较灵活。嘱西药降压药续用，长期服用具有燥湿化痰、息风通络之效的化痰脉通片（组成：天麻、半夏、炒白术、僵蚕、水蛭、地龙、橘红、菖蒲、制南星、远志、贝母、郁金等）。注意饮食清淡，饮酒适度。

按：老年高血压病患者，脏腑功能已虚损，又平素饮食不当，恣食肥甘，喜饮酒而伤脾。脾失健运，痰浊滋生，脉络瘀阻，痰瘀交阻生风而发颤病。取化痰通瘀息风法调治，针药并治数月，症状明显改善。但本病病程缓慢，诸症全除非朝夕之功，嘱注意饮食调摄，长期服用健脾化痰、息风通络之化痰脉通片以巩固疗效。

第四节　沈宝藩教授诊治失眠的临床经验

　　失眠是以经常不能获得正常睡眠为特征的一种病证，是临床中常见的一种疾病，也是西医学的神经官能症、更年期综合征、高血压、脑动脉硬化症等疾病常见的一种伴随症状。随着现代社会生活节奏的加快，生活压力的增大，本病的发病率越来越高，发病不分年龄段，且随着年龄的增长而增加。患者如果失眠日久会引起注意力分散、判断事物的能力下降、记忆力进一步减退、日常生活和工作的能力降低，更严重的甚至可能会出现情绪障碍，比如焦虑、强迫、抑郁等。此外，失眠还可诱发冠心病、脑血管病的急性发作。西医治疗失眠多使用安定类药物，长期使用，往往会产生药物依赖等副作用。而中医治疗失眠往往有其独特优势。

　　沈师在临床中治疗失眠亦取得了较好的疗效，他认为失眠病位在心，但其发病可累及肝、胆、脾、胃、肾等。本病从病理性质上可分为虚实两大类，治当补虚泻实，调整阴阳。故沈师按虚、实两型辨治失眠。

一、虚证

沈师认为虚证所致的失眠多因心阴不足，心神失养所致，应养心安神，以沈师自拟方养心汤加减治疗。

养心汤：当归 10g，丹参 13g，首乌藤 13g，酸枣仁 10g，柏子仁 13g，川芎 10g，五味子 6g，龙骨 30g，牡蛎 30g，茯苓 10g。

临床加减：阴血虚甚，症见入睡困难，心烦，失眠，咽干，盗汗，舌质红少苔，脉细，加生地黄、玄参、龙眼肉、党参、太子参；心脾气虚，症见睡中多梦，不易入睡或易醒，醒后再难入睡，或心悸，乏力，神疲，面色萎黄，口淡无味，不思饮食，舌质淡，苔薄白，脉细，加党参、炒山药、炒白术、莲子肉、山楂、砂仁、刺五加、木香；阴虚热盛，症见心烦，失眠，入睡困难，手足心发热，咽干，盗汗，口渴，口舌溃疡，舌质红，少苔，脉细数，加白芍、连翘、生地黄、黄连、阿胶；心肾不交，肾阴虚，症见心烦不寐，耳鸣，头晕，健忘，腰膝酸软，月经不调，舌红苔少，脉细数，加知母、天冬、黄柏、女贞子、丹皮、熟地黄、山萸肉；惊悸不寐，心悸不安较甚，选加珍珠母、龙齿、磁石、琥珀等。

二、实证

沈师认为，实证所致失眠病因虽有肝郁化火、心火炽盛、胃气不和之因，但临床多见痰热内扰心神之证，治当涤痰清热，安神定志。常以温胆汤为基本方加减治疗。

方药组成：枳实 10g，竹茹 10g，茯苓 13g，法半夏 10g，远志 10g，陈皮 6g，郁金 10g，合欢花 10g，合欢皮 10g，龙齿 30g。

临床加减：目赤，口渴，口苦，急躁易怒，舌红，脉弦数，选加龙胆草、夏枯草、黄芩、丹皮；心烦，尿赤，口舌生疮，加连翘、竹叶、莲子心、白木通；身困，胸闷，脘腹闷胀，苔厚腻，脉弦滑，痰湿重者，加橘红、厚朴、石菖蒲，去陈皮；头晕胀，口苦，心烦，苔黄腻，舌质红，脉滑数，痰热盛者，加瓜蒌、天竺黄、胆南星、炒山栀；阵发胸闷痛，心悸，气短，舌质暗，脉涩者，加红花、丹参、厚朴、桃仁、川芎、延胡索、瓜蒌皮；饮食所伤，脘腹胀满不得卧者，加麦芽、莱菔子、山楂、鸡内金、连翘；惊悸不安，失眠甚者，选加磁石、琥珀。

三、验案举隅

【病案一】

崔某，女，32 岁，于 2017 年 8 月 5 日就诊。诉近 1 年来失眠，经常彻夜难眠，曾前往药店自购朱砂安神丸、甜梦口服液等，疗效差。近 1 周失眠明显加重，有时夜间入睡 2～3 小时后就醒，醒后很难再次入睡，心烦常作，五心烦热，心慌心悸，口干口渴，头痛头晕，听力下降，耳鸣，腰膝酸软，月经量少，经期短，饮食可，舌暗红，脉细稍数。

辨证：心肾阴虚，虚热内扰，心神不安。

治法：滋养心肾，宁心安神。

处方：知母10g，生地黄10g，黄柏10g，熟地黄10g，白芍13g，山茱萸13g，首乌藤13g，当归10g，丹参13g，丹皮10g，酸枣仁10g，柏子仁13g，五味子6g，牡蛎30g，龙骨30g。7剂，水煎分服，每日1剂。

二诊：服用中药后，自觉心中烦热清，五心已无烦热，心慌宁，耳鸣减，睡眠有改善，不服用安眠药亦能入睡3～4小时。另服中药后感胃胀，原方去丹皮，加陈皮6g，茯苓13g。

随访：上方又服14剂后，每晚入睡5小时，精神亦较前改善，也无胃脘不适，月经量较前改善。

按：尤在泾云："阴不足者，阳必上亢而内燔，欲阳之降，必滋其阴。"心属火，肾属水，水升火降，则阴阳平衡，神安而能寐。若肾水不足，则心火独亢，神扰而失眠。此患者为阴虚内热失眠证。故治疗上滋肾阴、清虚热并用，标本兼顾，滋补肾阴，养心安神，治以养心汤加用滋阴清热之生地黄、山萸肉、熟地黄、白芍、丹皮、知母、黄柏，因所取方药和病机相合而获较好疗效。

【病案二】

李某，男，40岁，于2017年9月6日初诊。患者为程序员，熬夜加班，饮食不规律，近1年来失眠，常口服安定后才能入眠3～4小时，晨起精神萎靡，心悸不适，头晕不适，记忆力下降，食欲差，大便溏，每日1～2次，舌暗淡，舌体胖大，脉细。

辨证：劳倦思虑日久，耗伤心脾，营阴亏虚，脾失运化，心神失养。

治法：补益心脾，宁心安神。

处方：党参 10g，茯苓 13g，炒白术 10g，莲子肉 15g，当归 10g，丹参 13g，首乌藤 13g，川芎 10g，酸枣仁 10g，五味子 6g，龙骨 30g，牡蛎 30g，砂仁 6g，山楂 13g。14 剂，水煎分服，每日 1 剂。

二诊：上方中药服用两周后，食欲增加，大便每日 1 次，已成形，不服用安眠药能睡眠 4~5 小时。

随访：2 周后患者精神较前明显改善，饮食好，睡眠已正常。

按：张景岳曰："劳倦思虑太过者，必致血液耗亡，神魂无主，所以不眠。"此患者思虑劳倦日久，心脾两虚，脾失运化，心失所养而致健忘、失眠，治疗应益气健脾，促进气血生化，故取养心汤养心血，安心神，同时配以益气健脾之药，患者服用中药后饮食较前明显增加，大便成形，每日 1 次，气血生化功能正常，心神得以滋养，失眠等症自然消除。

【病案三】

陈某，女，54 岁，2018 年初诊。患者近 1 个月来无明显诱因出现失眠，入睡困难，寐后易醒，难再入睡，头晕，耳鸣，胃胀反酸，口苦，舌质暗红，苔腻，脉滑。

辨证：痰热内扰心神，脾胃不和。

治法：清化痰热，和中安神。

处方：枳实 9g，竹茹 6g，茯苓 13g，陈皮 6g，炒栀子 6g，莱菔子 15g，川芎 6g，红花 10g，当归 13g，丝瓜络 10g，麦芽 13g，代赭石 15g。7 剂，水煎分服，每日 1 剂。

二诊：服中药 1 周后失眠改善，能入眠，但仍梦多，胃中反酸之症有减，大便仍欠通畅，舌暗红，苔较腻，脉弦滑。守法原方加海蛤壳15g，龙齿30g。

三诊随访：上方服药1周后，每晚入睡5～6小时，反酸等症均除，嘱继服14剂调治。

按：沈师认为，温胆汤加减可用于治疗肝胆脾胃不和而呈现痰证的各种疾病。本案取本方加减治疗痰热内扰心神之失眠证。本案例失眠同时伴见反酸等脾胃不和之证，故治程中加用海蛤壳、莱菔子、麦芽等理气和胃制酸通络之品，并加用龙齿、炒栀子加大安神清热之力度。因痰热较重，故而弃用原方中生姜、大枣。以上各药紧扣病机，配伍得当，而获清痰热、安心神、和胃气之效。

温胆汤为善治痰证之方，而因痰致病者病程长，久病入络，又痰瘀致病互为因果，且痰浊血瘀均属阴邪，易凝滞胶结难化，病难根除，治疗多需痰瘀同治。因此，当用温胆汤治疗时，应注意随证适当选用养血通络、温经通络、清热凉血通络之活血通络药；又气为血之帅，气行则血行，故化痰祛瘀、活血通络时当伍行气药，调畅气机有利于祛痰，行气理气才能活血祛瘀，为了加强温胆汤的临床疗效，因此方中常配伍理气活血通络药物。

沈师认为，临床处方用药的目的是为了治病，因此，必须从分析病证的病因病机入手而对症下药，即要注意辨证求因，审因施治，依法选方，据方拟药，理、法、方、药要一致。沈师特别强调要注意加强中医基础理论及经典医籍的学习，方能提高辨证论治的水平。注意对症下药要防止"对号入座"，也就是简单的"中药西用"，反对单纯根据西医的病名，套用中药治疗。选药是辨证施治过程中最后一个环节，极为重要，处方时要注意药与证是否符合，药与药的配合是否密切，药量的轻重是否妥当，否则都直接影响临床疗效。

第五节　沈宝藩教授治疗高脂血症的经验

　　高脂血症是由于脂肪代谢或运转异常，使血浆中的胆固醇或甘油三酯超过正常范围的一种疾病。随着人们物质生活水平的不断提高及生活方式的改变，目前高脂血症的发病率逐年上升，发病年龄逐年下降。高脂血症与动脉粥样硬化密切相关，是引起心脑血管病变的重要原因之一，严重危害着人类的身体健康。因此，高脂血症的防治日益引起了人们的重视，降脂治疗（近来倾向于调脂治疗）可减轻或避免冠心病、脑卒中的发生，可预防动脉硬化，从而降低冠心病和脑卒中的发病率。目前虽然多种西药有降脂作用，但长期服用有不良反应，而针对这种现状，中医中药在防治高脂血症方面有一定的优势。

一、证治经验

　　沈师应用痰瘀同治法治疗老年心脑血管病积累了丰富的临

床经验，对高脂血症的治疗应用痰瘀同治的方法，也取得了良好的疗效。

一般学者认为高脂血症与中医学的痰浊有关，但沈师认为此病的发生与痰浊及瘀阻均密切相关。因为痰与瘀互存互根，故高脂血症的发病也往往痰瘀同病，其病理基础是痰浊瘀血阻塞脉道，为本虚标实之证，故治疗宜标本兼顾，在化浊降脂时必须扶正，方能取得良好疗效。高脂血症分以下几种常见证型。

1. 脾虚痰生

脾主运化，为后天之本、气血生化之源，津液的生成与转化皆有赖于脾的健运。若脾胃虚弱，则脾不健运，水谷精微失于输布，易致津液运化障碍而成高脂血症。症见头晕目眩，腹胀纳差，四肢倦怠，大便溏薄，舌质淡，苔白腻，脉弦滑。治宜健脾化痰，活血化瘀。沈师常用半夏白术天麻汤加减，加用当归、赤芍、川芎、泽泻。腹胀者，加厚朴、枳壳；纳差者，加山楂、麦芽、鸡内金。

2. 肝郁气滞，痰瘀互结

肝主疏泄，气行则血行，气滞则湿阻。肝失疏泄，气机运化失常，脏腑功能受损，必然出现气血津液的一系列变化，气滞则血瘀，气滞则水停，津液与血液运行异常，留而为痰为瘀，久则痰瘀互阻，阻滞血脉。症见胸胁苦满，烦躁易怒，女性可见月经不调，乳房胀痛，舌质暗红，苔薄，脉弦。治宜疏肝理气，活血化瘀。当以柴胡疏肝散加郁金、佛手、延胡索、厚朴治之。胁痛者，加川楝子；痰浊重者，加泽泻、薏苡仁、茯苓，同时重用山楂、麦芽、决明子。

3. 肝肾阴虚，痰瘀阻络

肾为先天之本，禀赋不足、后天失养、久病耗损和年老体衰，均可导致肾精亏虚，阴不制阳，虚火内燔，蒸熬津液，精从浊化，生痰生瘀而发高脂血症。症见头晕耳鸣，视物模糊，腰膝酸软，夜寐欠安，舌质暗红，苔薄，脉弦细。治宜滋补肝肾，活血化瘀。若以肝阴虚为主者，沈师常用一贯煎加减；以肾阴虚为主者，常用六味地黄汤化裁，并加枸杞、淫羊藿、女贞子、生首乌以养阴柔肝。

4. 气虚血瘀，痰瘀互阻

气为血帅，气行则血行，气虚则运血无力，滞而为瘀，痰浊瘀血混结为患。症见气短乏力，胸部闷痛，肢体麻木，大便不爽，舌质紫暗，苔白腻，脉弦滑。治宜益气养血，化痰泄浊。沈师治疗此型病证，若以胸部闷痛为主者，选用瓜蒌薤白半夏汤加黄芪、茯苓、当归、桃仁、红花、延胡索；若以偏身不用为主者，选用补阳还五汤加全蝎、僵蚕，同时重视调理脾胃，顾护胃气。沈师认为重视脾胃是为了增加正气而达到驱除邪气的目的，取气行则血行而达到促进血脉流通、调和气血的目的。

5. 痰浊瘀血，阻滞脉络

痰浊瘀血瘀阻脉络，伏行脉道，积久不去，妨碍气机，血行不畅，滞而为瘀，痰浊瘀血混浊为患。症见胸闷恶心，口苦便干，腹胀纳差，夜寐欠安，舌质紫暗，苔黄腻，脉弦滑。治以清热化痰，活血通脉。沈师常以温胆汤加减治之。大便秘结者，加酒制大黄、莱菔子、枳壳；胸闷胸痛者，加郁金、连翘、陈皮、延胡索。

沈师在治疗此病证时，常强调要因人因病制宜，治疗一定要个体化，随症加减，并注意辨证为主，选用经药理药效实验证实有效的降脂药物。现今生活方式改变，中青年人嗜食肥甘，过量饮酒，缺乏体育锻炼，均可引起体重超标，热量消耗减少，脂质代谢紊乱而发高脂血症。此类患者一般正气并不虚弱，而是由于肝胆疏泄不利，造成痰浊瘀血内生。因此，在治疗上应以疏肝理气、化痰祛瘀为法，取气行则血行而达到促进血脉流通、调和气血的目的。老年患者多有不同程度的正气虚弱，多为脾气虚弱，肾精不足，故治疗老年患者应加强健脾益气之力。

二、验案举隅

【病案一】

曹某，男，42岁，主因"头晕乏力2月余"收住入院。入院时症见神志清，头晕阵作，身困乏力，倦怠，纳食可，大便偏干，夜寐欠安，舌质暗淡，苔白腻，脉弦滑。查体：体形肥胖，腹部膨隆，神经系统检查阴性。血脂分析示 TG 8.31mmol/L，TC 9.3mmol/L，提示血脂增高，脂质代谢紊乱。诊断：中医为眩晕（痰浊中阻），西医为异常脂蛋白血症。治疗以化痰泄浊通络为法，方选半夏白术天麻汤。处方：天麻10g，白术、川芎、半夏各9g，枳壳、陈皮各6g，当归、桃仁、决明子、泽泻、山楂各13g。患者服药期间，嘱其多运动，控制饮食，多食蔬菜水果，戒烟酒。服药1周后，患者自觉头晕减轻，乏力感有所改善。守方守法继续治疗1月余，复查血脂 TG 及 TC 均有明显下降，但均未达标，继续门诊治疗。3 月后复查血脂完全正常，临床症状缓解，疾病痊愈。

【病案二】

宋某，男，78 岁，主因"胸闷气短反复发作 10 年，加重伴心前区隐痛 3 天"收住入院。入院时症见神志清，胸闷气短，偶有心前区隐痛，头晕阵作，乏力，纳食可，二便调，夜寐安，舌质暗淡，苔白腻，脉细弦。查体：神清，口唇色暗，胸廓对称，听诊心肺阴性，双下肢轻度水肿。心电图示窦性心律，心肌缺血。血脂分析示 TG 6.56mmol/L，TC 4.52mmol/L。诊断：中医为胸痹（痰湿壅塞），西医为冠状动脉粥样硬化性心脏病。治疗以宽胸化痰通络为法，方选瓜蒌薤白半夏汤。处方：全瓜蒌、茯苓、决明子、泽泻、麦芽、当归各 13g，薤白、半夏、白术、丹参、郁金、红花、延胡索各 9g，陈皮 6g。患者服药 1 周后，自觉胸闷心慌、心前区疼痛等症较前有缓解。在上方基础上，加减调治 1 月余，患者诸症均明显改善，复查血脂 TG 较前明显下降，为 2.31mmol/L。

高脂血症是慢性疾病，病程较长，尤其是老年患者虚实夹杂，常常合并其他病变。对此，沈师强调治疗应缓急有序，虚实兼顾，不可急于求成，不可妄用攻伐峻烈之药以免伤人正气。目前市售很多降脂中成药均以大黄为君，认为大黄可以通便降脂，但沈师认为并非所有人都适宜用此药，对于大便溏泄无瘀积者则不适宜。对于便秘患者，沈师常用酒军，剂量一般用 6g。在临床上，有很多患者因服药后短期疗效不明显而难以坚持，对此沈师总是耐心说服患者，同时亦教导我们，当证和药相符时必须守方守法服用才能取效，且见效后须坚持治疗才能巩固疗效。沈师强调对此病一定要积极治疗，防止并发症的出现，及时告诫患者，不能单一依靠药物治疗，更要注意生活的合理调摄，防患于未然，方能事半功倍。合理的体育锻炼非常重要，尤其对于肥胖患者，一定要多运动，因为运动可以降低血脂，并且可以减少并发症的产生。饮食一定要粗细搭配，多食水果蔬菜，尤其是一些纤维素含量较高的食品。此外，高脂血症患者一定要保持大便的通畅，以利于浊秽之物的排出。

第六节 沈宝藩教授治疗冠心病支架术后用药经验

经皮冠状动脉介入术（PCI）+冠脉支架植入如今已经成为广泛应用于临床治疗冠心病心绞痛的重要手段。沈师在多年心血管疾病的中西医临床治疗实践中，探索研究中医药有效防治 PCI+支架植入术后再狭窄等并发症之思路与方法，认为气阴两虚、血瘀痰阻是再狭窄形成的中医基本病机，强调应配合中医药治疗。现将其诊疗冠心病支架术后的经验总结如下。

一、沈师对冠心病支架术后的研究

冠心病属于中医胸痹、心痛的范畴。冠心病患者出现心血管狭窄，尤其是急性冠脉综合征，常运用 PCI+支架植入术治疗，经积极 PCI+支架植入治疗后，闭塞狭窄部分的冠状动脉血流能在短期内有效恢复，降低心肌梗死患者病死率，改善心功能。但再灌注的损伤，以及支架内再狭窄、慢血流等问题，致部分患者冠脉支架术后心绞痛仍然持续存在，生存质量也受到了影响。中医药在此方面独具优势，运用益气养心和调整阴阳等方法所产生的临床效果比较显著，使生存质量得到改善，同时还可改善临床出现的不适症状。目前这也是中西医结合研究领域的关注点。

冠心病多发生于中、老年人群中。在《黄帝内经》中记载："年四十，而阴气自半也。"患者由于病史一般较长，胸痛反复发作，行 PCI＋支架植入术后，耗伤了正气，同时邪气久留，患者脏腑功能逐渐衰退，心脉失养，瘀血内生，影响了津液的输布失调而形成痰浊。痰浊为有形实邪，阻滞血脉，日久成瘀，痰瘀互结，心脉失养，故出现心绞痛症状。沈师总结认为，冠心病支架术后的患者为本虚标实证，正气虚为其本，痰瘀互结为其标。PCI＋支架植入术虽然能快速使患者血流通畅，发挥类似中医祛除瘀滞的治标作用，但正虚之本仍然存在。进行 PCI＋支架植入术后的患者大都患病已久或病情较重，正气皆已亏虚，行 PCI 手术后，球囊及支架瞬间产生的机械压力，不仅可挤压并碎裂狭窄血管腔内的斑块，同时也不同程度地损伤了血管内皮正常的组织和结构，导致患者血管内皮功能不同程度的丧失。中医可以把这种迅速祛除瘀滞的 PCI 方法看成所谓的破血作用，而破血作用可耗气伤血，使正气日虚。患者经西医西药甚至是 PCI＋支架植入术治疗后，仍可见心绞痛频繁发作，甚至出现心悸、乏力、气短、睡眠差等脏气亏虚表现的证候，影响患者的生存质量。沈师从中医学的角度考虑，认为气阴两虚、血瘀痰阻是冠脉再狭窄形成的重要病机，将益气养阴、活血祛瘀通络作为治疗冠心病 PCI 冠脉支架术后的基本治法之一。

沈师把养心通络汤作为治疗气阴两虚、血瘀痰阻型冠心病的主方。此方由三部分组成，葛根、黄芪、生地黄等益气养阴，当归、红花、丹参、川芎等活血通络，瓜蒌、薤白等宣痹而化痰通络。处方中葛根、生地黄养阴，黄芪补气，丹参、川芎、红花、当归活血祛瘀，瓜蒌、薤白理气宽胸通络。诸药同用，发挥益气养阴、活血化瘀的功效。现代药理学研究发现，葛根和生地黄能增强心肌的收缩力；红花、丹参、川芎等可扩张心脏冠状动脉，改善循环；瓜蒌、丹参能增加心脏的心肌血流量，提高心肌对缺氧、缺血的耐受力；丹参可活血通络，抗心律失常，改善微循环；黄芪可降低心肌耗氧量及心率。此方可扩张冠状动脉，增强心肌供氧，增加冠脉的血流量，提高每搏输出量，改善心肌缺血、缺氧和支架内冠状动脉的二次狭窄。PCI术后的患者，常常"术后必伤气""术后必留瘀"，又常见"痰瘀同病"，组方时选用标本兼治的处方原则，进而益气养血，祛瘀化痰通络，辨证施治，加减用药，对症治疗，在临床应用中，每每获得良效。此外，沈师常常联用补气脉通片治疗气阴两虚、血瘀痰阻型冠心病支架术后的患者。补气脉通片主要含有当归、黄芪、川芎、红花、水蛭、半夏、地龙、茯苓等药物，具有益气强心、养血、健脾化痰通络之功效，且经研究证实可抗凝、预防血栓形成和保护血管内皮，从而预防冠脉支架术后的再狭窄。

二、验案举隅

【病案一】

杨某，男，74岁，2018年因急性心肌梗死行冠脉造影，术后植入支架两枚。术后时感胸闷，心慌，气短，乏力，纳可，寐安，二便正常。查舌质暗淡，苔较腻，脉细。沈师处方：当归15g，丹参15g，红花15g，川芎13g，黄芪15g，葛根15g，菖蒲10g，远志10g，茯苓13g，瓜蒌15g，薤白10g，郁金13g，陈皮10g，丝瓜络10g。7剂，水煎服，每日1剂。服用1周后，患者胸闷心慌减轻，无胸痛，活动后感气短，舌质暗淡，苔薄腻，脉细。上方黄芪改为20g加强益气作用，继续口服14剂。服用2周后，患者胸闷心慌症状明显减轻，气短等症状明显改善，以此方为基础方继续调理3月。另嘱口服补气脉通片每日3次，每次5片，诸症皆改善。

按：冠心病冠脉内支架植入后，常常出现血管损伤后内膜平滑肌细胞增生。有文献报道：冠脉PCI术后半年至一年再狭窄率高达15%～30%，部分患者心绞痛症状频繁发生，且气血亏虚症状改善也不太明显。西医学为预防再狭窄，对每个患者术后都联用了扩冠、抗凝、调脂固斑等药物治疗，但此类药物对患者原有或术后气血亏虚证候的改善是无效的。针对PCI术后以气血亏虚为本、痰瘀互结为其标的病机，沈师创制了具有益气养血、祛瘀化痰通络之功效的养心通络汤。结合患者舌脉，痰湿之象更为明显，故原方中加入石菖蒲、远志、茯苓、丝瓜络、陈皮，加强宽胸理气和胃作用。经治疗患者胸闷心慌症状改善，但仍有气短，故黄芪加量为20g。服用14付药后，气短症状改善。这和冠心病PCI＋支架植入术后出现"术后必伤气"的病机一致。"气为血之帅"，气虚则摄血无力，PCI术的"破血"多耗气伤血，益气养血通络是很有必要的。因此，冠脉支架术后患者及早采用中医药标本兼治，益气养血，祛瘀化痰通络，这对提高 PCI + 冠脉支架植入术的成功率、防治术后支架内再狭窄是十分必要的。

【病案二】

谢某，男，68 岁，患者于十余年前劳累后出现胸闷心慌，前往昌吉人民医院就诊，诊断为急性心肌梗死，急诊行冠脉造影术后植入支架 1 枚。患者术后坚持口服西药治疗，病情时有反复。近 1 周时感胸闷，伴气短乏力，偶有心前区疼痛，纳可，寐欠安，小便正常，大便稍干，舌质暗淡，苔薄腻，脉细。沈师处方：当归 15g，丹参 15g，红花 15g，川芎 13g，瓜蒌 15g，薤白 10g，郁金 13g，延胡索 13g，炒枣仁 15g，柏子仁 15g，厚朴 10g，桔梗 10g，茯苓 13g，炙甘草 10g。7剂，水煎服，每日 1 剂。服用 1 周后，患者胸闷心慌减轻，无心前区疼痛，时感乏力，口干，汗出多，夜寐仍欠安，大便已正常，每日一行，舌质暗淡，苔薄腻，脉细。上方去厚朴，加太子参、葛根各 15g，加强益气养阴之力。续服 7 剂。1 周后，患者胸闷心慌症状明显减轻，乏力等症状明显缓解，前方去炙甘草，加入首乌藤 13g，续服 21 剂。复诊患者诸症皆平，以此方为基础方继续调理 6 月。另嘱口服补气脉通片每日 3 次，每次 5 片。患者遵医嘱继续口服此方调理，病情平稳。

按：冠脉支架术后当属中医"胸痹"范畴，患者术后出现胸闷症状，符合"术后必虚，术后必有瘀"之机理。患者年近七旬，年老体弱，术后痰瘀痹阻心阳，阻滞心脉，故而出现胸闷不适、乏力、口干、大便偏干等气阴耗伤的表现。因此，于养心通络方中加入延胡索、厚朴、郁金理气，正如沈师常言"治痰不治气，非其治也"。复诊时患者仍有口干乏力、脉细的表现，故加太子参、葛根加强补气养阴之力。经治疗，患者诸症减轻，获得较好疗效。

第七节 沈宝藩教授治疗老年呆病的经验

沈师擅长运用中西医结合方法诊治心脑血管疾病，现将其诊治老年呆病的经验简介如下：

一、探索老年呆病的发病机制

老年呆病通常包括阿尔茨海默病（老年性痴呆）、血管性痴呆（多发性梗死痴呆及脑出血、脑栓塞后痴呆）及混合性痴呆、脑叶萎缩症、正性脑积水等。本病通常归属于中医的"呆证""善忘""郁证""癫证"等范畴。

阿尔茨海默病和血管性痴呆是老年呆病中最为常见的疾病。阿尔茨海默病是一种中枢神经系统原发性退行性疾病，是衰老过程中一种神志异常的疾病。中医认为本病与肾气虚衰有密切关系，早期以虚证为主，年老肾气衰，天癸竭，五脏虚衰，气血不足，髓海失充，脑失其养，而致神明欠清。随着病情发展，往往由虚变实，因肾虚精气乏源，气虚运化无力，痰浊血瘀痹阻脑窍，元神损伤，导致遇事善忘，精神懈怠，神情呆钝，言语謇涩或错乱等痴呆病证发生。

血管性痴呆起病与脑中风有关，中风日久，病久入络，脑络瘀阻，气滞血瘀，津液运行失畅，水湿内停，津液积聚而成痰浊。痰瘀交结，痹阻于脑窍，脑络失和，阻蔽神明，日久气血暗耗，真阴真阳不能上承充于元神而导致痴呆。血管性痴呆发病早期以实证为主，通常呈现先实后虚，虚实夹杂证候。

总之，阿尔茨海默病和血管性痴呆证候演变规律有所不同，但就其病因病机有共同点，病位均在脑，其病因不外虚、瘀、痰三方面。肾气亏损，肾精失充，脑髓失养，气血痰瘀互阻，蒙蔽清窍，痴呆遂生，其病理性质是本虚标实，肾虚为本，痰浊血瘀为标，临床证候特点多虚实夹杂。

二、经验方

沈师按老年呆病多见虚实夹杂的特点，辨证和辨病相结合，补肾健脑主治正虚，祛瘀化痰主治邪实，以标本兼治的方法拟益智治呆方。

方药：熟地黄 13g，山茱萸 13g，益智仁 15g，鹿角胶（烊化）15g，黄芪 13g，石菖蒲 10g，远志 10g，郁金 10g，当归 10g，川芎 10g，酒大黄 6g。

功效：滋肾益气，祛瘀化痰，开窍通络。

用法：水煎服，每日 1 剂，分两次服用。

加减：头晕目眩，耳鸣耳聋，颧红，盗汗，舌红，脉细数，加生地黄、白芍、制何首乌、龟甲；畏寒肢冷，腰膝酸软，尿频不禁，耳鸣耳聋，舌质暗淡，脉沉细，加肉桂、淫羊藿、仙茅、益智仁、乌药；神疲乏力，胸闷气短，面色㿠白，加党参、白术、黄精、茯苓，配服补气脉通片；倦怠思卧，不思饮食，脘腹胀满，口多流涎，苔厚腻，脉弦滑，去熟地黄、加法半夏、橘红、制南星、厚朴，配服化痰脉通片；双目暗晦，肌肤甲错，肢体麻木不遂，舌质暗或有瘀点，脉细涩，加桃仁、红花、丹参、赤芍、地龙；头晕痛，眼胀目涩，手足抖动，舌暗红，脉弦，加天麻、钩藤、决明子、全蝎、僵蚕，配服平肝脉通片；多言冒语，喋喋不休，性急多怒，躁动不安，大便干结，舌红苔黄腻，脉弦滑数加生大黄、黄连、枳实、胆南星、磁石，去酒大黄，配服牛黄清心丸。

三、经验与体会

老年呆病的治疗，应注意辨证与辨病相结合，因为血管性痴呆和阿尔茨海默病早期虽然都呈现智力下降、善忘、记忆障碍的症状，但两者在起病时痴呆各种症状进展的严重程度是不同的，因此临证中除了要注意两者证候演变规律的不同外，还要采用脑计算机断层扫描（CT）、磁共振成像、脑电图和其他检查给予鉴别。通过辨病，明确诊断，便于指导治疗，提高疗效。在疾病的早期阶段，阿尔茨海默病往往以虚证为主，常以补肾精治虚为主兼顾祛邪来改善病情。血管性痴呆的早期治疗还应充分注意中西医有效措施，控制血压、血脂、血糖，多采取祛痰活血通络为主的治疗方式，防止脑血管病加重，也可防止痴呆症状的加重。因为血管性痴呆往往为局灶型痴呆，若不采取有效治疗措施，到了晚期会演变成全面性痴呆，此时就无法和阿尔茨海默病相鉴别，而且治疗效果也会受到影响。

老年呆病的治疗当注意痰瘀同治。脑衰老的变化是脑失其养所致，脑脉失养和痰瘀阻于脑窍有关，痰瘀互结，胶着难化，痹阻气血，脑脉不通，这也是形成本病缠绵难愈的重要因素，因此祛瘀化痰在老年呆病中的治疗显得十分重要。即使在病程中见到明显的肾虚诸证，也应在补虚为主的同时，注意痰瘀为患的病理因素，适当配用祛除痰浊和活血通络的药物。配用化痰和中药，使中焦健运，痰源乏竭，用养血活血通络药促使脉络通畅，痰化瘀消，血行通畅，清窍得气血之荣，脑髓渐充，痴呆诸症渐见改善。因此应将痰瘀同治法应用于本病治程之始终，还应分清标本主次、痰瘀和虚证轻重，随证加减，方得其效，沈师拟益智治呆方按证型不同进行加减治疗即为此理。

老年呆病痰瘀阻于脑窍，虚损日久，补益虚损当取血肉有情之品，充其脑髓。痰瘀深留脑脉，非一般祛痰通络之品能达病之所在，沈师常用水蛭、地龙、僵蚕等虫类药，结合补虚之品用之。沈师研制的补气脉通片、化痰脉通片、平肝脉通片原用于治疗脑中风后遗症，也同样适用某些证型的老年呆病，这些制剂中都含有水蛭、地龙。沈师治疗老年呆病善用大黄，大黄不仅是泻下通络药，而且也是祛痰药，《本草正义》谓："破积聚，涤实痰。"在呆病治疗中除了痰火瘀阻脑窍取用生大黄外，一般都用酒大黄，通过酒制降低其寒凉之性，增强其活血祛痰之效。益智治呆方中用石菖蒲，其味辛、苦，性温，入心、肝二经，具有化痰透气、启闭开窍醒神之效。《本经》曰："开心孔，补五脏，通九窍，明耳目，出声音。"老年呆病痰浊瘀阻，导致耳目不聪，非此清利不能宣通。方中的郁金，味辛、苦，性寒，入心、脾、肝三经，具有行气祛瘀、清气化痰解郁之效。沈师认为老年呆病有精神神志改变者，郁金与菖蒲配伍，为痰瘀并祛之剂，用之多有效。

老年呆病的治疗由于病因病机复杂，病程又久，不能仅靠单服中药治疗，必须联用针灸、推拿、食疗，还当注意调护，尤其注意调节患者情志，这样患者、家属、医护人员积极配合，方能提高疗效。

四、验案举隅

【病案一】

患者，男，68岁，退休工人。2003年5月10日初诊。患者1年前畏寒肢冷，头晕耳鸣，腰膝酸软，尿频失禁，倦怠乏力，遇事善忘，步履不稳，神情呆滞，经某医院CT检查示双侧脑萎缩，脑室扩大，经服都可喜、脑复康药物治疗半年，症状改善不明显。平素反应迟钝，多疑善忘，经常呆坐或哭笑无常，渐见痴呆面容，舌暗淡红，脉沉细。证属肾精亏虚，脑脉痹阻，髓海失充，脑失其养，取益智治呆方加肉桂末4g（冲服），仙茅15g，益智仁15g，乌药10g，每日1剂。配服补气脉通片每日3次，每次5片。服半月后，畏寒肢冷、小便异常症状有所改善，原方随症加减又调治1年，患者反应灵敏，记忆力增强，神情自若，生活能自理。

【病案二】

患者，男，72 岁，汉族，退休干部。2002 年 7 月 12 日初诊。患者患多发性脑梗死 5 年余，近年来，头晕嗜睡，健忘，经他院多次诊治，诊断为"血管性痴呆"，住院求治于沈师。入院时患者精神差，嗜睡，面容呆滞，反应迟钝，常找不到家门，头晕较甚，双下肢沉重乏力，畏寒肢冷，大便溏，舌暗淡，苔滑腻。治当益气补肾，健脾化痰通络，开窍益智。取益智治呆汤加茯苓、白术、菟丝子，去熟地黄、山茱萸。服 7 剂后，大便稀溏已改善，头晕减轻，他症未见改善，舌暗不红，苔厚腻，脉细滑。原方加肉桂 6g，仙茅 13g，制南星 6g，以加强温肾化痰开窍之力，每日 1 剂。住院 1 个月后带原方出院，配服化痰脉通片，每日 3 次，每次 5 片。继服 4 月余，表情淡漠已改善，能认识家门，苔薄腻。守前方黄芪加大至 30g，加补骨脂 13g，配服补气脉通片，每日 3 次，每次 5 片。经调治半年余，患者神情佳，痴呆诸症明显减轻。

第八节 沈宝藩教授治疗高血压病用药经验

沈师擅长运用中西医两法诊治内科多种疾病，尤其对老年心脑血管疾病的诊疗积累了丰富经验，现将其治疗高血压病的经验总结如下。

一、善用古方治疗高血压病

沈师临证中常取用天麻钩藤饮、半夏白术天麻汤、血府逐瘀汤、瓜蒌薤白白酒汤、补阳还五汤等古方灵活加减治疗老年心脑血管疾病。

沈师常弃用天麻钩藤饮方中黄芩、山栀，选加生地黄、玄参、女贞子等甘寒之品，或加龟甲、鳖甲、龙骨、牡蛎等滋阴重镇潜阳之品，因为此方证之热象为阴虚生热，黄芩、山栀为苦寒药，用之更伤阴，使虚热之象丛生。当热象较重时，可加用罗布麻、夏枯草。高血压血瘀为患，可加赤芍、丹参、川芎、辛塔花以加强活血通络之力。痰瘀同治可适加郁金、瓜蒌皮、花粉、辛塔花等润燥化痰和清热化痰药。心烦、失眠、夜尿频数者加炙远志、酸枣仁、五味子、知母、天冬、乌药、益智仁以养心安神。营阴亏虚、阳亢风动并见胸痛者可加用丹参、郁金、延胡索、瓜蒌皮、红花、川芎以宽胸理气，通络止痛。两目干涩、大便干结者加用决明子、生地黄、枸杞、菊花，必要时再加酒军。震颤则加熟地黄、山茱萸、全蝎、龟甲等。

沈师常取用半夏白术天麻汤治疗痰浊瘀阻、风动络脉瘀阻之高血压病，该方着重治疗痰浊和风动之证，忽略了络脉瘀阻之证候，故治疗该证型之高血压病时必须加用温经通络药，如红花、川芎、鸡血藤等。如痰湿较重，可选加制南星、石菖蒲、远志、苍术、炒薏苡仁等燥湿化痰、健脾利湿之药。原方中甘草、大枣当弃用，以防助湿壅气生热，令人中满。

二、擅用当地盛产的中药材和维吾尔医药

沈师常用于治疗高血压的有辛塔花、罗布麻等。罗布麻可用于肝火上炎或肝阳上亢证，辛塔花可用于血瘀证或痰瘀证。罗布麻广泛分布于新疆天山南部沙漠中，维吾尔族称之"野务其干""陶格其干""哈拉其干""克子其干"。药典记载其性微寒，味苦甘，能清热降火，平肝息风，主治头痛、眩晕、失眠等症，其现代药理作用有降血压、降血脂、增加冠状动脉流量等。辛塔花为唇形科植物唇香草或辛塔花的全草，生于砾石坡地及半荒漠草滩上，当地民族医称其为"苏扎"，其药味辛、微甘，性凉，可活血化瘀，理气化痰，利水消肿，补虚，

疏散风热，清利头目，宁心安神，强心利尿，强筋健骨，清胃消食。新疆著名中西结合专家洪秀芳教授用单味辛塔花组成胶囊治疗高血压病，在临床上取得了良好的降压疗效。沈师的弟子胡晓灵研究员应用辛塔花研制的胶囊治疗稳定型心绞痛，疗效观察显示对缓解心绞痛症状总有效率为81.8%，心电图改善的总有效率为64.9%，均显著高于对照组。由沈师研制的西红花康复液，以西红花和辛塔花为主药制成，临床观察该口服液对冠心病、脑血管病、老年虚证等多种病证均有良好作用。

三、配方擅用单元药

沈师治疗高血压病，多取用有相须、相使配伍功效的药味组成，以提高疗效。

天麻-钩藤-决明子：天麻、钩藤均主入肝经，天麻平抑肝阳，息风止痉，凡肝风内动、头目眩晕之证，不论虚实，天麻均为要药；钩藤清热平肝，息风定惊；决明子既可平肝潜阳，又能润肠通便。天麻、钩藤相须为用以平肝清肝息风，再加决明子既加强清肝息风之力，又可镇心安神，通便降浊以清肝热。现代药理学研究显示天麻对冠状动脉、外周血管有一定程度的扩张作用，其注射液可使家兔血压下降，心率减慢，心排血量增加，心肌耗氧量降低；钩藤又有降压、改善血流动力、镇静和抗惊厥作用；决明子水浸剂和乙醇浸液对麻醉狗、猫、兔均有降压作用。此药味组成沈师主要用于高血压病肝阳上亢之证以平肝潜阳。

红花－川芎－丹参：红花为活血通经、散瘀止痛之要药；丹参能破宿血，补新血；川芎味辛性温，活血行气，祛风止痛。红花、丹参均为血分之药，常配伍使用以活血通络，佐以川芎，三药合用，既可行气以活血，达到气行血行之功效，又可祛瘀止痛，共奏活血化瘀之效。现代药理学实验证明红花可对因垂体后叶素引起的大鼠或家兔急性心肌缺血有明显的保护心肌作用；川芎及川芎嗪对离体大鼠或豚鼠心脏均具有显著增加冠脉流量的作用；丹参具有强心、扩冠、抗血栓形成、提高纤溶酶活性的作用。沈师治疗高血压病必须配用此活血化瘀药物组合，以加强通络作用，有助降压。

川芎－怀牛膝：川芎，味辛，性温，活血行气，祛风止痛；怀牛膝，味微苦、酸，性寒，活血散瘀。川芎既能活血化瘀，又能行气止痛，为血中之气药，《本草汇言》云："川芎，上行头目，下调经水，中开瘀结，血中气药。"擅治疗头面之证。怀牛膝长于补肝肾，强筋骨，《神农本草经》载其"主寒湿痿痹，四肢拘挛，膝痛不可屈伸"，又为引血下行之药。两药合用，一上一下，一收一散，以疏利一身之气血，活血行气，兼滋补肝肾。现代药理学研究发现，川芎及川芎嗪对心脏均具有显著的增加冠脉流量、改善血流动力学的作用；怀牛膝中所含的生物碱具有良好的降压作用，其有效成分蜕皮甾酮能改善肝功能，降低血浆胆固醇，有增强细胞活性的作用。沈师治疗高血压病必用此二药以除血瘀为患，当痰浊较重时多将怀牛膝改为川牛膝。

黄芪－地龙－川芎：黄芪，味甘淡性温，补气固表，利尿托毒，活血生肌。地龙，味咸性寒，清热平肝，定喘通络。川芎能上行头面，而黄芪则入脏腑，补气活血又可固表，二药合用可行气、运气于周身内外，又可活血，合用地龙，则又可下行以活血通络。兼见肝中有热者，可清肝火凉肝血。三药合用，上下同治，清热利湿，补气活血通络。现代药理学研究认为黄芪不仅具有提高免疫的作用，还具有强心、降压作用；地龙提取液在体外有很好的抗凝作用，可防止斑块的形成。此为沈师治疗高血压病气虚血瘀证的常用药对。

枳实－陈皮－法半夏：枳实，味苦、辛，性寒，功能破气消积，化痰除痞；陈皮，味苦、辛，性温，功能理气健脾调中，燥湿化痰；法半夏，味辛、苦，性温，功能燥湿化痰，和胃止呕。半夏与枳实相伍，一温一凉，化痰和胃，止呕除烦，再佐以陈皮，使理气化痰之力倍增。半夏与陈皮相须取二陈汤之君药义，化痰燥湿，除烦止呕。此三药合用，清热燥湿、化痰止呕之力更强，又兼化痰行气。现代药理学研究证实：枳实提取物有强心、增加心排血量、收缩血管、提高总外周阻力的作用；陈皮具有抗动脉硬化的作用；半夏具有镇咳、止吐、抑制腺体分泌、降压的作用。沈师取用以上药物组合治疗痰浊为主的高血压病。

四、验案举隅

【病案一】

贾某，女性，52 岁，高血压病史 2 年。患者近 1 个月来公务繁忙，饮食不规律，服用复方降压片，血压仍波动于 140～180/90～100mmHg。症见：头晕头胀，身困乏力，四肢麻木，饮食欠佳，大便干。查体：血压170/96mmHg，体型肥胖，面色晦暗，舌体胖大，舌质暗红，苔薄白，脉弦。辨证为眩晕，痰瘀阻络，蒙蔽清窍证。处方：枳实10g，竹茹10g，茯苓13g，法半夏6g，陈皮6g，桑枝15g，赤芍13g，牡丹皮10g，花粉10g，郁金10g，桂枝6g，象贝母10g，莱菔子15g，丝瓜络13g。7剂，水煎服，每日1剂，分早晚2次，饭后温服。

二诊：上方共服7剂，头晕减，纳食见好，大便成形，但仍有身困乏力，四肢麻木等，血压140/90mmHg，舌暗，苔薄腻，脉弦滑。原方去丝瓜络，加瓜蒌皮13g。嘱仍服西药复方降压片。

三诊：上方共服7剂，血压130/90mmHg，已无头晕，全身轻松，精神食欲佳，舌暗，苔薄腻，脉弦，为巩固疗效，原方去花粉，加海蛤壳13g，远志10g。原西药降压药继续服用。

按：丹溪云："头眩，痰夹气虚并火。治痰为主，夹补气药及降火药。"故方中运用半夏辛温能开中脘痞满，降浊化痰止呕；竹茹味甘而淡，气寒而滑，化痰而利胆，佐以象贝母增强化痰之力。古人云"补脾不如运脾"，故用行气运脾之陈皮、枳实、莱菔子理气和胃化痰，行气消痞。脾为阴土，喜燥而恶湿，湿盛可加重脾虚之证，故加茯苓甘温利窍除湿。桑枝善达四肢，通利关节。丹皮、赤芍、郁金清热凉血，活血化瘀。诸药相配，理气祛痰，活血通络，眩晕自止。经治痰湿瘀积之邪除，脾胃健运，血压平稳。

【病案二】

郁某，男性，40岁。患者高血压病史多年，现服用拜新同30mg/天，血压控制偶有不稳，时感头蒙头痛不适，似帽裹感，舌暗淡，苔白腻，脉沉。诊断：眩晕，痰浊壅盛证。处方：天麻 10g，炒白术 10g，神曲 13g，法半夏 6g，石菖蒲 10g，泽泻 10g，陈皮 6g，红花 10g，川芎 13g，丹参 13g，麦芽 13g，丝瓜络 10g，炒薏苡仁 30g，茯苓 13g，郁金 10g。7 剂，水煎服，口服，每日 1 剂，早晚两次，饭后温服。

二诊：患者颠顶头痛，舌暗淡，苔白腻，脉沉。上方去神曲、郁金，加白芷 10g。7 剂，水煎服，每日 1 剂，早晚两次，饭后温服。

三诊：患者头痛缓解，大便偏稀，舌暗淡，苔白腻，脉沉。初诊方去神曲、炒薏苡仁、郁金。7 剂，水煎服，每日 1 剂，早晚两次，饭后温服。随访 1 个月，血压平稳，未见不适。

按：此案中患者见舌暗淡，苔白腻，脉沉，乃脾湿生痰，湿痰壅盛，引动肝风，风痰上扰清空，痰瘀互阻证。方以半夏白术天麻汤加减，本方具有化痰息风、健脾祛湿之功效。方中半夏燥湿痰；白术健脾燥湿；天麻祛风湿以豁痰；泽泻泄浊阴以却湿；麦芽化湿和中；茯苓渗脾湿；陈皮利气和胃。再加入红花、郁金、川芎、丹参等以活血化瘀：红花为破血、行血、和血、调血之药；郁金可行气解郁，泄血破瘀；川芎治一切风气劳血；丹参能破宿血，补新血，活血。沈师以痰瘀同治之法并举，痰祛瘀化则病情缓解。

第九节　沈宝藩教授中医辨治老年腰痛的经验

沈师根据数十年的临床积累提出了痰瘀同源、痰瘀同病、痰瘀同治的主要学术思想，博采众长，灵活运用古方经方，结合自己多年临床经验、新疆地域特点及老年腰痛的发病特点，治疗老年人腰痛见解独到，疗效显著，现就其经验略做小结，以供同道学习。

一、基础资料

老年腰痛是老年期或由肾虚或因外伤或为感受外邪而引发的气血运行失调，以脉络绌急、经脉失养所致的一侧或两侧腰背部疼痛、活动受限为主要症状的临床病证。老年腰痛的主要病因不外正虚邪实之变，正虚则指肾元亏虚，肝血不足；邪实指外力所伤，瘀血停滞，外邪（风、寒、湿等）侵袭，经脉痹阻。故沈师认为，老年腰痛，肾虚为之本，外伤或寒、湿、风之外邪侵袭为其标，且发病与中医体质密切相关。一般平和质人群平素患病较少，因其先天禀赋良好，后天调养得当，对外界适应能力强，而个体为阳虚质、气虚质、痰湿质、血瘀质则发生腰痛的倾向性大。阳虚质是由于机体阳气不足，失于温煦，以形寒肢冷等虚寒现象为主要特征的体质状态，阳虚阴盛，阳虚失于温煦，而不耐受寒邪，则易感湿邪。气虚质是由于一身之气不足，以脏腑功能状态低下、气息低弱为特征的体质状态，气虚则卫外失固，故不能耐受风邪、寒邪；气血生化乏源，脏腑筋脉失养，还可导致病后迁延不愈。痰湿质是由于水液输布失司，痰湿凝聚，以黏滞重浊为主要特征的体质状态，痰湿内盛，对潮湿环境适应能力差，易患湿证。血瘀体质是体内有瘀血内阻或气血运行不畅潜在倾向的病理基础，其主要特征的体质状态表现为血瘀，血行不畅，不通则痛，故易患疼痛。沈师认为，老年腰痛多发病于西医学的腰椎骨质增生、腰椎间盘病变、风湿性脊柱炎、强直性脊柱炎、腰肌劳损、腰扭伤、骨质疏松症或肾病，按照中医对腰痛之病因病机的认识，结合新疆高寒的地域特点，提出了老年腰痛当辨证与辨病相结合的观点，补肾为先，温通为主，标本兼治，补中寓通，并自拟补肾壮阳通络汤以达补肾壮阳、散寒蠲痹之功效，主治肾虚寒湿血瘀引起的腰痛。方药组成：淫羊藿、巴戟天、狗脊、杜仲、牛膝、续断、乌药、松节各10g，当归13g。加减方法：风湿性脊柱炎、强直性脊柱炎、腰肌劳损寒湿重者，酌加细辛、附子、独活、桑寄生、千年健等；腰扭伤、腰椎间盘病变、腰椎骨质增生偏于瘀血痹阻者，加乳香、没药、鸡血藤、桃仁、红花等；骨质疏松症或肾病偏于肾阳虚者酌加仙茅、肉桂、肉苁蓉、鹿角胶、枸杞等；偏于肾阴虚者原方去淫羊藿、巴戟天、狗脊、松节等温热之品，选加滋阴养血通络药，如生地黄、熟地黄、白芍、玄参、山萸肉、枸杞、鸡血藤。

二、验案举隅

王某，男性，65 岁，2013 年 8 月 5 日初诊。患者既往有腰部酸痛病史，自行热敷可缓解，未予重视，前夜外出途中淋雨，衣着冷湿，次日晨起时感腰背部重着冷痛，活动受限，转侧不利，周身关节酸胀，体倦乏力，纳呆，无恶寒、发热，寐欠安，尿频，大便干，舌暗淡，苔白腻，脉沉弦。查体：腰部活动受限，腰椎旁有压痛，直腿抬高试验阴性，下肢腱反射正常。查腰椎正侧位片示腰椎骨质增生（轻度）；血常规、抗"O"、血沉等实验室检查均正常。辨证分析：老年患者，卫阳不固，腠理不密，淋雨后寒湿之邪乘虚内侵，经脉气血运行不畅，肌肉、筋脉拘急，腰痛发作，结合患者平素形体肥胖，面部皮肤油脂较多，腹部肥满松软，胸闷，痰多，多汗且黏，口中黏腻，苔腻，为痰湿质，易感受寒湿之邪，故治以祛湿散寒温通经脉之法。处方：细辛 3g，独活、桑寄生、狗脊、巴戟天、牛膝、制附子（先煎 1 小时）、乌药、苍术、松节、丝瓜络各 10g，炒薏苡仁 30g，当归 13g。5 剂，水煎服，每日1 剂。

二诊：服上方 5 剂后，患者腰痛即止，已能起床活动，全身仍感重着，纳食不佳，苔较腻，脉弦滑，腰痛已宁，故加大健脾燥湿力度治之，上方去制附子、细辛，加炒白术 10g，茯苓、山楂各 13g。

三诊：药后患者腰痛未作，周身诸关节活动松快，食欲增加，苔薄，脉弦细。取补肾壮阳通络汤加益气养血之品巩固调治。处方：熟地黄 13g，淫羊藿、杜仲、牛膝、续断、巴戟天、狗脊、枸杞子各 10g，黄芪、当归、鸡血藤各 13g，乌药、松节各 10g。7 剂，水煎服，每日 1 剂。

按：老年腰痛多因肾气先虚，风、寒、湿之邪乘虚侵入经隧，使气血壅滞经脉或闪腰扭伤，外伤招致气血瘀滞，正如先贤所指"肾主腰脚，肾经虚损，风冷乘之，故腰痛也""腰痛，精气虚而邪客病也……肾虚其本也，风寒湿热痰饮，气滞血瘀闪挫其标也"。《七松岩集·腰痛》指出："然痛有虚实之分，所谓虚者，是两肾之精神气血虚也，凡言虚证，皆两肾自病耳。所谓实者，非肾家自实，是两腰经络血脉之中，为风寒湿热之所侵，闪肭锉气之所碍，腰内空腔之中，为湿痰瘀血凝滞，不通而为痛。"《证治汇补·腰痛》指明了本病的治则治法："治惟补肾为先，而后随邪之所见者以施治，标急则治标，本急则治本，初痛宜疏邪滞，理经隧，久痛宜补真元，养血气。"故治疗多选择补肾壮阳药物，佐使兼有祛寒除湿、养血活血通络功效的药物。淫羊藿、巴戟天、狗脊补肾壮阳兼祛风散寒湿；牛膝、杜仲、续断补肝肾强筋骨通血脉；当归养血祛风，活血通络；乌药行气止痛，温肾散寒；松节祛风燥湿，活血通络。诸药相伍，共奏补肾壮阳、散寒通痹之功。另外，沈师认为：腰痛初发多见跌扑挫伤、内伤、外感，应急则治标，临证时当辨证与辨病相结合，方可提高疗效。本案例腰痛确诊为轻度腰椎骨质增生，其他实验室检查均无异常发现，患者发病因夜晚淋雨为寒湿所伤，故治以除湿散寒，温经通络，应用补肾壮阳通络汤加减，方中加用独活、附子、细辛等祛寒除湿之品而获显效，后又伍以健脾燥湿之药以助祛湿醒脾，最终以黄芪、鸡血藤等气血双补药和之，以防年迈体弱卫外不固，外邪再袭使腰痛又发。

三、讨论

老年人抵抗力下降、体质虚弱，容易受到风寒湿邪侵袭，又因多年的辛劳，容易引发慢性劳损，特别是脊椎组织退化，导致附近肌力降低，十分容易腰痛。老年性骨质疏松症，腰大肌劳损，中医诊为"骨痹"，此类患者平素精神差，手足欠温，畏寒，喜热饮食，舌淡，脉沉，为阳虚质，易患腰痛，故治用温肾益阳活血祛瘀通络法，以补肾壮阳通络汤加减治之。处方：淫羊藿、仙茅、牛膝、杜仲、巴戟天、狗脊、乌药、松节各10g，鹿角胶（烊化）、鸡血藤各13g，制乳香、制没药各6g。7剂，水煎服，每日1剂。另：元虫20g，水蛭10g，焙干研末成粉，每次2g，每日2次，随汤药冲服；同时加用针灸治疗。骨质疏松症而致腰痛日久，平素时感畏寒肢冷，腰膝酸软，夜尿频数，病因病机应首责于肾虚，《医经精义》谓："肾藏精，精生髓，髓生骨，故骨者肾之会也，髓者肾精所生，精足则髓足，髓在骨内，髓足则骨强。"可见肾中精气决定了骨质的强脆，骨质疏松症的发病应以肾虚为其本。需要注意的是，虫类破瘀药久用有耗气伤血之弊，故当疼痛缓解后应立即停用，后期加大补肾壮骨益气之力度调治。

此外，老年腰痛的治疗要注重非手术与手术结合的方式进行治疗，中药、针灸等疗法的综合调治是一种有效方式。老年腰痛因久病体弱，肾精亏损，无以养筋者可以实施非手术治疗，但是对于有器质性病变的严重疼痛患者而言，非手术治疗效果并不是十分理想，因此临床上需要依据病情缓急选用药物外敷、针灸、拔罐、推拿、牵拉复位等治法，尤其针对腰痛急性发作者，配合针灸疗法，在疏通经脉气血、改善微循环及血液流变学方面有显著疗效，临床上可以依据老年腰痛患者的实际情况予以有效的中医对症治疗。